史蒂文·杰伊·林恩
欧文·基尔希
朱迪丝·W.卢 主编

张亚 译

Casebook of
Clinical Hypnosis

临床催眠治疗案例手册

美 国 心 理 学 会 组 织 编 写 的

经 典 催 眠 治 疗 案 例 集

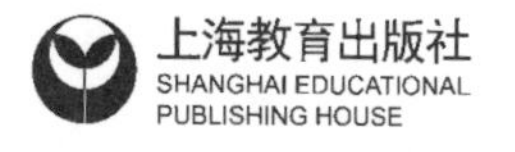

Contents 目录

第一部分 引言

第二部分 针对成人的催眠治疗

第四部分 临床案例会诊：艾伦的个案

List of Contributors 作者名录

萨尔瓦多·阿米戈(Salvador Amigó),哲学博士,西班牙瓦伦西亚大学心理学副教授,心理压力研究与治疗诊所所长。1990 年,他发展了自我管理疗法,自此之后,他对该疗法进行了一系列临床应用研究。研究结果在许多重要会议上交流,并在国际知名书籍和科学杂志上发表。

阿瑞德·巴拉巴什(Arreed Barabasz),教育博士,哲学博士,美国职业心理学委员会会员,华盛顿州立大学注意过程实验室负责人、咨询心理学教授。曾担任哈佛大学医学院临床心理学副教授。现任州立心理主考委员会的主席,美国专业心理学委员会的顾问,美国心理协会、美国心理社团、临床与实验催眠社团的会员。他在临床工作和实验研究方面均有杰出的贡献。

玛丽安娜·巴拉巴什(Marianne Barabasz),教育博士,美国华盛顿州立大学咨询心理学副教授,注册临床心理学家。临床与实验催眠社团会员、美国心理协会应用和预防心理学分会会员。曾发表研究论文 50 余篇,与阿瑞德·巴拉巴什合著《临床和实验限制的环境刺激作用》一书。

安东尼奥·卡帕丰斯(Antonio Capafons),哲学博士,西班牙瓦伦西亚大学心理学教授,在认知行为自我控制、催眠和情绪自我管理疗法方面著作颇丰。研究领域涉及运动心理学、生物反馈和心脏疾病的预防(涉及吸烟和减肥)。他是"快速自我催眠法"的提出者,目前从主动觉醒和非恍惚状态的视角出发对觉醒时的暗示进行相关实验和临床应用研究。

约翰·F. 查维斯(John F. Chaves),哲学博士,美国印第安纳波利斯市印第安纳大学牙科学院行为药物和生物伦理分会教授、会长。曾任美国心理协会心理催眠分会主席,现为临床与实验催眠社团的会员。他与 N. P. 斯帕诺斯(N. P. Spanos)共同编著了《催眠:来自认知行为的视角》一书,在催眠和疼痛控制领域著作颇丰。

威廉·C. 科(William C. Coe),哲学博士,美国加利福尼亚州立大学的心理学教授,曾被评选为"1988年度最杰出教授"。他曾担任美国心理协会心理催眠分会的主席和秘书,著有4本书,其中包括《催眠:社会心理分析》[与T. R. 萨宾(T. R. Sarbin)合著]。曾被评为加利福尼亚学院的心理学突出贡献者,也是临床与实验催眠协会评选出的杰出催眠理论文献贡献者。

埃蒙德·托马斯·多德(Edmund Thomas Dowd),哲学博士,美国职业心理学委员会委员,美国肯特州立大学心理学教授。他在明尼苏达大学获得了博士学位,曾执教于佛罗里达州立大学和内布拉斯加大学。他是《认知心理学》杂志的编辑,现任国际认知心理学协会主席。他的学术兴趣主要集中在认知治疗、逆反心理和催眠治疗等方面。

艾伯特·埃利斯(Albert Ellis),哲学博士,美国纽约理性情绪疗法协会主席,理性情绪疗法的奠基人,认知行为疗法之父。曾任美国心理协会咨询心理学分会主席、性学研究社团主席。他曾获多项荣誉,包括美国心理协会的专业贡献奖和美国咨询协会的专业发展奖。发表文献600余篇,出版书籍50多本。

xiii

约瑟夫·P. 格林(Joseph P. Green),哲学博士,美国俄亥俄大学心理学副教授,拥有私人执业资格。曾获美国心理学会心理催眠分会的杰出研究奖,发表了大量有关催眠、解离和戒烟的论文和书籍。

理查德·霍雷维茨(Richard Horevitz),哲学博士,美国心理催眠委员会委员,在芝加哥凤凰城中心机构私人执业,擅长创伤后应激障碍治疗和法医心理学。他是伊利诺斯大学芝加哥分校心理学与精神病学系副教授,也是美国心理学会第30分会前主席、会员,临床与实验催眠协会的会员、国际解离体验研究社团的会员等。他发表和出版了许多有关催眠和解离的论文和书籍。

琳内·M. 霍尼亚克(Lynne M. Hornyak),哲学博士,在美国华盛顿私人执业的临床心理学家,美国心理学会临床与实验催眠协会的会员,美国临床催眠协会注册催眠师,曾任华盛顿临床催眠协会会长。她擅长饮食障碍及其他女性相关健康问题的治疗,是《饮食障碍的实验性治疗》杂志的编辑之一。

欧文·基尔希(Irving Kirsch),哲学博士,美国康涅狄格大学的心理学教授,美国心理协会心理催眠分会的前会长,目前为国际性杂志《当代催眠治疗》的北美地区编辑。他编著过5本著作,发表过100多篇专业文章,主要研究领域包括安慰剂效应、催眠、心理治疗、心理学史和科学哲学。

卡萝尔·连克顿(Carol Lankton),文学硕士,在美国佛罗里达州微风港私人执业。美国临床催眠协会注册咨询师,美国心理协会家庭与婚姻治疗分会的成员。她的著作包括《答案在你的心里》《入迷和干预》《入迷的神话》等。

斯蒂芬·连克顿(Stephen Lankton),社会工作硕士,在美国佛罗里达州微风港私人执业,拥有美国催眠委员会临床社会工作分会资格认定,是美国临床催眠协会临床催眠师,美国心理协会婚姻与家庭治疗分会的督导和成员,他还拥有社会工作组织的资格认定(NASW & ABECSW),是美国疼痛控制协会的成员。著有《答案在你心里》《入迷的神话》等书籍,曾耗费10年时间编纂《埃里克森专著》。

xiv

史蒂文·杰伊·林恩(Steven Jay Lynn),哲学博士,美国伯明翰大学的心理学教授,俄亥俄大学心理学副教授,美国心理协会心理催眠分会的前任会长,《变态心理学》杂志的顾问编辑,《美国临床催眠杂志》的编辑,负责临床相关部分,同时也是多个专业心理组织的会员。他在催眠、记忆和儿童性侵犯等领域发表了超过125篇专业论文,出版了11本相关书籍。

威廉·J. 马修斯(William J. Matthews),哲学博士,教授,美国马萨诸塞大学艾摩斯特分校教育学院中学校心理学与咨询师教育项目的负责人。他在埃里克森式催眠和心理治疗方法领域发表了大量论文,参与撰写多本书籍。在美国乃至世界各地进行有关米尔顿·H. 埃里克森(Milton H. Erickson)催眠工作的演讲,目前是米尔顿·H. 埃里克森基金会的出版物《短程治疗:发展中的对话》年鉴的主编。

琼·默里-乔布西斯(Joan Murray-Jobsis),哲学博士,在美国北卡罗来纳州的教堂山私人执业的临床工作者,也是北卡罗来纳大学教堂山分校的临床副教授。她曾担任美国临床催眠委员会的会长,拥有美国专业心理治疗协会和美国心理催眠协会的资格认证,发表了大量有关催眠疗法治疗边缘型人格和精神疾病患者的文章。

迈克尔·R. 纳什(Michael R. Nash),哲学博士,美国田纳西大学副教授,积极参与临床培训、研究和教学。曾担任美国心理协会心理催眠分会的会长,也是临床与实验催眠协会及美国心理协会的会员。他与埃丽卡·弗罗姆(Erika

Fromm)联合编著《当代催眠研究》一书。

乔纳森·诺伊费尔德(Jonathan Neufeld),理学硕士,美国俄亥俄州大学临床心理学的博士申请者,曾发表多篇有关催眠刺激和评估的论文,在临床催眠治疗方面也出版过著作。

xv

朱迪丝·平塔尔(Judith Pintar),人类学硕士,正在美国伊利诺斯大学申请社会学博士学位,其学位论文关注社会创伤的社会文化影响因素。她也是一位专业的艺术家、短篇小说作家和儿童剧院的负责人。著有《破碎的心:再谈罗曼蒂克的爱情》一书。

朱迪丝·W. 卢(Judith W. Rhue),哲学博士,美国俄亥俄大学骨科专业教授,主要研究家庭医学,拥有私人执业资格。她是美国心理协会心理催眠分会的会员,也是临床与实验催眠协会的会员,她多次获得临床与实验催眠协会颁发优秀催眠书籍奖,这些书籍分别是她在 1991 年出版的《催眠理论:目前的模型和视角》,在 1992 年出版的《临床催眠手册》以及在 1993 年出版的《解离:理论和研究视野》。同时,她也是《国际临床与实验催眠杂志》《美国临床催眠杂志》《当代催眠术》等杂志的编委会成员。

南希·E. 舍恩伯格(Nancy E. Schoenberger),1993 年在美国康涅狄格大学获临床心理学博士学位,现为新泽西内科与牙科学院的精神病学副教授。目前,她正在对中风、脊髓损伤和外伤性脑损伤中的替代疗法进行研究,其研究项目得到了美国卫生研究所非传统药物办事处的基金支持。

威廉·H. 史密斯(William H. Smith),哲学博士,美国卡尔·门宁格(Karl Menninger)学院精神病学与心理健康系的系主任,在门宁格诊所负责堪萨斯州托皮卡市所有的专业培训。从 1978 年起,任临床心理学博士后训练项目的负责人,期间 8 年任首席临床心理学家。拥有美国专业心理协会和美国心理催眠协会的资格认证,是临床与实验催眠协会的会员,美国临床催眠委员会的注册咨询师。

戴维·施皮格尔(David Spiegel),医学博士,美国斯坦福大学医学院的精神病学和行为科学教授,执教 20 年,目前担任社会心理治疗研究所所长。他是美国精神病协会和美国精神病学家联合会的会员,是临床与实验催眠协会的主席。已出版 3 本著作,发表论文和参编章节超过 200 篇,研究领域涉及催眠、心理社会肿瘤学和心理治疗。

迈克尔·D. 雅普克(Michael D. Yapko),哲学博士,在美国加利福尼亚州的索拉纳海滩私人执业的临床心理学家。他在美国乃至全世界开展教学,是《催眠的精髓》《催眠和抑郁症的治疗》《恍惚状态的工作》《打破抑郁模式》等书的作者。他是美国临床催眠委员会的成员,米尔顿·H. 埃里克森的接班人,在催眠的科学研究领域作出了突出的贡献。 xvi

Foreword 前言

xvii

本书是《临床催眠治疗手册》(以下简称《手册》)的续篇,试图向临床工作者、研究者和学生展示现代临床催眠术的全景图,介绍有关临床催眠术的科学研究及实践应用的不同观点。在我们看来,这本书是非常必要的,毕竟在过去的十多年里,人们对催眠的科学基础和临床依据越来越感兴趣。此外,已有研究证据表明,催眠疗法能够提高针对一系列心理疾病的认知行为治疗的效果(Kirsch, Montgomery, & Sapirstein, 1995)。

虽然催眠有着相当长的历史,但是人们对催眠的神秘化和误解从未消失过,即便在富有经验的临床治疗师群体中也是如此,这阻碍了他们将催眠技术用于临床工作中。《手册》一方面旨在帮助那些不熟悉催眠技术却心存好奇的治疗师消除神秘感和对催眠技术的误解,另一方面也希望促使那些已经了解催眠治疗价值的治疗师更好地掌握这个科学、严谨的工作方法。

虽然《手册》在如何应用催眠技术和策略方面已给出了不少建议,但缺乏对特定主题的深入探讨。例如,未能近距离地呈现临床催眠治疗师如何针对不同的个案开展每次治疗的过程;临床工作者会使用哪些特别的策略;在什么时机向来访者介绍催眠疗法;治疗过程会面临怎样的挑战,该如何处理;在治疗过程中会出现怎样的人际关系问题。本书邀请了许多知名的催眠治疗师,其中很多人参与了《手册》的编纂,他们选择了一些有趣的、令人印象深刻的案例来说明以上以及其他可能出现的问题,并举例说明了他们在催眠治疗过程中的具体做法。因此,本书中的每一章都展现了催眠技术和策略的临床应用,许多章节还对真实的治疗过程、催眠引导程序进行了描述,力图向读者们呈现催眠治疗师与他们的来访者所进行的最好的催眠治疗工作。

xviii

本书的大部分章节都有一致的结构,包括背景信息、评估信息、治疗机制、催眠在治疗中发挥的作用、疗效和后续结果、总结性评论等几个部分。这种一致的结构能够帮助读者比较不同治疗师的工作方法、背后的理论基础以及所治疗的心理问题。这些问题包括饮食障碍、创伤后应激障碍、抑郁症、焦虑症、人格障碍、遗尿问题、身心障碍、分离性身份识别障碍、儿童性侵犯和强奸的后续效应、痛经问题、尼古丁成瘾以及注意缺陷障碍等。总之，读者会学习到如何将催眠技术融入不同的心理治疗方法中，以解决儿童、青少年、成人的一系列不同的心理问题。

尽管《手册》已经介绍了众多催眠治疗方法，但缺乏不同的临床工作者对同一个案进行治疗的直接比较。为了突出催眠理论在临床工作中的应用，几位持有不同理论视角(如精神动力取向、多重模型疗法、理性情绪疗法和埃里克森式治疗)的专家探讨了他们对同一个个案(患者对使用公共厕所充满了恐惧)的催眠治疗过程。

由于读者在临床催眠疗法领域拥有的专长和背景不同，本书在引言部分介绍了一个典型的催眠引导过程，并为治疗师们提供了基于研究结果的相关信息。该部分讨论了催眠的定义、对催眠的神秘化和误解、催眠的适用范围和禁忌证、催眠感受性的评估以及如何尽可能减少在催眠和其他治疗过程中偶然发生的负性反应。

与《手册》一样，本书适用于任何希望学习临床催眠术的人，尤其适合作为本科生与研究生课程以及研习班的教材。我们认为，本书邀请的各位知名专家慷慨地分享了自己在工作过程中的挑战、启发以及具体的治疗过程，这一定会让新手催眠治疗师和富有经验的临床工作者获益匪浅。

参考文献

Kirsch, I., Montgomery, G., & Sapirstein, G. (1995). Hypnosis as an adjunct to cognitive behavioral psychotherapy: A meta-analysis. *Journal of Consulting and Clinical Psychology*, *63*, 214 - 220.

PART 1 第一部分 1

引　言

CHAPTER 1 第一章 3

临床催眠治疗：评估、应用及相关问题

史蒂文·杰伊·林恩 欧文·基尔希 乔纳森·诺伊费尔德 朱迪丝·W.卢

从有历史记载以来，今天被我们称为"暗示"的方法就已经广泛地应用在心理困扰和生理问题的治疗中(Gravitz, 1991; Spanos & Chaves, 1991)。由于被催眠个体的外表、体验以及行为会产生奇妙的、明显的改变，催眠疗法受到了广泛的关注。这一方面在于催眠疗法可以作为心理治疗和生理治疗的催化剂，另一方面也在于这个现象本身就令人着迷。

催眠疗法正越来越为人们所青睐(见 Lynn & Rhue, 1991a)，不仅有大量的临床工作者经常使用该疗法治疗各种心理问题(Kraft & Rudolfa, 1982; Rhue, Lynn, & Kirsch, 1993)，催眠疗法本身也被纳入主流心理学的范畴。之所以这么说，是因为有关催眠疗法的论文急剧增加，近年来发表的这些论文涵盖了多个学科(Nash, Minton, & Baldridge, 1988)，有关催眠研究(Fromm & Nash, 1992)、催眠治疗方法(Rhue et al., 1993)以及催眠理论(Lynn & Rhue, 1991a)的论文摘要显示，临床工作和实验研究产生了交互影响，这些论文都对临床工作进行了讨论(见 Lynn, 1994)。

4 临床工作者也将这种看上去非常有效的体验式治疗技术应用于一系列临床疾病的治疗之中，从焦虑症到人格障碍与精神疾病，不一而足(Kraft & Rudolfa, 1982)。幸运的是，临床研究表明，催眠疗法并非临床工作者装着治疗工具的百宝袋里新增的一个可有可无的东西。元分析研究(Kirsch, Montgomery, & Sapirstein, 1995; Smith, Glass, & Miller, 1980)表明，在认知行为治疗和精神动力取向治疗中纳入催眠疗法，可以显著地提高这些治疗方法的疗效；研究者在了解催眠的本质方面也取得了重要的进展，这使得临床催眠疗法可以在坚实的科学研究的基础上得到有效的运用(见 Lynn, 1994; Nash et al.,1988)。

随着临床催眠疗法逐渐走向成熟,有证据表明,人们对于催眠的定义以及催眠如何改变人类的体验和行为的认识日趋一致(见 Kirsch & Lynn, 1995)。这种共识最基本的立足点或许在于:催眠本身并不能成为一种治疗方法。正如多德(Edmund Thomas Dowd;参见本书第十四章)所观察到的,催眠是一种特殊的治疗技术,可以辅助其他心理治疗和药物治疗,对来访者进行联合干预。

临床催眠术是一系列非标准化的、可变化的治疗方法,可以作为其他各类治疗方法的催化剂(Barber, 1985)。因此,我们可以说精神动力取向的催眠治疗、理性情绪疗法取向的催眠治疗、埃里克森式催眠治疗或多重模型取向的催眠治疗等,本书也尝试着从不同的治疗取向来讨论同一个个案。但是,在大多数情况下,催眠疗法的治疗性应用实际上囊括了不同理论视角和技术,这也反映出目前在心理治疗领域盛行的技术折中主义的倾向(见 Lynn & Carske, 1985)。今天的临床催眠术实际上是将催眠治疗融入公认的心理治疗或药物治疗中。因此,只有那些受过专业训练且获得资格认定的临床工作者才能使用催眠疗法以增强其他治疗方法的效果。

什么是催眠

长期以来,对于"催眠的范畴"存在着争议(Hilgard, 1973a)。换言之,催眠到底包括哪些现象(如肌肉运动、感觉扭曲、幻觉、催眠后遗忘和催眠梦等),不包括哪些现象(如对于暗示的虚假反应或假装反应等),人们并未达成共识。不过,最近持有不同观点的理论研究者和临床工作者在如何定义催眠上逐渐达成了共识,即美国心理协会临床催眠分会(American Psychological Association, Division of Psychological Hypnosis, 1993)将催眠定义为一种过程,在这个过程中,被催眠者的感觉、直觉、思维、情绪或行为在暗示的作用下发生了一系列改变(Kirsch, 1994; Chaves, 1994; Fromm, Hilgard, & Kihlstrom, 1994)。

催眠的理论研究者一度分裂成两个"阵营"("状态论"与"非状态论"),一方认为催眠是一个特殊的过程(如意识状态的转换),另一方则认为催眠并无特别之处,只是社会心理因素在起作用。目前这些争议已经不存在了。大多数研究者达成的共识是,催眠发挥的作用并非特殊状态引发的。不过,在另外一些重要的观点上,依然存在着理论分歧,但这些实际存在的理论分歧不再简单地区分为两大理论阵营，一度困扰催眠领域的理论对立似乎已经减少了（见 Kirsch & Lynn，1995）。

大多数催眠研究者认为，催眠所拥有的强烈效果其实来自社会影响力和个人特性，而非意识恍惚状态的作用（见 Kirsch & Lynn，1995）。相应地，临床工作者在治疗过程中，一方面通过精确地使用催眠技术来探索来访者的幻想、想象和分离能力，另一方面也开始关注催眠反映出的社会、人际和心理动力的因素。本书将详细介绍这些催眠技术。

现在，临床工作者们也意识到，相较特定引导过程的成功实施或其本质所发挥的作用，来访者如何对暗示语作出反应，更多依赖以下要素：(1) 来访者在接受催眠之前对于催眠的态度、信念、目的、期望；(2) 来访者思考、幻想以及接受暗示的能力；(3) 来访者与治疗师建立信任关系的能力；(4) 来访者能够正确地理解暗示语，并把自己的反应视为成功体验的能力；(5) 来访者明辨任务要求和线索的能力；(6) 来访者与治疗师之间不断发展的互动关系；(7) 治疗师能够选择合适的治疗方法和暗示语来应对来访者所呈现的困扰（见 Barber，1985）。

在过去的 25 年间，人们对催眠的基本现象以及相关参数的了解越来越深入。随着研究证据逐渐变得充分，临床工作者可以确信自己的许多临床直觉以及与来访者分享的信息的确是有实证基础的。这些相关研究对催眠的去神秘化或许起到了至关重要的作用。基于研究的催眠相关信息可以在临床催眠治疗的过程中传递给来访者，因为许多来访者都需要在催眠之前澄清对催眠的误解，接受相关教育，否则这些偏见可能会彻底影响他们对催眠暗示语的反应。

例如，许多人认为催眠是别人施加在他们身上的影响，而不是他们自己去做某件事。他们认为被催眠的人会失去对自我的控制，会按照催眠师的指令说任何话，做任何事；他们会感受到剧烈变化，就好像吃了某种特效药一样；他们也会担心自己没法从这种转换的意识状态中走出来。有些人认为，被催眠的人无法记得在催眠过程中发生的事情。此外，还有一些特殊的误解，如只有意志薄弱的人才会被催眠，催眠会削弱一个人的意志力，等等（Kirsch et al.，1993）。

6

目前，临床工作者可以基于来自实证研究的结果来教育自己的来访者，告知来访者催眠过程中实际发生的事情，具体包括：

• 能够被催眠并不意味着容易受骗或意志薄弱(Barber, 1969)。

• 催眠状态并不是一种睡眠状态(Baryai, 1991)。

• 催眠更多地取决于被催眠者的努力和能力,而较少取决于催眠师的技能(Hilgard, 1965)。

• 在催眠过程中,被催眠者依然能够控制自己的行为,可以拒绝对暗示语产生反应,甚至对暗示语产生相反的反应(见 Lynn, Rhue, & Weekes, 1990)。

• 自发遗忘是相当少见的(Simon & Salzberg, 1985),如果不希望因此发生误解,可以告知来访者,他们会记得催眠过程中所有愿意记住的内容。

• 无论是否使用催眠,暗示都会产生反应,一个正式的催眠引导最主要的作用在于将来访者的催眠感受性提高到一个可以产生反应的最低水平(见 Barber, 1969; Hilgard, 1965)。

• 有资格认证的临床工作者或研究者所引导的催眠过程并不危险(见 Lynn, Martin, & Frauman, 1996)。

• 大多数被催眠的人既不会假装反应,也不会只是服从引导语(Kirsch, Silva, Carone, Johunston, & Simon, 1989)。

• 催眠并不能提高回忆的精确度(Sheehan & McConkey, 1993),也不会导致某个童年事件的如实再现(Nash, 1987)。

• 传统的直接引导技术与顺其自然式、开放的间接引导技术同样有效(Lynn, Neufeld, & Mare, 1993)。

• 不同的催眠引导过程都能发挥作用(如强调保持警醒的引导语与旨在引发生理放松的引导语同样有效;Banyai, 1991)。

• 大多数被催眠的人并不会将自己的体验描述为“恍惚状态”,却会将注意力聚焦在所暗示的事件上(MeConkey, 1986)。

7

• 催眠在唤起被压抑的回忆方面并不可信,它反而可能增加引发虚假记忆的风险(Lynn & Nash, 1994)。

• 催眠感受性在很大程度上会发生改变(Gorassini & Spanos, 1996; Spanos, 1991)。许多在初始阶段表现出低催眠感受性的被试在对催眠持有正性态度,并接受了有关想象力、理解力和对暗示语的反应能力的训练之后，都能在后续阶段表现出高催眠感受性。超出5个实验研究结果表明(见 Spanos, 1991)，超过一半的低催眠感受性被试在经过了一系列认知行为技能的评估和训练之后，在后续的一系列催眠感受性测试中表现出高催眠感受性，有些测试项目甚至并没有在训练过程中涉及这些内容，却在测试结果上有了明显变化。格费勒(Gfeller, 1993)在论文中敏锐地指出催眠感受性在临床情境下如何被改变、强化和开发。

为何使用催眠疗法

与过去相比，我们已经对催眠疗法有了更多的了解，但是为何要把催眠技术引入心理治疗中呢？基于对催眠过程的了解，我们列出了以下理由。

提供治疗框架，聚焦核心问题

催眠能够为那些引发深刻体验的治疗技术提供良好的情境。在这样的环境中，来访者可以从外在的世界里抽离，把所有的注意力放在治疗理念和暗示语上。这些传递给来访者的治疗理念很少是没有价值的或负面的，就如大多人所拥有的那种典型的常规思维(见 Barber, 1985)。因此，催眠为治疗性暗示和治疗活动提供了框架，促使来访者聚焦在特定的思维、情感和意象上。在这种情境下，被催眠者会时常报告自己在催眠状态下经历了知觉和情绪上的改变就不足为奇了。

打破治疗师和来访者之间的壁垒

定义某种治疗方法为“催眠”的一项优点是，这给治疗师和来访者都带来了极大的弹性。这个观点有一部分是正确的，因为来访者往往认为催眠是具有神奇特性的状态，它会带来意识、情绪和行为的重要改变。反过来，治疗师“得以有机会向自己的来访者作出非常个性化的、有意义的解释，而这一点是很难通过双向沟通达成的。这样一来，治疗师可以把自己认为对来访者有帮助的观点全部传递给他们”(Barber, 1985, p. 349)。 8

催眠治疗师可以暗示被催眠者出现现实生活中不可能有的治疗性意象和体验。例如，默里-乔布西斯(Joan Murray-Jobsis；参见本书第九章)提到了自己如何通过在来访者过去被虐待和被忽视的现实经历中创造出积极的自我意象来重建一位边缘型人格障碍患者的自我感，在重新体验的过程中，即便来访者清楚地知道，“疗愈性画面”其实是自己想象中的，催眠治疗师也可以通过隐喻而不是精确的语言、术语来与来访者交流。卢（Judith W. Rhue）、林恩（Steven Jay Lynn）和平塔尔（Judith Pintar）在本书第十二章列举了很多治疗技术，这些技术通过使用想象故事和隐喻故事帮助遭受创伤的儿童改变对创伤事件的注意力、情绪和行为反应。这些故事可以让遭受创伤的儿童把发生在故事角色身上的事情和自己的亲身经历联系起来。

催眠暗示的本质和范围只会受到治疗师和来访者彼此想象力和创造力的制约。治疗师不应该被一系列催眠暗示语的准则束缚住。一些治疗师喜欢以传统、直接、权威的方式对来访者进行催眠暗示（参见本书第十六章）；另一些治疗师则使用更加顺其自然的、开放式的隐喻进行暗示（参见本书第十八章和第十四章）；还有一些治疗师将两者结合起来（参见卢、林恩和平塔尔的研究）。正如上文所示，并没有证据表明某种类型的暗示（如直接暗示或间接暗示）要比其他暗示更加有效。

不过，有些治疗师使用暗示是为了引发放松的身体状态，而另一些治疗师使用该技术的目的在于引发意识集中的警觉状态（参见本书第十三章）。无论使用怎样的催眠暗示语，本书中的大多数治疗师都会根据来访者的需要和心理动力对他们进行量体裁衣式的催眠引导。基于可靠的理论依据，将催眠疗法融合进考虑充分的治疗计划中，也是临床工作者达成的共识。

催眠是一种非欺骗性的安慰剂

许多来访者对催眠持有正面态度，非常希望能够亲身体验催眠。对于这些来访者，催眠情境可以强化他们对于治疗效果的信心，从而不需要在欺骗的作用下产生安慰剂效应，这是其他安慰剂所达不到的（见 Kirsch, 1993）。

9

促进治疗关系

催眠可以促使治疗师和来访者之间产生正性的合作关系。如史密斯（William H. Smith；参见本书第六章）在治疗童年遭受性侵犯的幸存者时，使用催眠技术很快引发了治疗师和来访者之间正性的治疗关系，来访者认为治疗师是关注的、温和的，同时也能尊重自己想要控制的需要。相反，默里-乔布西斯（参见本书第九章）认为，催眠疗法为边缘型人格障碍患者提供了一个治疗的选择，因为催眠想象是一个能够呈现并修复分离与个体化过程的理想工具，它能帮助患者处理与治疗师之间的粘连关系。

催眠能够稳定、安抚来访者

催眠是一种非常有效的稳定和自我控制的技术，它可以打断负性的思维模式、感受和行为。某些个性化的特定引导语可以用于提高来访者自我安慰的能力，引发生理和心理的放松感，帮助他们发展自我力量、创造力、幸福感以及掌控感和自我控制感。例如，在本书中的多个案例中都提及的一段广泛使用的引导语，通过引导来访者在一个"舒适、安全的地方"体验自我来达到彻底放松。

引发放松、幸福感和控制感的暗示语具有广泛的适用性，往往作为对各种疾病进行心理干预的基石。雅普克（Michael D. Yapko）在本书中报告了一例对抑郁症进行治疗的案例，列举了如何将催眠用于提高来访者的挫折承受能力，帮助来访者将过去经历与现在所发生的事情分开，将目前的体验视为可变的、可锻造的，从而将自己的人生立场从被动反应转变为积极建构。其中的几章详尽地说明了催眠和放松技术如何与认知行为疗法相结合用于治疗躯体疾病（参见本书第七章）、公众演讲焦虑（参见本书第二章）以及恶习，诸如吸烟（参见本书第十一章）等。

施皮格尔（David Spiegel；参见本书第五章）认为，催眠在接近并改变与创伤相关的状态时特别有效，可以用于修通创伤性回忆，让来访者在宣泄的同时能够控制情绪和产生回溯性体验。此外，催眠还可以根据时间先后和因果关系对创伤性回忆和体验进行分析，最终为来访者构建出前后一致的叙述，并引导来访者注意到性侵犯和其他创伤经历所带来的毁灭性影响，同时将过去的创伤经历纳入当下更加包容、正向的自我感中。 10

治疗性想象

催眠可以协助治疗师使用想象技术，通过想象技术，来访者可以在放松、自信、积极自我对话的氛围中更好地在心里预演特定的行为或任务。例如，当来访者在想象中的屏幕、电脑或录像上看着自己的行动时，催眠情境可以加速、减慢或定格这些行为，来访者与此相关的情绪可以得到宣泄和强调。

基于想象的投射技术可以提高来访者的洞察力，并能帮助来访者识别自己的问题，寻求解决问题的方法。例如，在对厌食症患者进行治疗时，霍尼亚克(Lynne M. Hornyak；参见本书第三章)提到了一个投射性剧院技术，在想象的剧院中，来访者将自己的问题所含有的未被察觉到的意义以象征的形式投射到所观看的戏剧中，使得来访者提供的素材有一个可以被探索和理解的具体形式。催眠师也可以引导来访者在催眠状态下做一个梦，这类似于一个白日梦或睡眠梦，却能发挥治疗的作用(如“做一个有关某某的梦，在这个梦里，某某对于你的意义将以直接的或象征性的方式呈现给你”)。这些催眠梦是很好的工具，能够用来了解自己的人生主题、困扰、冲突背后隐含的意义(如 Barrett, 1979; Brown & Fromm, 1986; Sheehan & Dolby, 1979; Spanos, Nightingale, Radtke, & Stam, 1980)，也可以用来评估人际关系和达成治疗同盟的程度(Frauman, Lynn, Hardaway, & Molteni, 1984; Sheehan & Dolby, 1979)。

年龄追溯技术通过来访者对未来生活的投射(如“你解决了自己的问题之后生活会怎样”)来引发来访者的创造性思维和焦点问题解决，从而实现更长远的目标。可以请来访者思考在实现目标的道路上，他们能采取哪些可以实现的小步骤。格林(Joseph P. Green；参见本书第十一章)介绍了自己在戒烟案例中使用的治疗技术：引导参与者设想面前有两条路，一条高处的路是来访者戒烟成功后会走的路，一条低处的路是来访者并没有真正戒烟后将走的路。来访者只需根据他们所看到的未来选择自己要走的路。

“自我状态”隐喻

治疗师也可以通过暗示，引导来访者与平时不易触及的“人格的某个部分”“自我状态”或“隐藏的观察者”对话。例如，霍尼亚克(参见本书第三章)告诉自己的来访者，有时把自我想象成各个部分组成的拼图是很有帮助的，拼图的每个部分都有各自的情绪、行为和动机。我们的目标就是去更好地了解这些不同的部分。

11

自我状态是一种“内在的认知结构系统，由不同的人格部分组成，在内容上与真正的、外显的多重人格类似”（Watkins，1993）。希尔加德（Hilgard，1973b，1986）将人们从未意识到的记忆中录入和储存信息的加工过程形容为隐秘的观察者。在一项经典的研究中，具有高催眠感受性的被试被告知他们内心中有一个隐秘的部分，催眠师通过提前安排好的线索可以与这个隐秘的部分进行交流，结果表明，这些被试都能回忆起被隐藏的回忆或经历。虽然临床上应该避免使用催眠技术唤起被压抑的回忆，但该技术可以用于引发创造性的心理洞察。

梅尔及其同事（Mare，Kvaal，Segal，& Sivec，1994；Mare，Lynn，Kvaal，Segal，& Sivec，1994）发现，隐秘观察者的暗示可以引发来访者回忆起更多关于催眠梦和年龄回溯的个人信息，这与常规的重复回忆的结果不同。实际上，大多数高催眠感受性的被试在催眠情境和非催眠情境下都能对隐秘的观察者暗示作出反应，并从不同方面报告他们的体验。梅尔及其同事指出，“人格的各个部分”“自我状态”和“隐秘的观察者”都是催眠师进行暗示时可以使用的有效治疗性隐喻（见 Spanos & Hewitt，1980），并非真实存在某个分离的实体。然而，隐秘的观察者暗示可以帮助来访者对事件、体验和动机有更深的理解和诠释，并且鼓励来访者从不同的视角去看待自己的情绪和行为，使得来访者能够与痛苦的思维和情绪保持一定的距离，或强化催眠后的遗忘（如“隐藏的部分可以继续隐藏着”）。

持自我状态理念的治疗师强调，隐秘的观察者暗示或其他引发分离自我状态的暗示都可以视为某种“内在的建议者”（见 Comstock，1991；Gainer & Torem，1993）或一个更高、更强大的自我（Frederick & McNeal，1993），这个自我有着特别的觉知力和智慧，探索这个部分能够帮助来访者作出决定，处理生活中的压力事件。不过，值得注意的是，面对高分离性和高感受性的来访者，使用隐秘的观察者暗示时必须十分小心，因为他们可能会把这个隐喻具体化，甚至表现出多重人格。

催眠的脱敏作用

12

催眠技术可以用于对来访者进行系统脱敏，消除恐惧感，也可以通过安全、可控、渐进的方式引发来访者面对焦虑时的最佳水平的刺激。在治疗中，通过逐渐呈现各项任务，并随着来访者的状态不断调整，可以培养和增强来访者的自我效能感。舍恩伯格（Nancy E. Schoenberger；参见本书第二章）介绍了催眠疗法如何强化治疗恐惧症所采用的标准认知行为疗法的疗效。基尔希（Irving Kirsch）和科（William C. Coe）在本书第十七章通过介绍他们如何治疗一位害怕在公共场合提出要上厕所的女士，说明了催眠治疗如何从非常简单的任务开始，并在简单的任务成功完成后才向更为复杂的任务推进。马修斯（William J. Matthews）、S.连克顿（Stephen Lankton）和 C.连克顿（Carol Lankton）在本书第十八章从埃里克森式催眠的角度对同一个案例进行了讨论，向读者介绍了个人资源被逐渐呈现、发展并与当下和未来的生活情境联结的过程。林恩、卢、克沃尔和梅尔（Lynn, Rhue, Kvaal, & Mare, 1993）介绍了一系列可用于厌食症治疗的暗示语，这些暗示语既有相对简单的，也有非常复杂的；有关注个人的，也有关注人际的。治疗师呈现这些暗示语的结构化程度不同，暗示语本身的感染性及引发冲突的可能性也各不相同。此外，这些暗示语中有些是用于意象演练的，有些是用于行为演练的。

自我催眠

催眠过程也可以视为自我催眠的过程，自我催眠能够强化来访者对治疗成功的认识，提高将治疗过程中学习到的运用于日常生活的可能性（Barber, 1985）。几乎在所有使用催眠疗法的个案中，催眠过程都可以自我催眠的形式进行（Orne & McConkey, 1981）。许多临床工作者会告诉他们的来访者，所有的催眠（甚至包括他人催眠）都可以视为自我催眠，是来访者自身创造了与暗示语有关的意象、体验和行为。通常情况下，自我催眠是最早介绍给来访者的催眠技术和体验，然后临床工作者会鼓励来访者尝试设计能够达成治疗目标的暗示语。

在自我实施的治疗性暗示中，来访者自身取代治疗师成为治疗过程中的活性剂。巴伯（Barber, 1985）指出，相较催眠，将催眠过程称为“自我催眠”能够最大限度地减少与此相关的恐惧（如害怕被其他人控制；害怕无法从催眠状态中走出来；害怕失去意识或处于无意识状态）。在对创伤幸存者进行治疗时，此类

13 来访者很可能会被一个闯入性的治疗师所惊扰，因而史密斯（参见本书第六章）

在进行催眠工作时把自己的角色定位为一名教练或向导。在本书第八章，阿米戈(Salvador Amigó)和卡帕丰斯(Antonio Capafons)认为，在情绪自我管理疗法的治疗过程中，来访者通过选择治疗师给出的策略(即暗示语)积极参与治疗，不断提高疗效。对于某些特定的个案，自我催眠或许是治疗的首选，例如治疗强迫症患者的个案。

治疗师经常会为来访者制作录音磁带，以便他们在家中或在工作时聆听(参见本书第十六章)，这使得来访者可以温习治疗过程中的重点，把一些重要的学习内容真正带回到家里。这样做可以减少来访者对治疗师的依赖，达成治疗目标，同时治疗师也会鼓励来访者真正学会自我催眠的方法，不需要磁带或治疗师的引导就可以在各种情境中使用自我催眠。当治疗师进行自我催眠的学习与引导时，也在逐渐向来访者灌输这样的理念，即通过练习，对治疗师的暗示作出反应会变得越来越容易，这些额外的资源可以帮助来访者面对生活中的困扰。

催眠后暗示

催眠后暗示也有扩大治疗效果的作用。它能够十分有效地引发放松、自我强化、掌控感，这些暗示通常与某个躯体动作或手势相联结，例如将拇指和食指碰在一起。在催眠状态下，不论情景如何，当来访者获得某个特定的感觉状态或掌控感时，就可以引导来访者把大拇指和食指触碰在一起，当来访者在现实生活中需要重新唤起那种感觉或掌控感时，也可以这样做(如“从此以后，当你参加考试的时候，一旦你把大拇指和食指放在一起，你就会觉得特别放松而不是过分紧张”)。

这种线索控制的放松技术有时又称为“锚定技术”，使用范围非常广泛。许多治疗师使用锚定技术把某个意象或言语线索与一个经过充分练习的放松反应或其他暗示反应匹配起来。关键词(如完全放松、安全、可靠等)可以用来激发或引出特殊的情绪或认知。通常步骤是，首先在催眠状态下由治疗师暗示核心词汇或由来访者创造自己的核心词汇，接下来由来访者在相关情境下进行自我管理。舍恩伯格(参见本书第二章)在治疗演讲恐惧时，邀请来访者将放松感与一个他们可以想到的单词或短语联结起来，这样一来，当他们想在公众演讲的情境下进入催眠状态或感到放松时，就可以使用该核心词汇。无论是在催眠状态下还是在非催眠状态下，霍尼亚克（参见本书第三章）都建议自己的来访者尝试让一个能够代表控制感和内在力量的意象或想法出现在脑海里，并借此缓解自己的紧张感。

14

评估和应用

虽然我们的讨论一再强调催眠能够让许多来访者受益匪浅，但这并不意味着它适合所有人。使用催眠疗法应当谨慎。依据规定，在决定使用催眠疗法之前，必须对来访者进行全面的评估。这一评估不仅包括对来访者的心理状态及对使用催眠疗法的看法和动机进行评估，也包括对来访者的暗示反应能力进行评估。

心理评估

心理评估至少要包括以下内容：与来访者生理状态及心理状态有关的信息、既往生活史、目前的心理问题和状态。对于重要个案，还需要对来访者的治疗动机、内在需要、性格结构、生活情况、既往分离体验或创伤后反应、心理资源、优缺点、对催眠的理解和误解等进行评估。

来访者对催眠的误解会阻碍他们真正信任治疗师或全身心地投入催眠治疗。因此，只有在参与者明确同意的前提下才可以使用催眠技术，治疗师必须帮助来访者消除对催眠的神秘化误解，引发正性期待，同时让来访者明确觉得自己能够控制在催眠状态下出现的体验。简而言之，是否使用催眠疗法必须依据初始评估中获得的信息、治疗师所持的理论取向和心理治疗所要达成的特定目标来决定，这一点非常关键。同样重要的是，治疗师应该与来访者建立稳固的治疗同盟，了解他们希望完成的目标是什么，并且对于催眠治疗会如何促进疗效有清晰的认识。理论上，治疗师和来访者应在此方面达成共识。

当来访者主动要求使用催眠时，通过对来访者动机的评估可以获得很多信息。催眠对于来访者意味着什么？来访者期望达成的目标是什么？来访者的期望现实吗？来访者提出这个要求是不是对治疗工作不满意的间接暗示？这是不是逃避治疗过程中出现的关键性问题的借口？是否存在强烈的再度获益，使得催眠疗法成功的可能性降低？直接消除症状是否会适得其反，造成来访者对放弃类似的模式感到恐惧或矛盾？如果催眠治疗的效果是负面的或没达到预期，来访者是否会因此贬低治疗、治疗师或他们自己？正如多德（参见本书第十四章）所提醒的，当催眠被看成一种“魔法”或其他治疗失败后的救命稻草时（“你是我最后的希望，医生！”），催眠治疗师应该警惕这背后可能引发的问题。 15

此外，治疗师的动机又是什么？你是否因为有愧于不能为来访者做得更多而使用催眠？我们是否对来访者感到厌倦，急需催眠来提供治疗中的兴奋点？总之，在使用催眠治疗之前，许多问题都需要被检验并解决。

对来访者进行评估也可以检出不适合或不完全适合催眠疗法的来访者。如易患精神病性代偿失调的人（Meares, 1961）；对于被影响或被控制持有偏执态度的人（Orne, 1965）；不稳定的、有分离倾向的人或有创伤后反应的人，以及具有边缘型人格特点的人，他们可能会把催眠视为一个自己并不想要的、突然的、闯入性的亲密体验。这些都是不适用催眠疗法的人，或在催眠过程中需要特别关注，又或需要对常规的催眠过程进行调整以突出催眠的安全性、可靠性和连通性（参见本书第九章）。霍雷维茨（Richard Horevitz）在个案报告中就如何对有分离性认同障碍的来访者进行工作提供了许多颇有深度的洞见。总之，催眠疗法应与其他治疗方法放在一起，权衡优点和缺点。

催眠感受性评估

众所周知，有些人对于催眠暗示语的反应性比其他人更好。因此，对来访者催眠反应性的了解在很大程度上决定了治疗师是否该使用对催眠过程依赖性较高的方法。毫无疑问，大多数来访者都能对相对简单、不太费力的暗示语产生反应。这很重要，本书中许多作者所使用的暗示语都是这样的，因为大多数预后良好的治疗工作都会使用那些让来访者觉得舒适、安全、内心平静且能在想象中预演某些情境的暗示语。然而，事实上，经验丰富的治疗师也会遇到那些极罕见的、对于简单的暗示语也毫无反应的来访者。鉴于此，许多治疗师会通过测试来访者对于简单暗示（如闭上眼睛或放松）的反应作为简短的、非正式的催眠感受性评估。实际上，在进行催眠之前，治疗师并不能预知来访者将对催眠干预作出何种反应。

不过,即便催眠过程并不那么成功,我们依然可以从中了解来访者的很多信息。来访者无法对简单的催眠指令产生反应的原因包括:来访者对于催眠的普遍误解并没有因为催眠前的教育而改变(如来访者并不会在催眠过程中失去控制);良好的治疗同盟并未建立;催眠状态下的沟通产生了误解或触及冲突的主题;无意识中存在着对消除症状的强烈阻抗。比较明智的做法是,在与治疗安排保持一致的情况下,仔细探索来访者对催眠指令毫无反应的原因。能否了解这些原因以及如何了解这些原因部分取决于治疗师的敏锐程度,而了解的程度与治疗师个人的治疗风格密切相关(Kirsch, Lynn, & Rhue, 1993)。

16

评估催眠感受性的另一个作用在于避免付出较大代价却未能成功实施催眠。假设有一位牙科病人因对麻醉剂过敏而希望使用催眠来驱除牙科手术时的疼痛感,治疗师若选择在牙科手术时对这样一位病人实施催眠是十分莽撞的,这位病人有可能并未产生催眠状态下的疼痛丧失反应,治疗师需要先在常规情境下尝试催眠,获得成功后才能在牙科手术过程中实施。

评估也可以提示治疗师该如何为特定的来访者定制"催眠"沟通方式以优化治疗方案。例如,实验研究表明,催眠感受性与"催眠"情境下疼痛减少的程度相关(见 Lynn, Rhue, & Spanos, 1994),但是研究也表明,如果一个人的催眠感受性较低,在催眠情境下他可能对痛觉丧失的暗示没有反应,却能对非催眠情境下的痛觉丧失暗示作出反应。这种情况下,我们完全可以把这个过程定义为想象练习或目标指向的幻想,这样的暗示很大程度上也可以发挥作用(Bates, 1993; Kirsch, 1993)。在阿米戈和卡帕丰斯的情绪自我管理疗法(参见本书第八章)中,来访者睁着眼睛,在没有催眠引导的情况下,学习对暗示语产生积极反应。该疗法在许多问题的治疗上都有不错的疗效。

越来越多的研究证据表明,催眠感受性与催眠疗法对部分疾病的疗效之间存在相关,但并非所有来访者都可以从催眠治疗中获益(Brown, 1992; Wadden & Anderton, 1982)。例如,相较其他来访者或正常群体,强迫症患者的催眠感受性较低(Spinhoven, Van Dyck, Hoogduin, & Schaap, 1991)。在对其他症状或问题的治疗中,如哮喘(Collison, 1978)、肥胖(Levitt, 1993)、尼古丁成瘾(见 Lynn, Neufeld, Rhue, & Matorin, 1993)、身心疾病(Wickramasekera, 1993)、创伤后应激障碍综合征(Spiegel, 1993)以及恐惧症(见 Crawford & Barabasz,

1993）等，有充足的实证和理论证据支持在催眠感受性和疗效之间存在关联，尽管这种关联可能受想象过程这一中介作用的影响。

许多心理问题（如恐惧症、饮食障碍、分离性障碍等）都与超常的催眠感受性相关（Rhue et al., 1993）。当然，仅凭一个人患有恐惧症，也无法保证他就具有高催眠感受性或能被催眠疗法成功治愈。由于上面提到的每个诊断类别中都存在可观的治疗性变量，这使得在任何诊断类别下，评估来访者的催眠反应性以及制定个性化的反应方式都变得十分必要。 17

在处理早期创伤时，就没有必要进行催眠感受性评估了，因为中等到高等程度的催眠感受性会增加产生虚假记忆的风险。心理治疗师对来访者进行催眠感受性测试是毫无意义的，因为高催眠感受性的来访者即便在非催眠情境下也极有可能产生虚假记忆（见 Lynn & Nash, 1994）。

假设有一位治疗师决定对来访者进行非正式的催眠感受性评估，如不使用标准化的催眠感受性量表，那么他使用什么评估方式好呢？我们认为，最本质的要求在于，治疗师能够以一种积极的、容错的方式来进行评估。对于来访者，尤其是那些对催眠体验持有保留态度的来访者，进行初始催眠感受性评估时，最好能引导来访者在接受正式催眠之前尝试类催眠，如雪佛兰测试[①]（见 Bates, 1993）。这些测试很简单，也很有效，能够提高来访者在其他被定义为催眠的情境下的反应期待（Kirsch, 1993）。当然，如果来访者出于某种原因，依然对催眠持有保留意见或者厌恶对暗示作出反应，治疗师和来访者可以考虑尝试非催眠式心理治疗方法。

其他方法也能提供相对没有风险的评估。例如，基尔希等人（Kirsch et al., 1993）建议，在初始阶段，可以使用手臂升降测试来评估来访者的反应性。如果来访者能够对“一只手臂变轻”的暗示产生任何外显反应（如手指抖动、手臂移动等），就可以进一步暗示来访者的这只手臂变得更轻。如果来访者对于该暗

---

① 雪佛兰测试需要一根线或一根较轻的绳子，长度大约是从手肘到指尖的距离，在线的一端系着某个东西，如一把小钥匙。被试可以把手肘放在静止的桌面上，用大拇指和食指拿着绳子的一端，手臂与桌面几乎成直角。接下来，施测者引导被试注意悬挂在绳子上的物体，想象该物体有一些变化，如按照预先想好的方向移动、绕圈或来回摆动（Coe, 1993）。通常情况下，被试会报告绳子移动的方向与自己的想象或施测者的指令一致，但他们没有意识到自己手部或手臂在进行有目的的生理运动。这个测试不需要外在的帮助，易于进行自我引导。

18

示语没有任何外显反应，可以继续暗示他的这只手臂变得越来越沉重。来访者对手臂变轻的指令产生的反应可以作为高反应性的标志，在此基础上可实施更加复杂的暗示。无论来访者对手臂变轻的指令是否产生反应，治疗师都已经粗略地评估了他的反应性，同时避免引发来访者的挫败感。

另一个方法是在来访者清醒的状态下进行一系列暗示。许多研究表明，要求任务导向或放松的来访者在清醒状态下根据暗示语进行思考和想象时，能够引发他们对一系列催眠指令作出反应，这些催眠指令包括催眠梦、年龄回溯、手臂升降、逻辑恍惚和痛觉丧失等(Lynn et al.,1994;见 Spanos, 1986)。如果来访者能够在清醒时对这些指令产生反应，那么可以确信他在催眠状态下也会对同样的暗示语产生反应。但是，如果他在清醒状态下对这些暗示语没有反应，临床工作者就有多个选择了——既可以选择非催眠类的治疗方法，也可以告诉来访者之所以没有产生反应是因为来访者没有被催眠，可以继续尝试在催眠状态下重新测试。当然，选择后者会有一些风险，这依赖来访者对采用催眠疗法的期待和动机。

如果治疗师需要获得更多有关来访者催眠反应性的信息，他必须决定是使用正式的、标准化的催眠感受性测试，还是根据当前治疗情况，为来访者仔细定制非标准化的催眠反应性测试(Bates, 1993; Brown & Fromm, 1986)。如果治疗师决定使用标准化测试，就必须进一步决定是采用相对较长的规范性测试，还是使用相对较短却能对来访者的催眠能力进行诊断评估的量表，如“催眠引导侧写”(Hypnotic Induction Profile, HIP;Spiegel & Spiegel, 1978)中的“引导分数”(Induction, IND)，该指标与其他感受性量表的测试结果具有中等到高等程度的相关(Perry, Nadon, & Button, 1992)。[①]

如果治疗师需要进行简短的却能提供丰富信息的多维评估，HIP 是个明智的选择。不过，基于“斯坦福催眠感受性量表(成人版)”(Stanford Hypnotic Susceptibility Scale, Form C, SHSS: C;Weitzenhoffer & Hilgard, 1962)的严谨性和催眠暗示语的大样本量(p.91)，纳顿和劳伦斯(Nadon & Laurence, 1994)强

① 相反，眼球滚动信号作为 HIP 的一部分，对其进行评估存在一定困难，也与其他催眠感受性评估方法不存在显著相关。

烈推荐这一相对较长的量表或该量表的缩减版(Hilgard, Crawford, Bowers, & Kihlstrom, 1979)。缩减版的优点在于它能提供与治疗相关的被试对某些特殊信息的反应。可以预见的是,这些标准化量表将成为实验研究和临床案例报告中的首选方法。

19

如果治疗是短程的,只包括放松引导或一般性自我力量的暗示,可能不需要进行全面的催眠感受性评估或检测来访者对一系列暗示语的反应。实际上,本书中许多章节的作者并未使用正式的催眠感受性测试。此外,如果治疗师提前知道哪些暗示语可能会与治疗相关,他就可以只选择那些特殊的、与治疗相关的目标暗示语进行感受性测试。举个例子,如果治疗师只是对引发稳定的催眠遗忘现象感兴趣,或对年龄回溯、痛觉丧失或催眠梦的暗示反应感兴趣,那就没有必要让来访者测试感受性量表上的全部项目。即便是具有高催眠感受性的来访者,他们对催眠暗示语的反应以及在催眠状态下的体验都会受多种因素的影响,因此,即使来访者在催眠感受性测试上的得分很高,也并不能就此省去他们对特定的治疗性暗示语的反应评估。最好既评估可观察的催眠反应,又评估来访者的主观体验。毕竟,许多临床工作者感兴趣的主题既包括来访者对暗示语所产生的运动性反应(如手臂飘浮),又包括由此而产生的内在主观体验。

总之,催眠感受性测试可以为临床工作者提供非常有价值的数据。虽然每位治疗师都会权衡对每位来访者采用这些评估过程的价值,但我们认为,对于大多数来访者,对他们进行某种形式的催眠感受性评估,无论是正式的还是非正式的,简短的还是全面的,都会为治疗带来益处。

催眠的应用：一个自我催眠的实例

催眠暗示的过程可以分为两个阶段——引导阶段和应用阶段。不过,在实际工作过程中,这两个阶段并没有划分得如此清楚。在《催眠治疗手册》中,我们提到了以往曾使用过的大量引导方法(如放松法、凝视法、不同意象或自动行为的引导法等),我们也介绍了一个以放松法为基础的标准引导过程。在这里,我们将介绍一个被视为“自我催眠”的引导过程,其中包括了很多我们先前提及的技术。

在这个引导过程中，读者们将看到引发舒适感和安全感的一般性暗示、引发大量内在体验的转换性暗示、想象安全岛的暗示、锚定技术、和"更高、更深的内在自我"一起工作的隐喻暗示，以及在治疗情境之外产生疗效的催眠后暗示。此外，该引导过程还包括了许多加深催眠体验的暗示，并对如何结束催眠进行了示范。林恩曾使用该引导过程治疗焦虑和抑郁的来访者、有创伤后反应的来访者以及遭受过躯体和性虐待的来访者，取得了相当显著的疗效。整个引导过程相对比较简单，没有特殊的需要，也不需要来访者作出手臂飘浮等肢体动作，后者可能会引发失败的归因（如"我的手完全没有上升"或"它并没有自动化"）。大量使用该引导程序的来访者报告他们觉得舒适、放松、有力量，并且能让自己沉浸在暗示语中。

20

但是，读者切记几件事情。首先，该引导语只是一个草稿，临床工作者需要根据每位来访者的实际需要以及心理治疗的类型进行量体裁衣的工作。其次，我们再次强调，该引导过程是为临床专家和心理专业的研究生准备的，不建议业余读者使用它。我们提醒读者不要与非专业人士分享这些资料，只有那些受过专业训练并获得资格认证的人才可以使用催眠疗法。

以下叙述假设这是来访者第一次体验催眠，治疗师和来访者之间已经建立了良好的治疗同盟，并且治疗师已经向来访者阐述了催眠的本质，来访者对催眠的恐惧和误解也已讨论过，此刻，来访者正坐在一张舒适的椅子上或沙发上，同意开始体验催眠。

> 请让自己以舒适的姿势坐着。在本次治疗中，我将帮助你为自己营造一次自我催眠的体验……以后你可以自己使用这些自我催眠的方法。因此，如果你愿意的话，让我们从简单的闭上眼睛开始。
>
> 请你闭上眼睛，做一个深呼吸。当你吐气的时候，你会开始感到平静，感到这种平静正在蔓延。你不会陷入沉睡，此刻，你到底有多么放松或多么清醒并不重要，因为我们总会有许多需要学习的东西，在学习的过程中……逐渐成长，记住，作为一个人，此刻你掌控一切，你可以选择做或不做，思考或不思考。而且，不管你决定让自己的意识漂移，还是选择让自己的思维暂时中断，又或思如泉涌，你都会一直听见我的声音，在你愿意的时候与我交谈。

不知你是否愿意进入更深的平静里，越来越深，越来越深。你在感受它，创造它，在你的头脑里，在你的身体里，以你自己的方式创造属于你自己的体验。

平静、自在、舒适、美妙，进入你想要的体验里，没有什么会打搅你。你有很多时间，很多很多的时间可以让你去体验你想要的、你需要的感觉。没有人能代替你作出决定，没有人能够告诉你如何做自己，你需要知道自己真正需要做的是什么；你越早进入自己的体验，越深入自己的体验，了解你自己，知道你可以成为什么样的人，你就可以越来越自由地按照自己的期望撰写你的故事，你就是这个故事的作者，你将亲自书写这一切并将它们随身携带。这种体验让你很感兴趣，也觉得很有趣，它触动了你的好奇心，甚至让你感到吃惊。你会注意到自己真正需要的是什么，你会发现对你来说真正重要的是什么……真正想要的是什么……在属于你的时间里，用你自己的方式，你就是它们的创造者，你创造了这一切。

不知你是否有过时间变慢的体验……时间变慢了，它的脚步放慢到一个让人更加舒适的频率上。你注意到自己的呼吸改变了，也许它们变慢了，也许它们加快了，此刻这并不重要……任何频率，任何速度都没有问题。

无论此刻你怎样呼吸，无论你是否希望调整自己的姿势，让自己变得更舒适，重要的是，你对自己此时此刻的体验保持觉知。你是否希望体验对你而言最舒适的感觉，不多也不少，刚好让你的内心充满了安全感和宁静感？这种平和的感觉是不是非常棒？平静的内心是否很不错？你的身体、意识，在此时此刻都是如此自在……安全……舒适……就像被一层防护罩罩着，你决定着事物的产生和消亡，你按照自己的意愿书写着剧本，这是不是美好极了？你是否希望自己以某些方式做一些改变？你是否允许自己这么做？去做吧，只要你愿意，让你自己感到舒适。

也许，连想象和思维也开始变慢了，如同涓流……但是，你是否能体验到一个地方，在那里，你是完整的个体。你离它越来越近，在那里触碰到你内心的深层自我，你开始意识到内心那个更高级的自我，那个更有力量、更棒的自我，那个善良的自我，那个关爱他人和自己的自我。你能花费一两分钟的时间去体验这个更高级的自我吗？你觉得它如何？怎样才能强化这个更高级的自我呢？

我不知道，在你的过去、现在和未来，在你的回忆里，在你的幻想里，是否曾经有过这样一个地方。然而这并不重要，现在重要的是，到达一定程度的舒适，去体验内心更高级的、更深层的内在自我……一个出色的、完整的、纯洁的自我，就好像刚出生的孩子……学习慢慢长大……变得出色又完整……超越了你的体验……这个自我依然在学习并且成长，你沉浸在这样美妙的平静感里，越走越远，像白云随风飘散。你有很多时间……有很多时间去与自己的内在自我联结，全心体会它，感知它。这个更高级的自我在你的内心深处，充满了生命力，它是如此新鲜、自然，富有智慧。

如果你还没有进入自己的体验之中，你是否愿意越来越接近它，直到你的各个部分开始与内在自我融合，成为一个整体，而你也开始变得完整、鲜活？随着你向这个目标迈进的每一步，你会注意到自己的注意力越来越集中了。我很想知道，你能否感受到那种柔和的放松感？或者，你开始觉得自己的内心开放了，准备好接纳一些新东西了？你是否会觉得更加沉重和温暖，或很容易飘浮起来似的？我并不知道，这是属于你自己的体验。

为了帮助我们逐步接近这个目标，我将从1数到5。每数一个数字，你都会很自然地做一个深呼吸，更加靠近你的内在自我。如果你已经在那里了，你的意识甚至不需要聆听我说的话，当我从1数到5的时候，你会自己随着这种感觉流动。

1……迈出第一步。当你获得内在的平和感时，你会越来越关注自己的体验，越来越关注你是谁以及你可以成为谁。到达一个使你感到被宁静笼罩的地方，不是很棒吗？是这样的吗？

2……迈出第二步。随着这一步，你是否会觉得此刻比自己睡着的时候更加放松，或者最好什么都不想？你是否希望进入得更深、更深，深入你的内在体验，走近你内心深处的另一个部分？你的呼吸在此刻如此放松，你是否希望更放松一些？何时你会知道自己已经在那里了？或者你总会知道？此刻，没有什么会打搅你，也没有什么会烦扰你。

3……迈出第三步时，你会发现自己向磁铁一样向内在自我靠近了，它温柔地吸引着你，如果你愿意，你们会靠得更近。试着让你自己了解、发现、感受这个内在自我的各个侧面以及它所处的空间，正是在这个空间里，这些不同的部分变得统合起来，交融起来，你对自己的喜爱，你的好奇心，你的感知能力，你的觉知、体验、爱、善良、担忧、智慧等结合起来、交融起来。

4……你几乎已经在那里了。触碰到你内在的部分，随着你的呼吸，几乎与它融为一体。你不需要做任何事情，当你进入自己的内在，没有什么会打搅你，没有什么会烦扰你，你只觉得越来越平静、安详。

5……随着你迈出第五步，你的所有不同的部分都与内在自我整合起来了，彼此联结，融为一体，成为一个全新的、充满创造力和活力的、美妙的自我。你可以让这种完整带给你力量吗？当你需要的时候，你愿意唤醒这些内在的力量，唤醒自己的智慧和能量吗？

当你需要的时候，你会愿意唤醒自己的这个部分，充分体会它的力量吗？也许，你会为此感到惊奇，它拥有极大的能力帮助你克服困难，帮助你继续向前，给你带来智慧，引导你更深入地了解、体察你的观念。你愿意让它成为你真实的一部分吗？

你是否愿意把“力量在我心里”这句话当作你的关键句？它就像一盏灯散发着光亮，照亮你内心的每个部分。这光亮来自你的内在自我，它能帮助你触及自我的核心，如此美好又完满的核心。你是否愿意在某种程度上提醒自己，不要忘记去看看自己的内心深处，去了解对你来说什么是好的，去觉知那些滋养你、修复你的部分，去了解那些超越过去甚至超出你的体验的部分，了解那些超越怀疑和恐惧的部分，了解那些帮助你完成任何你需要做的事的部分，它们就在那里，在你内心深处。你掌控着一切，一切都在你的掌控之中。

试着让这关键句“力量在我心里”进入你的脑海。当你需要的时候，你可以把它当作一盏灯一样使用。说出“力量在我心里”，它会立即把你带回此时此刻，体验此时此刻的踏实、有力和平静。

现在，我将引导你尝试一个唤起内在力量的方法。你只需要三个简单的步骤就能做到。第一步，请做一个深呼吸。第二步，当你吸气的时候，请想着你的关键句“力量在我心里”。第三步，请握紧拳头，唤起你所有的内在力量、意志、决心、爱以及对自己的喜爱。

现在，当我说“锚定”这个词时，请你吸气，想着你的核心短语，同时握紧拳头。接下来，请你试着吐气，放松拳头，再次想着你的关键句“力量在我心里”。现在，锚定：吸气，想着短语，握紧拳头，吐气放松。

你会体验到内在的平静、深深的安宁。当你面临压力或感到困扰时，当你希望感觉好些的时候，这是一个不错的方法。任何时候只要你需要，都可以使用这个锚定的方法。现在，再试一次，锚定、放松。体会吐气时内心的平静。

过一会儿，我将引导你使用另一个锚定的方法。你可以把大拇指和食指放在一起，做出一个圆环或戒指的模样。这个圆环代表着力量、完整、宁静和决心，代表着你的内在自我。当你握紧拳头时可以用同样的方式进行锚定。你可以立即做这三个步骤：把大拇指和食指触碰在一起；吸气；想着你的关键句“力量在我心里”。接下来吐气，再次想着你的关键句“力量在我心里”。请再试一次，锚定。

当你需要唤醒内心力量时，当你想要进入自己内心深处时，都可以使用这个锚定技术，你可以用这种方式与你的内在自我进行沟通。

此刻，你觉得自己是如此放松，如此舒适、平静。你感到平和，感受到自己，感觉与内在自我融为一体。任何时候只要你想，就可以回到这里。即使在最痛苦的时候，你也可以回到这种宁静的状态里。当你觉得失望或困扰时，记得使用这个方法。并且，记住你的内在自我不只是你的体验、想法、感受以及过去，它包含更多东西。

过一会儿，你将离开这个特别的地方，但你会把内在自我带在身边。

24

你也会慢慢地回来，带着你的力量、全新的自我感，成为一个整体，并觉得自己越来越完整，内在越来越平静。你会带着自己所有的工具，所有的应对方法，慢慢地回来。我将慢慢地从 5 数到 1，你会慢慢地回来，当我数到 2 的时候，你会睁开眼睛。当我数到 1 的时候，你会完全地清醒过来，从催眠状态中完全地清醒过来。

现在，我将开始往回数数了。

5……你开始慢慢地、慢慢地走远了，内心觉得很平静。

4……你走得更远一些了。你的内在自我伴随着你，而你觉得如此安全舒适。

3……你越来越能觉知到自己的身体了，也越来越能意识到周围的环境了。也许，你开始意识到头顶的灯光，意识到自己刚才没有意识到的身体的感觉。

2……你慢慢地睁开了眼睛，你是否能继续感到非常宁静放松？体验到一种完满的整体感？这些感觉是这么棒，它们会伴随着你。现在，你可以重新定位自己在哪里了，而你的内在自我将和你在一起。

1……你完全清醒过来了。完全清醒了，可以动一动你的身体……开始时慢一些。你也可以伸展一下身体，让自己完全清醒过来。你的内在自我跟随着你。只要你想，只要你希望，你可以一次又一次地回到刚才的催眠体验中。

只要你不断练习自我催眠的技术，你也会发展出一定的技巧和能力来安抚自己。熟能生巧。每天早中晚至少练习一到两次，或者更多，请按照你的期望、你的选择，在任何你需要的时候、希望的时候进行练习。

如果你愿意，你还可以把对你最有帮助的自我催眠过程录下来，一边学习，一边成长。现在，让我们再次练习如何使用锚定技术。

请引导自己进入自我催眠状态。现在，请使用你的锚定技术，做一个深呼吸，想着你的关键句。等待。

请完全清醒过来，现在，你感觉怎么样？

以上呈现了一个简单的基本引导过程，可用于在初始评估中测试来访者对放松暗示、转换暗示的反应性，也可以作为使用其他治疗性暗示语的基础。以该引导过程为基础，临床治疗师可以通过询问以下问题收集非常宝贵的信息，这些问题包括：你喜欢刚才体验中的哪些部分？在什么时候你觉得自己进入的状态最深、最投入？哪些部分对你来说最有帮助？从中你有哪些收获？你的体验和自己预想的一样吗？怎样才能让你的体验更愉快、更有意义，也更具有治疗作用？对于自我催眠体验，你是否能补充一些具体建议？刚才的引导过程是否有某些部分让你想要逃离？你对练习自己的自我催眠技巧有什么想法？你打算怎么做？

25 在催眠治疗结束时询问来访者的感受非常重要。负面后效虽然并不常见，但也时有发生。虽然没有证据表明，这是催眠造成的结果（见 Frauman, Lynn, & Brentar, 1993; Lynn et al.,1995），但无论原因是什么，临床工作者需要重视来访者在结束催眠后的负面后效。

新手催眠师有时会担心没有把来访者带出催眠状态。这是在媒体不实报道的影响下普通人仍持有的对于催眠的错误认识，而专业人员已不再持有。不过，典型的催眠引导所引发的意识状态类似于冥想或放松，因此，担心“我的来访者没有从催眠状态中走出来”就好比担心“我的来访者没有停止放松”。

有时，可能会出现某位来访者被“困在”催眠中的情况，但这种情况极为罕见，特别是在临床工作中，治疗师和来访者已经建立良好工作关系的前提下。如果的确发生了这种情况，这或许表明来访者非常享受催眠体验，不希望它结束。而在非临床情境下，这可能是来访者对催眠师的挑衅，想看看催眠师接下来会怎么做。来访者滞留在催眠状态中的原因可以通过直接询问来获得，解决该问题的线索就包含在来访者给出的答案中。如果所有的努力都失败了，可以告诉来访者，当他们准备好的时候，就会从催眠状态中走出来，但是他们需要为继续停留在治疗室里的时间买单。

以上是我们对临床催眠技术的介绍。在最后一章中，我们会对这里提及的以及未提及的许多问题进行讨论。例如，临床催眠中的虚假记忆风险，其在此后的诸多章节中均有所提及。在全书的最后，我们将以那些治疗师可以学习的用于降低阻抗、提高疗效的相关建议和步骤作为结尾。

参考文献

American Psychological Association, Division of Psychological Hypnosis. (1993). Hypnosis. *Psychological Hypnosis*, 2, 3.

Banyai, E. (1991). Toward a social-psychobiological model of hypnosis. In S. J. Lynn & J. W. Rhue (Eds.), *Theories of hypnosis: Current models and perspectives* (pp.564 – 598). New York: Guilford Press.

Barber, T. X. (1969). *Hypnosis: A scientific approach*. New York: Van Nostrand Reinhold.

Barber, T. X. (1985). Hypnosuggestive procedures as catalysts for all psychotherapies. In S. J. Lynn & J. P. Garske (Eds.), *Contemporary psychotherapies: Models and methods* (pp.333 – 376). Columbus, MO: Merrill Press.

26

Barrett, D. (1979). The hypnotic dream: Its relation to nocturnal dreams and waking fantasies. *Journal of Abnormal Psychology*, *88*, 584 – 591.

Bates, B. L. (1993). Individual differences in response to hypnosis. In J. W. Rhue, S. J. Lynn, & I. Kirsch (Eds.), *Handbook of clinical hypnosis* (pp. 23 – 54). Washington, DC: American Psychological Association.

Brown, D. P. (1992). Clinical hypnosis research since 1986. In E. Fromm & M. R. Nash (Eds.), *Contemporary hypnosis research* (pp.427 – 458). New York: Guilford Press.

Brown, D. P. & Fromm, E. (1986). *Hypnotherapy and hypnoanalysis*. New York: Guilford Press.

Chaves, J. F. (1994). Hypnosis: The struggle for a definition. *Contemporary Hypnosis*, 11, 145 – 146.

Coe, W. C. (1993). Expectations and hypnotherapy. In J. W. Rhue, S. J. Lynn, & I. Kirsch (Eds.), *Handbook of clinical hypnosis* (pp. 73 – 94). Washington, DC: American Psychological Association.

Collison, D. R. (1978). Hypnotherapy in asthmatic patients and the importance of trance depth. In F. H. Frankel & H. S. Zamansky (Eds.), *Hypnosis at its bicentennial: Selected papers* (pp.261 – 274). New York: Plenum Press.

Comstock, C. (1991). The inner self helper and concepts of inner guidance: Historical antecedents, its role within dissociation, and clinical utilization. *Dissociation*, 4, 165 – 177.

Crawford, H. J., & Barabasz, A. F. (1993). Phobias and intense fears: Facilitating their treatment with hypnosis. In J. W. Rhue, S. J. Lynn, & I. Kirsch (Eds.), *Handbook of clinical hypnosis* (pp.311 – 338). Washington, DC: American Psychological Association.

Frauman, D. C., Lynn, S. J., & Brentar, J. P. (1993). Prevention and therapeutic management of "negative effects" in hypnotherapy. In J. W. Rhue, S. J. Lynn, & I. Kirsch (Eds.), *Handbook of clinical hypnosis* (pp. 95 – 120). Washington, DC: American Psychological Association.

Frauman, D. C., Lynn, S. J., Hardaway, R., & Molteni, A. (1984). Effect of subliminal symbiotic activation on hypnotic rapport and susceptibility. *Journal of Abnormal Psychology*, *93*, 481 – 483.

Frederick, C., & McNeal, S. (1993). From strength to strength: "Inner strength" with immature ego states. *American Journal of Clinical Hypnosis*, *35*, 250 – 256.

Fromm, E., Hilgard, E. R., & Kihlstrom, J. F. (1994). APA definition of hypnosis: Endorsements. *Contemporary Hypnosis*, *11*, 144.

Fromm, E., & Nash, M. R. (1992). *Contemporary hypnosis research*. New York: Guilford

Press.

Gainer, M. J., & Torem, M. S. (1993). Ego-state therapy for self-injurious behavior. *American Journal of Clinical Hypnosis*, *35*, 257 – 266.

Gfeller, J. (1993). Enhancing hypnotizability and treatment responsiveness. In J. W. Rhue, S. J. Lynn, & I. Kirsch (Eds.), *Handbook of clinical hypnosis* (pp.235 – 250). Washington,
26
DC: American Psychological Association.

Gorassini, D. R., & Spanos, N. P. (1986). A social-cognitive skills approach to the successful modification of hypnotic susceptibility. *Journal of Personality and Social Psychology*, *50*, 1004 – 1012.

Gravitz, M. (1991). Early theories of hypnosis: A clinical perspective. In S. J. Lynn & J. W. Rhue (Eds.), *Theories of hypnosis: Current models and perspectives* (pp. 19 – 42). New York: Guilford Press.

Hilgard, E. R. (1965). *Hypnotic susceptibility*. New York: Harcourt, Brace & World.

Hilgard, E. R. (1973a). The domain of hypnosis: With some comments on alternate paradigms. *American Psychologist*, *28*, 972 – 982.

Hilgard, E. R. (1973b). A neodissociation interpretation of pain reduction in hypnosis. *Psychological Review*, *80*, 396 – 411.

Hilgard, E. R. (1986). *Divided consciousness: Multiple controls in human thought and action* (expanded ed.). New York: Wiley.

Hilgard, E. R., Crawford, H. J., Bowers, P. G., & Kihlstrom, J. F. (1979). A tailored SHSS:C, permitting user modification for special purposes. *International Journal of Clinical and Experimental Hypnosis*, *27*, 125 – 133.

Kirsch, I. (1993). Cognitive-behavioral hypnotherapy. In J. W. Rhue, S. J. Lynn, & I. Kirsch (Eds.), *Handbook of clinical hypnosis* (pp. 151 – 171). Washington, DC: American Psychological Association.

Kirsch, I. (1994). Defining hypnosis for the public. *Contemporary Hypnosis*, *11*, 142 – 143.

Kirsch, I., & Lynn, S. J. (1995). The altered state of hypnosis: Changes in the theoretical landscape. *American Psychologist*, *50*, 846 – 858.

Kirsch, I., Lynn, S. J., & Rhue, J. W. (1993). Introduction to clinical hypnosis. In J. W. Rhue, S. J. Lynn, & I. Kirsch (Eds.), *Handbook of clinical hypnosis* (pp.3 – 22). Washington, DC: American Psychological Association.

Kirsch, I., Montgomery, G., & Sapirstein, G. (1995). Hypnosis as an adjunct to cognitive behavioral psychotherapy: A meta-analysis. *Journal of Consulting and Clinical Psychology*, *63*, 214 – 220.

Kirsch, I., Silva, C. E., Carone, J. E., Johnston, J. D., & Simon, B. (1989). The surreptitious observation design: An experimental paradigm for distinguishing artifact from essence in hypnosis. *Journal of Abnormal Psychology*, 98, 132 – 136.

Kraft, W. A., & Rudolfa, E. R. (1982). The use of hypnosis among psychologists. *American Journal of Clinical Hypnosis*, *24*, 249 – 257.

Levitt, E. E. (1993). Hypnosis in the treatment of obesity. In J. W. Rhue, S. J. Lynn, & I. Kirsch (Eds.), *Handbook of clinical hypnosis* (pp. 533 – 554). Washington, DC: American Psychological Association.

Lynn, S. J. (1994). The interface of hypnosis research and clinical practice. Guest editorial in the special issue of the *American Journal of Clinical Hypnosis*, *37*, 81 – 83.

Lynn, S. J., & Garske, J. P. (1985). *Contemporary psychotherapies: Models and methods* (2nd ed). Columbus, MO: Merrill Press.

27

Lynn, S. J., Mare, C., Kvaal, S., Segal, D., & Sivec, H. (1994). The hidden observer, hypnotic dreams, and hypnotic age regression: Clinical implications. *American Journal of Clinical Hypnosis*, *37*, 130 – 142.

Lynn, S. J., Martin, D., & Frauman, D. C. (1996). Does hypnosis pose special risks for negative effects? *International Journal of Clinical and Experimental Hypnosis*, *44*, 7 – 19.

Lynn, S. J., & Nash, M. R. (1994). Truth in memory: Ramifications for hypnotherapy and psychotherapy. *American Journal of Clinical Hypnosis*, *36*, 194 – 208.

Lynn, S. J., Neufeld, V., & Mare, C. (1993). Direct versus indirect suggestions: A conceptual and methodological review. *International Journal of Clinical and Experimental Hypnosis*, *41*, 124 – 152.

Lynn, S. J., Neufeld, V., Rhue, J. W., & Matorin, A. (1993). Hypnosis and smoking cessation: A cognitive-behavioral treatment. In J. W. Rhue, S. J. Lynn, & I. Kirsch (Eds.), *Handbook of clinical hypnosis* (pp. 555 – 586). Washington, DC: American Psychological Association.

Lynn, S. J., & Rhue, J. W. (Eds.). (1991a). *Theories of hypnosis: Current models and perspectives*. New York: Guilford Press.

Lynn, S. J., & Rhue, J. W. (1991b). An integrative model of hypnosis. In S. J. Lynn & J. W. Rhue (Eds.), *Theories of hypnosis: Current models and perspectives* (pp. 397 – 438). New York: Guilford Press.

Lynn, S. J., Rhue, J. W., Kvaal, S., & Mare, C. (1993). The treatment of anorexia nervosa: A hypnosuggestive framework. *Contemporary Hypnosis*, *10*, 73 – 80.

Lynn, S. J., Rhue, J. W., & Spanos, N. P. (1994). Hypnosis. In I. Ramachadran (Ed.), *Encyclopedia of human behavior* (pp. 555 – 566). New York: Wiley.

Lynn, S. J., Rhue, J. W., & Weekes, J. R. (1990). Hypnotic involuntariness: A social cognitive analysis. *Psychological Review*, *97*, 169 – 184.

Mare, C., Lynn, S. J., Kvaal, S., Segal, D., & Sivec, H. (1994). The dream hidden observer: Primary process and demand characteristics. *Journal of Abnormal Psychology*, *103*,

316 – 327.

McConkey, K. M. (1986). Opinions about hypnosis and self-hypnosis before and after hypnotic testing. *International Journal of Clinical and Experimental Hypnosis*, *34*, 311 – 319.

Meares, A. (1961). An evaluation of the dangers of medical hypnosis. *American Journal of Clinical Hypnosis*, *4*, 90 – 97.

Nadon, R., & Laurence, J-R. (1994). ldiographic approaches to hypnosis research: Or how therapeutic practice can inform science. *American Journal of Clinical Hypnosis*, *37*, 85 – 94.

Nash, M. R. (1987). What, if anything, is regressed about hypnotic age regression? A review of the empirical literature. *Psychological Bulletin*, *102*, 42 – 52.

Nash, M. R., Minton, A., & Baldridge, J. (1988). Twenty years of scientific hypnosis in dentistry, medicine, and psychology: A brief communication. *International Journal of Clinical and Experimental Hypnosis*, *36*, 198 – 205.

28

Orne, M. T. (1965). Undesirable effects of hypnosis: The determinants and management. *International Journal of Clinical and Experimental Hypnosis*, *13*, 226 – 237.

Orne, M. T., & McConkey, K. M. (1981). Toward convergent inquiry into selfhypnosis. *International Journal of Clinical and Experimental Hypnosis*, *29*, 313 – 323.

Perry, C., Nadon, R., & Button, J. (1992). The measurement of hypnotic ability. In E. Fromm & M. R. Nash (Eds.), *Contemporary hypnosis research* (pp.459 – 490). New York: Guilford Press.

Rhue, J. W., Lynn, S. J., & Kirsch, I. (1993). *Handbook of clinical hypnosis*. Washington, DC: American Psychological Association.

Sheehan, P. W., & Dolby, R. M. (1979). Motivated involvement in hypnosis: The illustration of clinical rapport through hypnotic dreams. *Journal of Abnormal Psychology*, *88*, 573 – 583.

Sheehan, P. W., & McConkey, K. M. (1993). Forensic hypnosis: The application of ethical guidelines. In J. W. Rhue, S. J. Lynn, & I. Kirsch (Eds.), *Handbook of clinical hypnosis (pp.719 – 738). Washington, DC: American Psychological Association.*

Simon, M. J., & Salzberg, H. C. (1985). The effect of manipulated expectancies on posthypnotic amnesia. *International Journal of Clinical and Experimental Hypnosis*, *33*, 40 – 51.

Smith, M. L., Glass, G. V., & Miller, T. I. (1980). *The benefits of psychotherapy*. Baltimore, MD: The Johns Hopkins University Press.

Spanos, N. P. (1986). Hypnotic behavior: A social psychological interpretation of amnesia, analgesia, and "trance logic." *Behavioral and Brain Sciences*, *9*, 449 – 467.

Spanos, N. P. (1991). A sociocognitive approach to hypnosis. In S. J. Lynn & J. W. Rhue (Eds.), *Theories of hypnosis: Current models and perspectives* (pp. 324 – 361). New York: Guilford Press.

Spanos, N. P., & Chaves, J. (1991). History and historiography of hypnosis. In S. J. Lynn &

J. W. Rhue (Eds.), *Theories of hypnosis: Current models and perspectives* (pp.43 – 82). New York: Guilford Press.

Spanos, N. P., & Hewitt, E. C. (1980). The hidden observer in hypnotic analgesia: Discovery or experimental creation? *Journal of Personality and Social Psychology*, *39*, 1201 – 1214.

Spanos, N. P., Nightingale, M. E., Radtke, H. L., & Stam, J. J. (1980). The stuff hypnotic "dreams" are made of. *Journal of Mental Imagery*, *4*, 99 – 110.

Spiegel, H., & Spiegel, D. (1978). *Trance and treatment: Clinical uses of hypnosis*. New York: Basic Books.

Spinhoven, P., Van Dyck, R., Hoogduin, K., & Schaap, C. (1991). Differences in hypnotizability of Dutch psychiatric outpatients according to two different scales. *Australian Journal of Clinical and Experimental Hypnosis*, *19*, 107 – 116.

Wadden, T. A., & Anderton, C. H. (1982). The clinical use of hypnosis. *Psychological Bulletin*, *91*, 215 – 243. 29

Watkins, H. H. (1993). Ego-state therapy: An overview. *American Journal of Clinical Hypnosis*, *35*, 232 – 240.

Weitzenhoffer, A. M., & Hilgard, E. (1962). *Stanford Hypnotic Susceptibility Scale: Form C*. Palo Alto, CA: Consulting Psychologists Press.

Wickramasekera, I. (1993). Assessment and treatment of somatization disorders: The high risk model of threat perception. In J. W. Rhue, S. J. Lynn, & I. Kirsch (Eds.), *Handbook of clinical hypnosis* (pp.587 – 622). Washington, DC: American Psychological Association. 30

PART 2 第二部分 31,32

针对成人的催眠治疗

CHAPTER 2 第二章

33

一则使用认知行为取向的催眠疗法治疗恐惧症的个案报告

南希·E.舍恩伯格

恐惧症(phobic anxiety)是指某些人极度害怕并回避一些特殊的物品或场景。恐惧症十分常见,并且会对患者的日常生活造成影响。例如,患有公众演讲恐惧症的人在公开发言时通常要持续忍受巨大的压力,因此他们会尽可能回避这些场合。然而,许多行业以及正常的社会交往都需要在团队中与人沟通的能力,这种对公开发言的回避严重影响了他们正常的职业功能、社交活动以及人际关系(American Psychiatric Association, 1994)。

认知行为疗法是目前公认的治疗恐怖症比较有效的方法,其特点在于逐步引导来访者暴露于不同等级的恐惧情境中。在本章中,我将报告一例使用催眠疗法治疗公共演讲恐惧症的个案,这是一种常见的恐惧症。虽然本文中的治疗方案是为某种特定的恐惧症而设计的,但从该个案报告中提炼出来的治疗原则同样可以推广到其他单一恐惧症、广义的社交恐惧症及焦虑症的治疗中。

背景信息

之所以选择报告 H 女士的案例,是因为我认为她是一位有趣、充满激情却患有严重的公共演讲恐怖症的来访者,她对治疗的回应也印证了其他团队成员的体验。来做治疗时,H 女士 33 岁,已婚,是两个孩子的母亲,英国文学专业的在读研究生。她前来求诊是因为对公共演讲有巨大的恐惧。当时,她回避一切可能需要她在众人面前说话的场合,而且一想到她可能会被叫上去在众人面前说话就焦虑万分。她的恐惧影响了学业,因为她没法参加那些可能需要口头报告的课程,也无法参与课堂讨论。这令她十分为难,她此前从未接受过治疗。据 H 女士回忆,自初中起她就表现出对公开发言的严重焦虑,在她来就诊之前,

34

她不在众人面前发言已有 12 年之久。

评估和治疗是在一项有关催眠的研究项目的背景下进行的，因此有必要进行细致的评估，其中既包含自我报告与行为测量，也包含初步访谈。在治疗前的评估中，我请 H 女士完成了“演讲者自信程度自评量表”（Personal Report of Confidence as a Speaker, PRCS; Paul, 1966），以测量她对公开发言情境的反应；也请她完成了“负性评价恐惧量表”（Fear of Negative Evaluation Scale, FNE; Watson & Friend, 1969），该量表评估个体面对他人对自己持负性评价或批评时的反应；还请她完成了“公开发言焦虑预测量表”（Public Speaking Anxiety Expectancy Scale, PSAES；引自 Krugman et al., 1985），该量表可以预测在即将到来的公开发言前与焦虑相关的若干事件能够达到何种程度。H 女士在 PRCS 上的焦虑分数为 28 分（总分 30 分），FNE 上的得分为 19 分（总分 30 分），PSAES 上的得分为 44 分（总分 60 分）。因此，大致而言，H 女士对于公开发言的情境极度焦虑，对于他人的负性评价存在中等程度的恐惧，对于可能到来的演讲也会较为焦虑。

接下来，助理请 H 女士花 4 分钟时间做准备，以“我曾经遇到过的最有趣的人”为主题，在两位观察者和摄像机面前做一个 4 分钟的演讲。H 女士立刻变得焦虑不安，十分沮丧，宣称自己不能演讲。这时我立即介入，与 H 女士交谈。她流着眼泪，告诉我她多么为自己的沮丧而尴尬。我们谈论了她的焦虑史以及对她生活的影响，她答应如果有治疗的需要，会电话联系我。不到一周，她打来电话，加入了一个治疗小组，该小组还包括其他两名男性和一名女性。

问题概念化

我将 H 女士的恐惧症概念化为一个包含思维、情感、生理反应和行为的负性循环。关于单一恐惧症、社交恐怖症和广场恐怖症的理论也支持了该观点。H 女士的负性循环始于初中时期，这在公开发言恐惧症中并不常见。H 女士对公开发言的恐惧与她对他人评价的高敏感性有关。她害怕别人会对她有负面的评价，当她被邀请在小组成员面前发言时，她觉得同学们在挑剔她、批评她。而当她试图发言时，又觉得自己看上去很傻，做了一个糟糕的发言。

由于过去的经历，H 女士认为自己是一个惧怕公开发言的人，一个没法在众人面前发言的人。在公开发言的场合,她会产生心跳加快、发抖、恶心等生理反应,她被焦虑的感觉淹没了,不得不逃离或回避与公开发言有关的场合(包括治疗前的演讲测试)来减轻自己的焦虑。对这些场合的回避即刻缓解了她的焦虑,但从长远来看,却降低了她的自信,固化了她无法自己处理焦虑的认识,也阻碍她去发现自己有能力克服恐惧。因此,H女士对于自己的认识根深蒂固,一旦面临公开发言的情境,她始终觉得害怕并尽力回避。

H女士处于公开发言或类似情境时的想法使她陷入了负性循环。大多数社交恐怖症(其中包括公共演讲恐怖症)患者都会害怕被他人负面评价,H女士也是如此。当我请H女士想象进行一场课堂报告时,她产生了一系列关于自己、自己的能力及他人反应的负性思维,其中包括"我做不了""我的同学会认为我很蠢""我有点不对劲"等。当H女士注意到自己有心跳过快、发抖、出汗等生理反应时,她又害怕被其他人发现她多么焦虑,以致对她的评价会更加负面。这反过来增加了她的焦虑,加重了她的症状。这些使她进一步回避公开发言的情境,当她被要求公开发言时,这种回避造成更多的焦虑和负性思维,由此形成恶性循环。

治疗原理

治疗的目标是降低H女士对于焦虑的感觉,改变她的不良思维,使得她能够在可控的焦虑水平下融入公开发言的情境(尤其是课堂发言和课堂讨论),并提高发言时的自信。研究表明,认知行为疗法是对大量焦虑症[如单一型恐惧症、社交恐惧症(Heimberg, 1989)及广场恐惧症(Barlow, 1988)]普遍有效的治疗方法。整合疗法因其能够聚焦于焦虑的三个主要成分(生理反应、不良认知和回避性行为),在治疗恐惧症方面的应用也变得越来越广泛。因此,基于对社交恐惧症的整合型认知行为取向的团体疗法,H女士的治疗方案包括放松训练、认知改变和内部暴露等(Heimberg, 1991),该团体疗法在治疗公开发言恐惧症方面比较成功(Heimberg, Becker, Goldfinger, & Vermilyea, 1985)。

36

对于某些来访者,在认知行为疗法中加入催眠治疗的成分能够促进焦虑症、强迫症、失眠症及慢性疼痛问题的疗效(Kirsch, Montgomery, & Sapirstein, 1995)。在对H女士的治疗中使用催眠疗法,一方面是因为催眠疗法提供了有利的放松情境，另一方面，我认为它与认知改变的结合可以促进疗效。对于社交恐怖症（包括公开发言恐惧症）的治疗，改变不良思维方式是其中的一个重要部分。然而，认知疗法面临的一个困难是，诸如“我很聪明，并且准备得很充分”“紧张也没有关系”“我和其他人一样出色”等适应性思维方式，可能在逻辑层面被来访者接纳，而其内心深处并不这么认为。催眠能“帮助头脑去说服心，让来访者真正相信头脑认为对的东西”（Kirsch，1993）。

在治疗开始前，H女士对于催眠持有中等程度的负面评价。如果来访者在催眠过程中产生了强烈阻抗，并且在与治疗师讨论之后依然无法减轻对该疗法的恐惧，就不建议使用催眠疗法。如果来访者认为催眠是一种欺骗，对他们的问题毫无帮助，也建议使用其他治疗方法。但是，如果在第一次使用催眠之前，治疗师能和他们讨论这些想法（正如我对H女士所做的工作），那么对于这些对催眠疗法持有中性态度或有些怀疑、恐惧的来访者，催眠疗法是有效的。至于后期是否继续使用催眠疗法，以及是否改用其他治疗方法，则主要取决于来访者的催眠体验。

治疗过程

H女士加入了为期五次的团体治疗，该团体中的其他成员均患有公开发言恐惧症。第一次团体治疗的主要目的是建立团体凝聚力，每个参与者都分享了他们对于公开发言的感受和反应，以及他们希望达成的治疗目标。与前文中将H女士的问题概念化类似，我向H女士和其他团体成员呈现了一个焦虑的认知行为模型，以帮助他们更好地理解自身的焦虑。团体成员讨论了他们的生理反应、负性想法以及对公共演讲情境的回避。H女士作为团体领导者参与其中，负责让其他团队成员感到更舒适，鼓励成员积极互动。尽管有些尴尬，H女士还是大方地与大家分享了她的恐惧，而在其他团队成员发言的时候，她表现得非常温暖和热情。

37

接下来，我向团队成员介绍了治疗的各个组成部分，尤其是每一种干预技术如何聚焦于与焦虑相关的思维、情绪和行为。然后我介绍了催眠疗法，帮助每一位团队成员做好充分的心理准备。我还阐释了催眠疗法的认知行为观点，按照基尔希（Kirsch，1993）的详细说明，讨论和纠正了对催眠体验及其本质的误解。我强调，催眠不是催眠师对人们做的某件事，而是人们主动学习去做的某件事。H 女士也因此了解到，在整个催眠过程中她能保持对自己反应的控制，我作为催眠师不会违背她的意志发布任何指令。我也进一步澄清，催眠并不是魔法，它能使人们更容易接受暗示，但这取决于被催眠者是否决定接受暗示或让暗示发生作用。我建议 H 女士和其他团队成员积极体验催眠过程，而不是被动地等待改变的发生。如果他们决定体验这些旨在改变自己的焦虑反应和行为的暗示，催眠疗法会使他们更容易将其付诸实践。在正式开始治疗之前，我们充分讨论了所有关于催眠的问题和担忧。

治疗主要包含以下四个部分：催眠；认知改变；类似情境暴露；家庭作业安排。表 2－1 列出了五次治疗的大纲。

表 2－1　治疗大纲

第一次 介绍并讨论关于催眠的误解 介绍治疗过程 催眠引导及催眠后暗示 自我催眠训练	**第三次** 自我暗示修正和自我催眠 基于表现的场景暴露 家庭作业：练习自我暗示修正，自我催眠
第二次 自我暗示修正技术 挑战并改变负面的自我暗示 催眠引导和催眠后暗示 家庭作业：练习自我暗示修正、自我催眠	**第四次** 自我暗示修正和自我催眠 基于表现的场景暴露 回顾和结束咨询

催眠引导及教授自我催眠

本案例使用的催眠引导方法直接引自《临床催眠手册》（Kirsch，Lynn，& Rhue，1993）。在进行催眠引导之后，我对 H 女士做了全面的暗示，以改善她的焦虑感以及对于负面或非理性思维和回避性行为的感受。然后，我引导 H 女士学习自我催眠的方法，这将帮助她独立使用催眠技术进行放松，并为在真实场景里进行公开发言做准备。完成了催眠引导以及对自我催眠的介绍，在一个以 10 计数的催眠深化之后，我按照以下引导语进行了催眠暗示：

> 当你走入下一个团体时，你或许会发现自己掌握了更多的方法，也更有把握去面对自己的焦虑……你越来越有把握……也越来越能运用你学

38

习到的新东西……发掘你内在的资源……因此，你越来越能控制自己对于公开发言的焦虑。或迟或早，你的焦虑感会下降，只是时间的问题……你的焦虑会越来越少，而你的自信会越来越强。

现在，再一次把这幅平静的画面呈现在你眼前，想象你就在那里。当你注意这幅画面时，你会觉得自己完全放松了。

集中注意你此时此刻的感受……你需要学习让自己进入催眠状态。现在，你可以开始学习如何让自己进入催眠状态。首先，注意你的感觉，注意那些放松、美好的感觉。将这种感觉与一个能引导你进入催眠状态的任意单词或短语联系起来，这个单词或短语可以使你在希望的时候进入催眠状态。无论你想到的是什么词或短语，一旦你想到它，即使我不在场，也能带领你进入深深的催眠状态。你可以独自进入催眠状态。这个词或短语可以很简单，如“现在进入催眠”，也可以是你选择的任何词或短语。好，试着选择一个线索词，以后它将帮助你独立进入催眠状态。

39

你可以随时随地进入催眠状态……试着找一个舒适的地方，闭上眼睛，做一个深呼吸，让你的身体放松下来，回想那个线索词。当你想着那个线索词时，你就开始进入催眠状态了。你可以尝试很多方法让自己的体验加深，就像我们今天做的一样。你也可以关注头脑中的想象，或关注自己的身体，让身体的不同部位慢慢放松下来；你还可以重复你的线索词，想象你在一个特别的地方，做任何对自己有助益的事情，然后发现自己进入越来越深的催眠状态。

当你独自进入催眠状态之后，我不知道你的催眠程度是同现在一样，还是比现在更深。也许很深，也许很浅。无论程度怎样，都已经足够了。因为很庆幸我们接下来的工作并不需要很深的催眠状态，很浅的催眠状态就已经足够了……即使很浅的催眠状态也能够帮助你克服公开发言恐惧。很浅的或很深的催眠状态都能帮助你克服焦虑。因此，你将进入最利于自己的催眠深度。

现在，我将教会你如何从催眠状态中离开。接下来，我将从5数到0，每数一个数字，你都会在心里默念，同时想象能量流入你的体内。你会觉得越来越清醒，直到完全醒来，并且感觉良好。当我数到1的时候，你将睁开眼睛；数到 0 的时候，你会完全地清醒过来，离开催眠状态。任何时候你都可以做这样的练习，你也可以决定何时从催眠状态中醒来。

现在，我将从 5 数到 0，当我数数的时候，你会逐渐清醒过来，但依然觉得放松舒适。5……4……3……觉得能量流入你的体内……2……1……睁开眼睛……0……完全地清醒过来。

在回答了所有的问题之后，H 女士开始练习自我催眠：

现在，试着引导自己进入你觉得合适的催眠状态。闭上你的眼睛……做一个深呼吸……放松你的身体……回想你的线索词……想象自己在一个特别的地方或任何能够使你进入催眠状态的事物（我等待了三四分钟）。现在，随着我从 1 数到 5，你将进入越来越深的催眠状态。1……2……越来越深……3……4……越来越深的催眠状态……5……进入你能够进入的最深的催眠状态（我又等待了两分钟左右）。现在，你可以带领自己走出催眠状态。在心里从 5 数到 0，同时想象你充满了能量。当你数到 1 的时候，可以试着睁开眼睛。数到 0 的时候，你将完全地清醒过来。

认知改变

在第二次治疗过程中，我引入了认知治疗的成分——改变 H 女士对于公开发言的非理性的和不恰当的思维。在面临公开发言时，H 女士和其他团队成员都产生了一连串关于自己的负面想法，我们称之为消极的自我暗示。我引导 H 女士想象一个让人害怕的公开发言的场景（她想象的场景是进行课堂报告），然后报告她产生的所有消极自我暗示。这些自我暗示包括：她觉得自己的报告会非常失败；其他人会注意到她有多么紧张；她在报告的过程中卡壳了，在全班同学面前僵住；同学们会认为她又傻又没能力，等等。

40

我更详细地询问了所有这些负面想法的细节。失败意味着什么？这是否意味着教授会给她打一个很低的分数，或是让其他同学厌烦不已，又或是对她来说并未做到完美？许多患有社交恐惧症的人对自己的评价总是过于苛刻，给自己设置难以达到的标准，以至因为无法达到标准而责备自己。这是一种典型的、非理性的、不恰当的思维模式。

接下来，我采用苏格拉底式提问的方法，引导 H 女士挑战自己头脑中涌现出来的非理性思维，帮助她理性估计出现坏结果的可能性，并且用积极的自我暗示取代消极的自我暗示。在对 H 女士的治疗中，没有确定无误的对话记录，下文是我对一次干预的记录。在这个干预过程中，H 女士想象自己面对 75 名大学本科英语系学生做报告。本案例参考了亨贝格(Heimberg, 1991)治疗手册的格式。H 女士开始讲述自己消极的自我暗示。

H 女士：我会站在那里，一句话都说不出来。(这个想法被记录在黑板上)

治疗师：理性地说，有多大的概率你一句话都说不出来？

H 女士：我不知道。我从来没有在班级里发过言。我害怕发言。

治疗师：你是否准备了笔记来给自己一些提示？

H 女士：当然。

治疗师：那么，如果你有笔记的话，你能说出点什么吗？

H 女士：可能吧，但我还是觉得自己会搞砸了。(在黑板上记录下来)

治疗师：你说的“搞砸了”是指什么？

H 女士：就是说我做得不好。

治疗师：这听起来依然很模糊，为了做好，你需要做点什么？

H 女士：给出正确的信息，别说错话。

治疗师：也就是说，你希望自己十分完美。

H 女士：是的，但非常不现实，对吗？

41

治疗师：让我们从想要做好一件事开始，你在这个班级里的成绩如何？

H 女士：一般是 A 和 B，大部分是 A。

治疗师：所以说，其实你了解报告的素材，对测验也有比较充分的准备，你会做准备吗？

H 女士：你在开玩笑吗？

治疗师：嗯，如果你做了充分的准备，是否能够站起来并把你的观点充分表述出来？

H 女士：也许吧。

治疗师：现在，犯错，哪怕只是一个小错误，还会非常糟糕吗？

H女士：至少对我来说很糟糕。

治疗师：教授曾经犯过错误吗？

H女士：犯过。

治疗师：他会怎么做？

H女士：下一次他会纠正这个错误。

治疗师：这么说来，犯错误对教授来说并没有那么糟糕。

H女士：是的。

治疗师：所以说，在你演讲的过程中，更为理性的自我暗示应该是什么？

H女士：我应该能说些什么。（写在黑板上）

治疗师：并且把你的看法传递给大家？

H女士：是的。（写在黑板上）对于这场演讲，我已充分准备。

治疗师：这个自我暗示很棒。我还想加上一句，“我并不需要那么完美”。

H女士：是的。

治疗师：让我们从这里开始。

值得注意的是，在以上治疗过程中，治疗师很少直接纠正这些消极的自我暗示，而是花费时间、重复练习并发展新经验来改变认知。这种干预代表改变的开始。我询问了H女士一系列问题（参见Heimberg，1991），旨在检验她的思维逻辑，并引导她自己来改变认知，也将这个过程作为家庭作业布置给H女士，让她学习自己去改变认知。首先，她练习自我催眠，想象自己面临令人恐惧的场景，并注意自己的思维和感受。在结束自我催眠之后，她写下自己的消极自我暗示，进行分析，然后写下更理性的自我暗示。接着，她再次进入催眠状态，想象那个让她恐惧的场景，反复默念那些正面想法进行自我暗示，以降低焦虑水平。通过这个过程，来访者可以借助催眠内化更理性的自我暗示。

42

需要注意的是，这个过程并非盲目地进行积极暗示，只看好的一面，它不仅仅是用积极暗示替换消极暗示这么简单。这个干预过程的作用在于，它使H女士自己评估并置疑她的消极自我暗示，而不是让她接纳自己不好的一面。自我催眠在这里的作用是重复并强化关于自己的积极暗示，帮助她改变对自己的原有认知。这些积极的暗示也并没有表现得过于积极或难以实现，相反，它们建立在H女士对自身以及情景的客观评估上（如“我能克服这些困难”“有些紧张也没有问题”“我很了解要讲的内容，能够把这些观点传递给别人”）。接下来，H女士把自我催眠和认知改变作为每周的家庭作业来完成。

真实场景暴露

在五次团体治疗中，有三次，认知改变都与催眠和想象公开发言情境结合在一起。由于H女士经历了多年的严重焦虑和退缩，对她而言，即使是在安全的团体治疗氛围中想象面临一个引发恐惧的情境都是灾难性的。在第二次咨询结束时，我提出让每位成员在团体里发表演讲。我向H女士保证，催眠和认知改变是非常有效的应对方法，可以帮助她在发言时减轻自己的焦虑。团体成员讨论了彼此的担忧，相互给予了支持。我和H女士强调，无论她感到多么紧张，都必须来参加下一次团体治疗。

下一次团体治疗中，每位成员都做了发言[具体方法见亨贝格（Heimberg，1991）的治疗手册]，我们把治疗室布置成公开演讲的场景，例如像真的在进行课堂报告，治疗师和其他团体成员都扮演不同的角色（如老师和同学）。H女士是第二位上场发言的成员。在上一次治疗过程中，她决定就一个自己比较熟悉的主题发表演讲，并且事先准备了演讲提纲。在演讲之前，H女士想象了这个场景，并把那些消极的自我暗示记录在黑板上。接下来，她在其他成员的帮助下对这些想法提出质疑，然后提出了更恰当的自我暗示，并把它们记录在演讲时自己能够看到的位置。H女士也为自己的演讲设置了合理的目标（如演讲5分钟，其间不能讲不下去就放弃）。然后，她引导自己进入一段时间的自我催眠，在想象中使用那些新提出的积极自我暗示。她报告自己非常焦虑，不确定自己是否能够完成演讲。但是，在我和其他团体成员的鼓励之下，她走上台，开始了她的演讲，在必要的时候看一看写在黑板上的积极的自我暗示语。

43

在演讲结束之后，H女士描述了她的体验，也对自己是否达成目标做了评估，并从其他成员那里得到了一些反馈。时隔多年，第一次尝试公开发言的体验成了H女士治疗过程中的转折点。她可以公开演讲5分钟了！尽管依然会感到紧张，这对她来说仍是个极大的成功。她承认，在这次演讲后的一整个星期她都非常焦虑，夜里无法入睡，白天大多数时候都觉得恶心。但是，她使用催眠和恰当的自我暗示来应对这样的困境，并且成功地做成了多年以来她一直逃避的事情。这次成功的体验强化了那些新的、积极的自我暗示，也提高了她面对困境的自信，降低了她的焦虑感。很明显，她为自己感到骄傲，这也感染了团体中的其他人，使他们在准备自己的模拟演讲时倍受鼓舞。

基于她的恐惧和消极的自我暗示，我们又为H女士安排了两次更有难度的公开演讲。H女士认为，如果她就教授很了解而自己很陌生的主题发表演讲，她更可能犯错。这里说的“错误”是指她自己讲错并被教授或其他同学指正，或没法回答发言后的提问。我们从以下几个问题引导她进行认知改变：(1)她完全讲错的概率到底有多少（由于她非常聪明，准备又很充分，发生的可能性很低）；(2)教授或其他同学不赞成她的观点的可能性有多大（可能性很低，但的确有发生的概率）；(3)在教授或其他同学不赞成她的观点时，会产生什么样的结果（没那么糟糕——她有权力坚持自己的观点，人们观点不同时正是学习的最佳时机）。她还决定预先准备好一些可能出现的问题，如果她的确不知道，她会如实告知，并在下一节课之前查出相关答案。

H女士再一次带领自己进入了自我催眠的状态，并对自己进行全新的、积极的暗示：“我准备得很好，可以完成得很棒”“我不需要知道所有的知识”“我有权力坚持自己的观点”。我们再次把咨询室布置得像个教室，其他团体成员商定好在她的演讲结束之后向她提问。我们一致决定，由我向H女士提一个她可能不知道答案的问题。这样一来，她最害怕的情境就会真的出现，而H女士不得不面对这个困境，并且判断这是否真的如她想象中那么糟糕。H女士特地选择了一个来自某心理学书上的观点作为演讲的主题，以便我能担当这个主题的“专家”。她圆满地回答了其他成员提出的问题，并表示会对我提出的问题做进一步的调查。H女士顺利地完成了演讲目标，并表示比起上一次的演讲，这次要轻松很多，她开始觉得即便不知道所有问题的答案也不是什么大不了的事。第三次模拟演讲和前面两次类似，但多了一个即兴演说。这对她来说难度

44

最大,因为她没法准备。团体成员帮助她为这次演讲制定了合理的目标。由于没有时间准备,H 女士降低了对自己的期望。结果,她再一次达成目标,并且从其他成员那里得到了非常有益的反馈。

在第一次模拟演讲成功之后,我鼓励 H 女士如有机会可以尝试在团体之外公开发言,并建议她如果情况允许,可以在尝试前练习自我催眠。于是,她开始尝试在课堂上提问,参与课堂讨论,并且告诉我,随着她越来越多的尝试,紧张的感觉大大地降低了。

治疗效果

在最后一次模拟演讲练习之后,团体成员回顾了他们在小组中的成长,一起讨论了出现挫折的时候该如何面对,以及如何使用催眠和认知调整的方法来面对将来可能发生的类似情境。H 女士觉得自己取得了巨大进步,现在她甚至可以去想象在 200 名同学面前公开发言。她承认自己仍会感到非常焦虑,但同时也觉得有无数的可能在她面前展开,因为她已经不再逃避需要公开发言的场合。H 女士相信自己有很好的方法去处理那些残存的焦虑感,并且能够在一段时间后减少焦虑感。此外,成功处理这些焦虑也使得她对自己的综合评价提升了不少(如她的自尊感提高了)。团体中的其他成员也报告了自己在这个疗程中的积极改变。H 女士的第一次模拟演讲似乎成为整个团体治疗的转折点,她巨大的进步和无比的热情仿佛催化剂,持续引发了团队中每一个人的改变。

治疗后的测试结果再一次证明了 H 女士所报告的自我变化。表 2-2 展示了她治疗前和治疗后的测验分数。治疗后的评估结果显示,H 女士在 PRCS 上得分 6 分(总分 30 分),在 FNE 上得分 9 分(总分 30 分),在 PSAES 上得分 21 分(总分 60 分)。这些分数表明,H 女士的焦虑水平明显下降。此外,她对催眠治疗的态度也变得正向、积极。更重要的是,H 女士在治疗结束后顺利完成了 4 分钟的即兴演讲任务(在两位观察者和摄像机面前),并且,她报告自己在整个过程中只存在轻微的焦虑。其他团体成员的焦虑感在治疗后的测试中同样明显下降。

表 2-2　治疗前后的测验分数

测　试　工　具	治疗前	治疗后	最大值
演讲者自信程度自评量表(PRCS)	28	6	30
负性评价恐惧量表(FNE)	19	9	30
公开发言焦虑预测量表(PSAES)	44	21	60
4 分钟即兴演讲	无	有	—
演讲过程中的焦虑程度	—	25(轻度)	100

此外,在治疗后一个独立测试中,我们再次评估了 H 女士的催眠感受性。45 催眠感受性测试的标准量表——"滑铁卢—斯坦福催眠感受性量表"(Waterloo-Stanford Scale of Hypnotic Susceptibility; Bowers, Laurence, & Hart, 1982)的测试结果表明,H 女士仅通过 12 个测试项目中的 2 个。然而,她的确从以上基于催眠疗法的治疗中取得了巨大进步。

治疗中的相关问题

在团体治疗的过程中,治疗关系不仅存在于治疗师与来访者之间,也存在于团体成员之间。团体成员对于其他人的感受以及彼此之间的互动,同样是治疗中不可或缺的部分。在这个团体中,团体成员拥有同样的社交恐惧,这也成为团体凝聚力形成的基础。因此,H 女士和其他团体成员更愿意分享自己的感受,彼此之间能够给予更多支持。而且,和我带领的其他团体相比,他们更加关心同组成员所获得的进步。这些都为良好治疗效果的产生作出了贡献。

当我们在一个团体中使用催眠时,通常会遇到一些困难。不同的人对催眠有不同的感受,或充满热情,或感到恐惧,或予以嘲弄。这需要治疗师在保持"团体"治疗形式的同时,为每个成员澄清对催眠不必要的担心。在本案例的团体中,有两位成员对于使用催眠态度比较开放,而另两位对催眠持怀疑态度,没有人对催眠过程充满热情。H 女士的态度也相对比较消极,但她觉得若能减轻自己的焦虑,倒是愿意尝试一下。然而,在第一次模拟演讲之后,H 女士对催眠过程有了更多的信心,在治疗室之外坚持练习自我催眠,以降低自己对于公开发言的恐惧。

H 女士的催眠感受性并不高,因此,她并不认为催眠可以使意识状态转变。

由于她对此有所准备，只是把催眠看成一种注意力高度集中的状态，因而对 H 女士的催眠和治疗性暗示也发挥了作用。那些具有高感受性的来访者可能会有完全不同的、颇具冲击力的催眠体验。

46 由于 H 女士的催眠感受性并不高，我们也可以质疑催眠是否有助于产生疗效。然而，催眠感受性并非总和催眠治疗的效果相关联（Wadden & Anderton, 1982）。实际上，在演讲恐惧症的治疗中，来访者的催眠感受性与其治疗性改变之间具有非显著性相关和负相关（Schoenberger, Kirsch, Gearan, Montgomery, & Pastyrnak, 1996）。此外，H 女士报告，催眠疗法与认知改变的结合为她提供了最有效的帮助。她发现，通过自我催眠进行自我暗示是帮助她集中注意力的新方法，并且能帮助她更轻松地建立对自己的积极评价。

结论

在治疗恐惧症的过程中，将催眠疗法与认知行为疗法结合起来是非常有价值的。催眠在这里并非一种治疗方法，而是一种旨在增强其他疗法之疗效的技术。认知行为疗法在焦虑症及其他症状的治疗中应用广泛。当加入催眠疗法时，催眠引导过程可以取代放松训练。那些对传统的放松训练反应不佳的来访者通常在催眠式放松中收获更多。而且，催眠对于治疗过程中认知改变的促进作用是独一无二的。

一项有关治疗演讲恐惧症的疗效研究（Schoenberger et al., 1996）比较了仅仅使用认知行为疗法和使用加入催眠技术的认知行为疗法的区别。虽然两种治疗方法都产生明显疗效，但相比之下，加入催眠技术的认知行为疗法更加有效。值得一提的是，相较没有催眠技术的治疗方案，催眠极大降低了来访者的焦虑感，在治疗结束后的演讲测试中，来访者也能够快速降低自己的焦虑。这点很重要，因为从焦虑状态中解脱出来可以带来逃避行为的减少，使得来访者获得更大的进步并提高自信心。以上这些结论也与 H 女士的治疗体验相一致。

通过使用自我催眠并想象让人害怕、焦虑的场景，在正式场景暴露之前，H 女士在心里多次演练了如何进行积极的自我暗示。她能够很快发现自己思维中不合逻辑、非理性的一面，却很难改变它们。催眠技术使得她能够一次又一次地重复相同的负性思维却不会让她感到自己很愚蠢。通过使用催眠暗示，她开始从心里深深地觉得那些关于她自身和能力的正面看法是真实的。这使得H女士的自我信念发生了巨大转变。这些新观念以及面临公开发言时的新的成功体验都降低了她的焦虑感。这样一来,在自我催眠中所使用的放松练习和积极的自我暗示就成了她自己的得力工具,能够帮助她面对其他的场合。学习自我催眠也减少了她对治疗师的依赖,让她对未来充满了信心和力量。

将催眠技术与认知行为疗法相结合的治疗模式可应用于其他焦虑症、恐惧症的治疗中,同样,也可用于个别治疗中。在一对一的治疗中,催眠引导可以根据来访者的反应进行调整,催眠暗示语也可以聚焦在那些造成来访者痛苦的感受、想法和行为上。

尽管催眠技术可以比较好地整合在团体治疗的过程中,但也需要治疗师确保所有的团体成员对于使用催眠疗法都做了比较充分的准备,并且为每位团体成员都量身定制了合适的催眠暗示语。我建议治疗师们记录造成每一位成员的困扰的思维方式及相关症状,并在催眠暗示的过程中尽可能多地触及这些部分,“对症下药”。

诸如公共演讲恐惧症、一般性社交恐惧症等问题,与当事人对他人的负面评价持有的极大恐惧息息相关。许多来访者认为他们是唯一有这类困难的人,他们的问题比其他人的要严重,并为此觉得尴尬和羞耻。团体治疗是克服这些感觉的好方法,它能让团体中的每个成员意识到原来其他人同自己一样,也拥有这样的想法和恐惧,并由此建立支持性的团队氛围。由拥有同样困扰的团体成员给予的支持与反馈通常比来自治疗师的更加有效。团体成员对行为模仿的观察也会引起令人担心的问题,有时甚至会引发当事人的负面的自我暗示。不过,这些自我暗示很快会被质疑,并调整为更理性、积极的自我暗示。如果当事人在与其他团队成员的相处中表现得舒适、放松,说明这些问题未被引发,此时可以引入观察者(在保密协议中会有明确说明)来观察团体成员之间的行为模仿,这通常会很有效。

虽然H女士一开始对催眠的态度有些消极,催眠感受性也不高,但她从催眠疗法中受益匪浅。一般来说,我们很容易假设那些对催眠持积极态度或具有高感受性的来访者更容易从催眠疗法中获益,但H女士的情况恰恰与之相反。当来访者强烈反对使用催眠或坚信它毫无帮助时,最好采用其他治疗方法。但是那些对催眠持中立态度，甚至有些怀疑和恐惧的来访者，如能采用催眠疗法，反而会引发他们态度上的积极改变（Schoenberger et al., 1996）。因此，催眠疗法适用的对象广泛，包含了对催眠态度各异、催眠感受性不一的来访者。

最后，这个简短的治疗过程一共包含五次团体治疗，每次两个小时，帮助H女士取得了极大的进步，明显降低了她面临公开发言情境时的焦虑，促使她成为一个心理健康的人。她的极端负性思维方式并未泛化到其他生活领域中，她觉得自己是一个好学生、好妻子、好母亲。此外，她的社交技能良好，能与其他团体成员轻松互动。相较之下，团体中的其他成员可能不像H女士变化这么大。当一名来访者的焦虑不局限于特定的场景或领域，而是一般性的社交恐惧，或与其他心理障碍并发时，就需要比较长期的治疗了。假如治疗师通过评估发现每个成员都比较适合团体情境，同时适用于催眠疗法，这套治疗方案就可以成功运用于那些具有高焦虑水平、低社交能力，且在大多数情况下表现出消极自我评价的来访者。

48

参考文献

American Psychiatric Association. (1994). *Diagnostic and statistical manual of mental disorders* (4th ed.). Washington, DC: Author.

Barlow, D. H. (1988). *Anxiety and its disorders. The nature and treatment of anxiety and panic*. New York: Guilford Press.

Bowers, P. G., Laurence, J. R., & Hart, D. (1982). *A group scale of hypnotic susceptibility: Revision and expansion of Form C.* (ASIS-NAPS Document No. 04632). New York: National Auxiliary Publication Service.

Heimberg, R. G. (1989). Cognitive and behavioral treatments for social phobia: A critical analysis. *Clinical Psychology Review*, *9*, 107 - 128.

Heimberg, R. G. (1991). *Cognitive behavioral treatment of social phobia in a group setting: A treatment manual.* (2nd ed.).

Heimberg, R. G., Becker, R. E., Goldfinger, K., & Vermilyea, J. A. (1985). Treatment of social phobia by exposure, cognitive restructuring, and homework assignments. *Journal of Nervous and Mental Disease*, *173*, 236 - 245.

Kirsch, I. (1993). Cognitive-behavioral hypnotherapy. In J. W. Rhue, S. J. Lynn, & I. Kirsch (Eds.), *Handbook of clinical hypnosis* (pp. 151 - 171). Washington DC: American

Psychological Association.

Kirsch, I., Lynn, S. J., & Rhue, J. W. (1993). Introduction to clinical hypnosis. In J. W. Rhue, S. J. Lynn, & I. Kirsch (Eds.), *Handbook of clinical hypnosis* (pp.3 - 22). Washington DC: American Psychological Association.

Kirsch, I., Montgomery, G, & Sapirstein, G. (1995). Hypnosis as an adjunct to cognitive behavioral psychotherapy: A meta-analysis. *Journal of Consulting and Clinical Psychology*, *63*, 214 - 220.

Krugman, M., Kirsch, I., Wickless, C., Milling, L., Golicz, H., & Toth, A. (1985). Neuro-linguistic programming treatment for anxiety: Magic or myth? *Journal of Consulting and Clinical Psychology*, *53*, 526 - 530.

Paul, G. L. (1966). *Insight vs. desensitization in psychotherapy*. Stanford, CA: Stanford University Press.

49

Schoenberger, N. E., Kirsch, I., Gearan, P., Montgomery, G., & Pastyrnak, S. L. (1996). Hypnotic enhancement of a cognitive behavioral treatment for public speaking anxiety. Manuscript submitted for publication.

Wadden, T. A., & Anderton, C. H. (1982). The clinical use of hypnosis. *Psychological Bulletin*, *91*, 215 - 243.

Watson, D., & Friend, R. (1969). Measurement of social-evaluative anxiety. *Journal of Consulting and Clinical Psychology*, *33*, 448 - 457.

50,51 CHAPTER 3　　第三章

催眠疗法在厌食症治疗中的应用

琳内·M.霍尼亚克

厌食症的主要症状包括明显的体重下降,无止境地追求身材苗条,身体意象不符合实际情况,非常害怕体重增加或变得肥胖。治疗厌食症通常很具挑战性,也容易失败。尽管厌食症的基本特征多表现为饥饿,但其产生是多种心理社会因素共同作用的结果(Garner, Rockert, Olmsted, Johnson, & Coscina, 1985)。此外,厌食症患者心理损伤的类型和程度大相径庭,最好能在一个发展性的框架中加以理解(Johnson & Connors, 1987)。因此,治疗的目标和方法需要同时考虑患者自身的发展缺陷和能力,此时治疗效果往往最好。

基于对厌食症的不同理论解释,且为了应对该病症复杂的、多因素的本质,心理治疗领域已发展出大量的治疗模式以处理与之相关的核心问题。这些治疗模式包括心理动力式治疗、认知疗法、行为疗法、家庭疗法和多维度治疗等(Garner & Garfinkel, 1985)。虽然还谈不上应用广泛,但运用催眠疗法治疗各类厌食症的文献越来越多(Lynn, Rhue, Kvaal, & Mare, 1993; Nash & Baker, 1993)。除了使用催眠疗法治疗厌食症的核心症状之外,也有文献研究表明,催眠疗法可以帮助来访者处理自主、认同、人际冲突等心理动力学主题;处理否定、隔离等防御机制;也可以作为多维度治疗计划中一个有效的部分,促进来访者获得发展性成长。

52

有一段时间我在门诊病房与一些患有饮食障碍的人共同工作,我尤其好奇患有饮食障碍的来访者为何如此严格限制自己食物的摄入量,他们看起来既聪明又好胜,可能只是面临一些生活适应问题。但是,随着治疗的开展,我开始发现这些来访者的心理功能存在明显的发展不平衡。基于早先有关饮食障碍的常见理论和研究(Johunson, 1991),我将这些符合厌食症诊断标准的来访者归

类为“有着虚假自我形象的受限者”。[1]

在以下的个案报告中，我将从自我发展和客体关系的视角来介绍我与一名有着虚假自我适应问题的厌食症患者所进行的工作及常见问题。为了保护来访者隐私，可能暴露身份的细节都已经做了修改，但与治疗相关的部分未做处理。此外，我之所以选择报告厌食症这个特殊群体的个案，是因为这些患者很容易因其特殊的适应方式导致治疗不足，后期也容易再度恶化或仅能维持较低的心理功能水平。最后，本文中使用“她”来称呼来访者是因为饮食障碍常见于女性，虽然我承认，男性患者同样可能出现虚假自我的问题。

背景信息

艾米（Amy）今年22岁，单身，刚刚大学毕业，最近搬到了城市里开始了第一份工作。艾米来寻求治疗是因为她在控制饮食方面有些过分，特别关注食物和身材，强迫性锻炼身体，这一切都让她感到“非常不幸”，“倒退到过去的行为里了”。在开始治疗时，艾米身高5英尺7英寸，体重104英镑。

问题背景

53

大四上学期时，艾米就被诊断为厌食症。她的体重在两个月内减少了20磅，从124磅变成了104磅。经过一段时间的治疗，毕业时，艾米的体重恢复到114磅，但在搬回母亲家里之后又迅速减少了10磅。

艾米提到高中时并没有这方面的困扰，可能是因为锻炼身体的原因，当时她的新陈代谢很正常，身材也保持得不错。上大学的第一年，她重了7磅，这对她的自尊心是个不小的打击，尽管在大一暑假之前，她的体重都维持在124磅。

---

① 约翰逊（Johnson，1991；Johnson & Connors，1987）回顾了温尼科特（Winnicott，1965）和科胡特（Kohut，1971）的研究。其中，温妮科特最早提出了虚假自我的概念；科胡特提出了自体心理学理论，扩展了用以理解和治疗饮食障碍患者发展性障碍的理论基础。我建议读者可以参考古德斯特（Goodsitt，1985）的论文以及约翰逊论文集（Johnson，1991）中勒纳（Lerner）、斯特恩（Stern）和斯乔伯（Strober）三位作者撰写的篇章，这些文献介绍了目前有关饮食障碍患者发展缺陷的最新观点。另外，在霍尼亚克和贝克（Hornyak & Baker，1989）的论文集中，弗莱明（Fleming）、赫金斯（Hudgins）、伍德尔（Wooddall）以及安德森（Anderson）等人的研究介绍了厌食症治疗领域中基于心理发展理论的各种体验疗法。

有两件事对艾米体重的减轻起到了关键作用。一件事是她的男友因工作需要搬到另一个城市后与她分了手,另一件事是她青梅竹马的好友移民去了海外。自此之后,艾米开始每天花几个小时在健身俱乐部锻炼身体,拒绝与朋友交往和参与日常活动。由于她的体重掉得太快,运动过度且情绪低落,初秋时,几个要好的朋友带她去了学校心理健康咨询中心。

治疗历史

由于艾米的体重持续下降,学校心理健康咨询中心推荐她参加社区里的一个更为结构化的饮食障碍治疗项目。虽然一开始艾米有些不乐意,但最终她还是答应以门诊病人的身份去试试。艾米加入了一个每周一次的团体治疗小组,该团体主要采用认知行为疗法,并配合每周一次的个别治疗和两周一次的营养咨询。该治疗持续了约 6 个月,在她毕业之前结束了。艾米的治疗师向她推荐了我,艾米则通过电话预约了我的咨询。

家庭历史

艾米是三个姐妹中最年长的一个。她与比自己小 15 个月的妹妹贝茜相互竞争,却又对她充满了保护欲。艾米提到,她与小她 6 岁的妹妹金姆之间的关系更像母女关系,而不是姐妹关系。

艾米的父母在她很小的时候就离婚了。她形容父母之间充满火药味,总是为父亲处理钱的事情而发生争执。在父母离婚后的头一年里,艾米和她的父亲住在一起,她很依恋父亲。之后,直到上大学前,她一直和母亲住在一起。艾米说自己的父亲是一个非常可爱的人,在物质方面对她很慷慨,却很少有时间陪伴她,他们之间没有什么精神上的交流。在艾米搬回去与母亲同住后不久,父亲就再婚了。提到母亲的时候,艾米使用的都是些泛泛之词,除了形容她是"自己最好的朋友"之外再无其他细节。她也谈到母亲总是担心她自己的体重和身材,生怕自己衰老。艾米的母亲没有再婚,但她有一位固定的伴侣。

54

评估结果

医学检测的结果表明,艾米的身体状况是健康的。她的化验检验结果和心电图都处于正常水平。内科医生指出，过分节食造成了她低血糖、白细胞数量及甲状腺素含量不正常，如果艾米能饮食正常、营养充足，这些指标都将恢复正常。

艾米还完成了一份有关饮食障碍的问卷，该问卷改编自约翰逊（Johnson，1985）。问卷的结果支持了初次面谈所搜集的信息，表明体重减轻与一些指标存在显著相关，这些指标包括自尊、中等程度的身体意象满意度、苛刻的节食行为、偶有发生的暴食并伴随对失去控制的恐惧、月经暂停、仅通过运动燃烧卡路里等。

艾米每天锻炼 1—3 个小时，其中包括 1 小时的晨跑，1—2 小时的有氧锻炼或在工作结束后使用健身器材。艾米说，她很少觉得饿，但当她处在有食物的场合中时，饥饿感会非常强烈，对食物的渴望将她完全淹没。因此，她会刻意避免可能有食物的场合，以免自己被饥饿感俘获。尽管艾米因这种过度警觉而感到困扰，但她承认也为自己如此自律而感到骄傲。她指出，对食物的限制和运动是她唯一能觉得自己不同于其他人且优于他人的地方。

艾米对自己腹部、臀部、大腿等部位的知觉存在扭曲，但也会抱怨自己肩部和上半身“看上去骨瘦如柴”。她对身体的心理表征是模糊的，并且总担心会“变胖”。

相关概念

艾米的症状在患有饮食障碍的女性人群中比较常见。在那些并未被诊断为饮食障碍，却长期节食、运动、过分在意自己的体重和外表的女性身上也可以发现类似的症状。在前面几次的治疗中，自我功能缺失的问题逐渐凸显出来，这对艾米的治疗方式和过程产生了显著影响。

虚假自我结构的限制

55

艾米表现出来的一些问题具有虚假自我的特点。具有虚假自我的个体处于自我满足的氛围之中，他们通常有着很好的社会技能，表现得非常充实、充满成就感。然而，一旦建立治疗同盟，这些来访者会直接或间接地表现出内心深处无所不在的无意义感和不真实感。他们更倾向于低估或轻视自己的成就,因为他们感觉这些都是骗人的。因此,提高他们的自尊很难,所有能建立自尊感的体验都被否定或贬低了。这些不真实感与自恋的反应以及浮于表面的沾沾自喜或幻想共同存在着。最后,具有虚假自我的个体所表现出的人际敏感、不信任感、对他人反应的过度警觉、寻求他人的引导等特点共同促使他们无法自我悦纳(更深入的讨论参见:Johnson, 1991; Johnson & Connors, 1987)。

与那些具有虚假自我的来访者合作的过程中,我常常产生一些主观感受,我将这些感受作为触及他们潜在虚假自我的信号。其中,最突出的是一种"遥远的亲密感"。我与来访者们的互动虽然感觉很愉快,甚至差点儿让我觉得来访者"一切都做得很好",但事实上,我们之间的互动缺少了一些东西,即"真正的在场"。

在虚假的自我适应以及恣意操纵身体和食物的行为背后,潜藏着来访者相应的自我缺失。我个人认为,可以将这些心理缺陷分为三个较为宽泛的种类来思考,即自我调节、自我管理和自我统合。这些心理缺陷可能与个人早期经历有关,在早期成长阶段,孩子通过妥协和顺应来适应周围的环境。这个顺应的姿态使得来访者在决定其感受和行为时,其自我调节功能很大程度上取决于他人的暗示。她学会了假设一个反应而不是采用积极主动的姿态,而这损害了真正的自我体验,包括思维、感受和行动等多个方面。尽管有着虚假自我的来访者获得了自体和客体的恒常性,也建立了自体和客体的稳定性,不同的自我体验却并未统合成具有一致性的自我感。结果,包括自尊和身体体验在内的自我概念在面临外部事件和情绪崩溃时非常脆弱,这些心理上的扭曲传递到生理上从而表现为与进食和身体相关的症状。

第一,自我调节。内在感受力是指识别、区分、表达不同内在状态的能力,其中,内在状态包括饥饿感、满足感和不同的情绪状态等。而内在感受力的中断已经成为厌食症的核心特征(Bruch, 1962)。古德斯特(Goodsitt, 1985)指出,自我调节能力包括维持自尊、一致性、生命力和自我均衡(指满足感和安全感)的能力,以及管理压力、情绪和冲动的能力。

第二,自我管理。自我管理是指一种自主体验,即对内心中思维、情感和行动原动力等的意识。自我管理也是个体能够以自己的名义采取有效行动的一种安全感。限制性行为可以视作个体未获得真正自主性时，努力维护控制感、竞争力或独立性的尝试，也是对深埋其下的无力感、无助感、消极感、挫折感和羞耻感的反驳。在人际关系方面，表现出矛盾性，不断在参与他人与保持分离之间摇摆。前者一定程度上提供了必要的自我功能。

第三，自我统合。成熟的自我感包括对他人的健康依恋，以及自我的不同部分之间的健康联结。相反，具有虚假自我的人可以用七巧板来比喻——虽然不同的部分被放在一起，却不能组成一幅完整的图画。由于自我的各个部分被隐藏或割裂，各部分之间缺少整合。对于厌食症患者，其身体自我明显从心理自我中分离出来。他们否认原始自恋需要移情反应和鼓励，也拒绝承认需要与他人联系并信任他们。

对艾米的评估

艾米的临床症状与上述具有虚假自我的限制型患者有很多相似之处，尤其表现在自我满足的假象和“有距离的亲密感”上。她的自我管理能力存在缺陷，表现为缺乏对情绪和身体感觉的意识，如对自己疲倦和疼痛的觉知不敏感；通过躯体行为而不是语言来忍受和调节大部分情绪和压力，特别是挫折感、悲伤、失望等；将饥饿感、饱足感和情绪完全区分开；只有当自己一个人或独处时才能维持自尊和活力。在自我照料能力方面，艾米的过分警觉似乎是在表达内心深处对于被动感的恐惧。她对人际交往情境的描述传达出的是无效又无助的感觉。艾米经常与家人联系并依赖家人的建议，即使她最终并未采纳家人的建议。她在自我统合感方面的缺乏尤其表现在自我状态的不稳定性上，她或是压抑自己的情感，或是被强烈的情绪驱动。此外，她把自己的身体当作某个物品来进行治疗，而不是把它看成自我的一部分。

在艾米的过往经历中，丧失和分离的体验尤为明显。尽管她的父母并没有强行干涉她的世界，但他们在情感上的需要和冲突却主宰了整个家庭的氛围。艾米为了适应父母的情感需要变成了“好女孩”，这掩盖了她早年的自恋缺失，即缺少了真实的自我发展所必须的来自父母的移情镜像、关爱和支持。

治疗过程

在治疗具有虚假自我的限制型来访者时,治疗师必须预测到来访者的顺从和对吞食的敏感,他们可能由于分离而未真正处在治疗之中,同时也要预测到来访者对亲密关系的矛盾情感,以及他们对于引发更大自主性改变的矛盾情感。本文中所描述的治疗方法基于自我发展心理学和客体关系心理学的理论。从自我发展心理学的视角来看,治疗目标包括帮助受限型来访者注意到自己的体验,认清自己的优势,以及重建被抑制的发展过程。从客体关系的角度来看,治疗目标包括帮助受限型来访者了解自己的人际交往模式,了解存在着更令人满意的人际关系,最重要的是,促使其能够在某种关系中表达自己的意见,满足自己的需要,同时不会破坏人际交往。

治疗师的职责是提供一个能够引发学习的环境。治疗师一方面需要对来访者的经历保持关注和兴趣,另一方面也有必要对彼此之间的关系保持真诚一致。考虑到来访者的分离主题和目前的自主性水平,治疗师不可过快或过于主动地进行干预,而应保持反应性,给来访者机会去尝试和产生关于自己和他人的新体验,这一点很重要。鉴于对来访者内心矛盾的预期,治疗师必须谨记“自主”和“关系”这对相互矛盾的动力学概念,帮助来访者承受这些矛盾,并找到合适的解决方法。另外,和所有心理治疗一样,治疗师必须对来访者的成长和发展需要的改变保持敏感,并随时根据需要调整自己的角色。

治疗阶段

在毕业离校之前,艾米接受了20个月的治疗。基于她不断变化的发展性需求,治疗过程可以总结为以下几个阶段,这些阶段的划分旨在说明艾米的改变并不是一个稳定的过程。尤其在艾米看上去进步很大时,退行阶段往往也会随之出现,这反映了她内心对自主与分离的矛盾体验。

58

第一阶段:自我调节

第一,建立治疗框架。我和艾米在最初的评估中讨论了治疗框架和治疗过程,以便把她的相关症状概念化。简言之,我承认她过去对治疗厌食症做出的努力,将她的饮食障碍定义为她为了处理令人困扰的生活事件而进行的一种绝望的尝试,澄清了她对于变胖的恐惧,以及说明厌食症在她的身份认同中所扮演的角色。由于观察到控制对于艾米的重要性,我将她的饮食障碍重新定义为一种失控,这个定义得到了她的认可。这种控制对她来说具有重要的影响力,在接下来的治疗过程中成为贯穿始终的主题。我们的治疗目标在于弄清是什么毁灭性的事件导致她再次过度运动和自我克制,帮助艾米发展出更有效的应对资源,帮助她最有效地管理她的饮食和运动。治疗过程是一次合作,在每次约谈见面期间艾米都做了很多尝试来寻找最适合她的解决之道。

第二,引入催眠。在开始治疗后的第二个月,我有一个机会向艾米介绍催眠疗法。当时我们正在讨论在工作中发生小插曲时她表现出的对他人的不信任,而这种不信任感也可能存在于我们的治疗关系中。作为讨论的一部分,我询问她对此有什么看法。艾米没有直接回答,而是开始谈论她青梅竹马的好友,并强调好友才是她人生中唯一值得信任的人。当艾米说话的时候,她看上去既不投入,也没有情绪。我意识到我的提问也许引发了艾米对亲密感的焦虑,于是问她:“你,真正的你,到哪里去了?”她看着我,慢慢地回过神来,告诉我她其实是在回忆和好友度过的时光。我们继续交谈时,艾米好像又重新投入了,我借此机会询问她“走神”是怎么回事。艾米告诉我她时常会这样,也很担心别人会认为她是个“奇怪的人”。接下来,我们一起讨论了这种“自发的分离状态”,我解释说人们经常在面临压力或强烈的情感时采用分离的防御机制,或是在头脑中去了其他地方。接着,我也提到分离实际上是一种能力,催眠就是使用分离技术的治疗方法。我提议一起探索她体验催眠的能力,运用催眠来帮助她提高控制感。对此,艾米回应“也许可以吧”,便询问我她应该“如何面对食物”。我意识到对艾米来说自己可能又过分侵扰了她,于是选择跟从她的谈话节奏,留待以后再和她讨论这个问题。在接下来的咨询时间里,我们一起制定了下周的家庭作业。

59

令我吃惊的是,在下一次咨询中艾米报告说上次会谈结束后她感觉好多了,即使她并没有完成家庭作业。她将自己的改善归因于我当时敏感地“抓住了她的走神”,并且确认那就是一种分离体验。但是,艾米很快又把话题转到了对食物和运动的抱怨上。长期以来,当艾米对自我暴露和人际亲密产生焦虑的时候,她就会将话题快速转移到食物上,以此创造出情感的边界。

第三,学习控制紧张的状态。一个星期之后,艾米非常生气地走进咨询室,她抱怨自己的工作,并且说对她的饮食“彻底失望”。这个周末艾米选择一个人缩在家里,原有的热情和努力迅速消失无踪,取而代之的是强烈的挫折感和愤怒感。我注意到她此时语速很快并充满愤怒,决定试着做一些心理干预。于是,我问她:“艾米,你在呼吸吗?”这句话吸引了她的注意。当她看着我的时候,我继续引导:“做一个深呼吸。”同时,我自己也长长地吐一口气进行示范。这句暗示效果明显,艾米开始用嘴巴呼出气,我提醒她刚才“就好像快要停止呼吸了”,并建议艾米可以使用一些放松的方法帮助自己缓解紧张的感觉。艾米同意了,于是我邀请她坐在椅子上,做几个深呼吸,并采用了如下的引导语:

> 你可以继续保持呼吸,吸气,吐气,很好……找到一个适合你的节奏……就像你在跑步或在健身房锻炼时做的那样……空气在你的肺部进出,你的心脏有规律的跳动,你的血液流过你的静脉……你的身体本来就知道该如何跟上这节奏,甚至不用你去想……
>
> 如果闭上眼睛会让你觉得舒服的话,你也可以选择现在就闭上眼睛,将你的注意集中在呼吸上……吸气,吐气……吸气,吐气……随着每一次呼吸,你都会觉得越来越平静……很好……你感到胸口的紧张,正随着你的呼吸不断缓解……注意那种感觉……
>
> (她的呼吸逐渐变得缓慢、有规律,我以语言的形式跟随艾米的节奏。)
>
> 有时候,当我们的身体觉得紧张或放松时,我们都会失去对身体的觉知……有一种恢复觉知的方法是去练习收紧你不同部位的肌肉,并且再次让它们放松下来……就好像你在健身房练习举重时一样。
>
>
>
> (接下来,我引导艾米练习了一套经典的紧张—放松训练。指导语为:将注意集中在某组肌肉上,收紧肌肉,并体验这种紧张的感觉。在体验到紧张感之后,试着放松肌肉,注意比较紧张和放松两种不同的感觉。整个

过程是既结构化又充满自由的。)

现在,当你坐在这里,你可以感受到每一块肌肉如此结实有力地支持着你的身体,你可以释放那些不必要的紧张感……当你注意到这种感觉,你也能体会到整个身体……

(我引导艾米简单地将自己从头到脚扫描一遍。)

现在,一种意象或念头将会涌入你的脑海,它会让你感受到此时此刻的控制感以及你的内在力量……现在,让这个意象或短语涌入你的脑海,一旦它出现,就点头示意……很好。你需要了解一件很重要的事……艾米,你也可以像锻炼身体肌肉一样锻炼你的心理肌肉……你可以依赖自己慢慢发展出来的控制感和舒适感,一点一点地,越来越熟练地锻炼这些心理肌肉……让你的头脑引导你的身体去获得放松和掌控……

这样的方法还有很多……等着你去发现……让你在治疗的过程中产生轻松和解脱的感觉,让你变得越来越轻松,越来越舒适,越来越有控制感……

以上干预过程旨在增强艾米对身体感觉的觉知,强化她控制身体紧张感的能力以及对身体内聚性的觉知。然而,当时我并没有告诉艾米这个过程就是催眠,放松练习实际上是一种催眠引导。在这个过程中,我也植入了一些暗示,强调掌控感和控制感,并暗示她的自我控制感会越来越强。考虑到艾米对挫折的承受能力有限,在暗示语中强调一步一步达成目标就成为关键。在这次治疗之后,我们商定将治疗频率改为每周两次,只因艾米很难从每周一次的治疗中获得进步。艾米也谈到期望今后能做更多的催眠练习,我们开始为每次的催眠过程录音,以便艾米可以在两次治疗的间隙通过录音来强化她不断发展的能力。

第四,自我管理,包括情感识别和症状管理。根据艾米的进食记录单和她为改变所做的尝试,以及对每天的情况的讨论,我们同时制定了两个目标,即情感识别和症状管理。艾米通常用泛泛之词来描述自己的体验,如“这是一个糟糕的周末”,她会用一种平淡的、抱怨的语调谈论他人的行为,而这是典型的外在关注。在其他时候,她又会强迫性地关注自己的食物和锻炼的细节。

目标的实现从“谈论食物”变为“谈论感觉”开始。一开始,我的职责是为

61 艾米的不同的情绪状态贴上标签，例如告诉她“你听起来很悲伤”。之后，我引导她使用缩写词“HALT”来检测并识别自己不同的内在状态。“HALT”分别是饥饿（hungry）、愤怒/焦虑（angry/anxious）、孤独（lonely）、疲倦（tired）的缩写。最初，艾米的进食记录用于判断哪些内部事件会引发她的进食行为。举例而言，如果艾米一整天都没有吃东西，我们可以推测她对食物的过分关注其实是一种饥饿反应。

当艾米强迫性地谈论自己的饮食和运动时，她常常看起来像是处在轻微的分离状态，在这种情况下，我通常先与她的节奏保持一致，同时用简短的话语告诉她我一直跟随着她，然后我会说：

> 那对你来说是一个困境……我想知道此时此刻你的内在发生了什么……让我们看看如何将这个场景的速度放慢，就像电影慢镜头一样……看看是什么让你的进食变得如此艰难。

一段时间之后，这个过程开始变得自动化。我的话会让艾米自然地靠在椅子上，做几个深呼吸，低头看着自己的膝盖。接下来，我会继续说：

> 当你靠在椅子上，你的内在会立刻集中（在那个场景上），就好像电影镜头放大了……当录影带的放映速度变慢一点，你就能看得更清楚一点……你会看到、听到、注意到发生了什么，会留意更细节的部分……并且，当你持续留意细节的时候，一些问题会自然地浮现在脑海里：此时此刻，是什么在吞噬你？是否有一种不舒适的感觉？……当你听到这些问题的时候，你的内在会注意到这些细节。

以上这个干预过程旨在利用艾米的强迫性方式，促使她的思维和情感连接起来，帮助她从一个远观者变成一个参与者。

通常情况下，这些干预过程都包含了自我强化的暗示。一般的自我强化暗示能够提升舒适感、满意感和自我接纳感，以及分散的自我效能感。例如，如果艾米报告度过了“愚蠢的一天”且看上去很沮丧，我将请她注意到自己做得比较好的部分。在这之后，艾米的进食报告被用来进行特别的暗示，而这些暗示与她的内在资源和特质相关联。自我强化暗示如下所示：

> 虽然上周四晚上你没有吃晚餐,但你可以选择周五早上吃早餐……打破禁食的循环……重新回到正轨上……而且这种回到正轨的能力正是你的控制感和坚持力的表现……每次当你坚持的时候,你会获得更大的进步……会体验到更大的稳定感和自信。

每次催眠干预的过程都被制作成录音带,以供艾米在两次治疗的间隙使用。 62

第二阶段:就不同的自我状态展开治疗

很明显,由于缺乏情绪识别和自我调节的能力,艾米在饮食和运动方面的问题常常是她内心痛苦程度的反映。特别是艾米没法自己缓解紧张感,维持幸福感和活力(即自我均衡),也无法忍受分离或改变自己的万能感和伟大感(即以健康为荣)。因此,我们的治疗一方面继续以缓解症状为核心,另一方面,我们也开始就艾米的不同自我状态展开治疗。

费德恩(Federn, 1952)和沃特金斯(Watkins, 1978)在关于自我状态进行的研究中曾提到"自我不同部分的隐喻"。我发现,将这个"自我不同部分的隐喻"介绍给来访者会非常有帮助。有一次,艾米焦虑、愤怒地走进咨询室,这为我提供了使用了该方法的契机。艾米报告在过去的两天中,她"被困在那种感觉里"了,以至过度锻炼。很明显,她在工作中遇到了困难,并且因老板认为她缺乏责任心而感到挫败。艾米对我的同感式倾听给予了回应,看上去渐渐平静下来,更能专注在此时此刻了。针对她刚才愤怒的自我状态,我提到了"部分自我"的概念,并告诉艾米,有时候,我们不妨把自我看成不同部分的组合,就像一张拼图一样。自我的每一个部分都有其独特的感受、行为和动机,治疗的目标就是更好地了解这些"自我的不同部分",以及它们通过影响艾米的饮食和锻炼想要表达什么。我还建议命名这些自我的不同部分,以便通过统一的语言来区分这些不同的自我状态。艾米决定将刚才的自我状态称为"挫败的自我",在她看来,只有运动才能缓解身体上的强烈紧张感。艾米后来又把这部分改称为"挑衅的自我",因为每当处在这种自我状态时,她都会固执地拒绝遵守原先减少运动量的承诺。

后来,其他三个不同的自我状态又逐渐凸显出来,艾米分别称它们为“泄气的自我”“孤独的自我”和“追求独特的自我”。

一段时间以后,我们在催眠状态下对每个不同的自我部分进行治疗,以增强艾米管理它们的能力,从而形成更强的自主感和控制感,并最终形成自我统合感。在下文中,我将详细介绍我是如何就艾米“挫败的自我”部分展开治疗的,这一次干预反映了整个治疗过程中类似治疗的实质。

63

以下的干预过程来自一次治疗,那时艾米困在常见的愤怒、困扰的模式里,她反复提到自己无法停止关注食物、运动以及其他人对自己的看法。她哀怨地说:“我觉得自己就像在水里苦苦挣扎,却没法停止扑腾——我不知道还能做点什么。”说完,艾米便停下来等着我说点什么。

艾米的行为不但表明她在缓解压力方面能力有限,也反映出她内心一方面渴望自主控制,另一方面又担心一旦松懈下来就会被自己的需要和被动压垮。从动力学的角度来说,这种被动感可能和未满足理想化的胜任需求以及理想化父母的缺失有关。其中,理想化父母是指那些能够让孩子逐渐提高独立性,学会制定合理目标和获取主动性的父母。从这个角度来说,艾米对食物和锻炼采取的极端行为以及死板的决定都可以看成对这些未能发展出来的能力的补偿机制。

基于这样的理解,对艾米来说,最重要的是让她在不感到被动的情况下体验到激动的程度在降低。由于当时艾米已经把注意力转移到了内在,从周围的环境中抽离出来,因此我询问她:“艾米,你觉得自己在水里游泳,是吗?”她点点头。“也许你可以想象自己在和我一起游泳……你过去有过长时间游泳的经历吗?很长、很长时间……你仿佛在大海里,而海岸离你还那么远……但你的确已经累了……”艾米点点头。我开始如下引导:

> 当你意识到自己已经很累了,你开始感到越来越害怕……然而,你越努力游泳,就越往下沉……海水涌进了你的嘴巴……漫过了你的耳朵和鼻子……你开始咳嗽,在水里挣扎……你很担心,“也许,我没办法游到岸边了”……周围完全没有人能帮你。

艾米点点头,似乎完全沉浸在这样的体验里。

> 这时候,一个想法涌入了你的脑海……“我可以做点什么”……这是你最需要的……最需要去做的事情……那就是划水……你伸长了自己的手臂,轻轻地拍击水面,同时用脚踏水……
>
> 当你拍击水面的时候,你开始觉得自己有些力量了……你可以呼吸了……再一次呼吸……又一次呼吸……你的呼吸慢慢变得平缓起来……
>
> 你可以让水从你的鼻孔里流出去,看看自己的周围……
>
> 渐渐的,你注意到你的手和脚好像没那么疲倦了,你的呼吸变得轻松了……你的头部能支撑起来了……就是这样,艾米……现在,你需要做的就是划水……这是你现在真正需要去做的、重要的、唯一的事……让你自己感到放松、解脱。

持续不断地采取行动是艾米证明自己的存在感和自主性的方式。这次干预让艾米体验到慢下来的感觉,使她开始改变“全或无”的信念(即减少持续不断的行动就等于消极与被动等待)。催眠状态下的体验给了艾米启示,让她明白自己有能力去改变,通过满足其独立的需要帮助她真正实现速度的放慢。在日常生活中,当艾米需要管理自己的紧张和压力时,她也逐渐可以为自己重新创造这种“划水”体验。

64

之后,在对艾米的“泄气的自我”部分展开治疗时,我并未使用常规的催眠疗法,这是因为我们之间发生了一件短暂却颇具教育意义的事。艾米在两次治疗中都表现得很冷淡疏离,却又彬彬有礼。我指出了这一点,并询问她究竟经历了什么。艾米拒绝承认自己的游离。有趣的是,我发现自己开始“特别努力”,变得更加积极,因为这对我来说表示我们之间的治疗关系发生了某种变化。在接下来的一次治疗中,同样的模式又发生了。我和艾米分享了我自己的体验(如“我发现自己特别努力地工作”),艾米有些顽皮地笑了,并说“这很好”。很明显,在前几次治疗中,艾米一直处于泄气的自我状态,这使她觉得受伤且被冒犯。我曾建议她采用一些催眠的方法,但艾米觉得自己已经在这样做了,因为当她处于挑衅状态时,她觉得我“不打算直接和她一起解决问题”。但是,我们都觉得,当艾米处于泄气状态时,直接参与治疗其实非常重要,因为她通常把这些感觉藏在对濒临破坏的关系的恐惧里。

开始时,对不同的自我部分进行催眠工作使得这些体验变得具体、形象,并发挥了治疗作用,我着重增强她的自我控制感。渐渐地,我更强调管理这些情绪并统合不同自我状态的体验。

第三阶段:管理——自主和分离

伴随着内心的焦虑和不安,艾米的体重在 8 个月的治疗中增加了 10 磅,并一段时间内稳定在 114 磅。她对情绪的体察变得敏锐,并且能够辨别自己的饥饿感。在接下来的治疗中,治疗的核心不再是对症状的管理,转而集中于自主感的培养和发展人际关系上。在这个阶段,治疗也减少为每周一次。当艾米对自己的改变感到明显失望或焦虑时,症状会再次周期性出现。通常情况下,我会采用与早期干预类似的方法进行结构化饮食干预,并帮助艾米进行内在洞察。

在开始治疗的最早 6 个月里,艾米大多数的周末时光是与家人一起度过的。但在这个阶段,艾米与她的女性伙伴和同事们的交往开始增多,她回家的次数开始减少。这说明,和过去相比,艾米与母亲产生了观念上的分歧,与母亲的关系也有所恶化,所有这些都表明分化正在形成。但一般来说,艾米总是拒绝更深入地讨论她的人际关系。

65 在接下来的 8 个月里发生的三件事为治疗艾米的分离和自主问题提供了很好的契机:一是艾米开始约会;二是她父亲的消费习惯引发了一场危机;三是她提出了离职。在本章中,仅讨论艾米在个体化上取得的巨大进步,就艾米和其父亲的关系展开的治疗恕不赘述。

第一件事是约会。艾米带着有些害羞的笑容走进咨询室,原来另一个部门的经理汤姆和她约会了。艾米很高兴,但她很快又开始担心自己能否与一个男人建立亲密关系。自从和大学时代的男友分手,艾米就再也没有和谁约会过。艾米很确定自己可以"看上去不错",意思是说她可以穿着得体,恰当回应汤姆的话。但是她担心自己没有什么有趣的事可以与汤姆分享,就好像一个精致的瓷娃娃。此外,艾米还担心汤姆想要身体上的亲近。她非常害怕,一旦汤姆这么做,她会头脑一片空白并在惊慌中下意识地把他推开,或是被动地迁就汤姆。无论是哪一种,都让她感到羞耻。鉴于艾米对自己不自信和无能的担心,我们尝试通过建立健康的人际界限和内涵来树立个人权威,以取代虚假自我的外壳。

我们采用了贝克(Baker, 1988)的实验性干预方法。在催眠过程中,我请艾米“睁开眼睛,通过你自己的眼睛看着我,同时保持舒适的催眠状态……你可以精确且舒适地体会到我们之间的距离……你只需注意这对你来说像什么”。这种干预方法旨在突出分离体验和“自我知觉”。这个干预方法需要反复练习,直到艾米可以一闭上眼睛、做几个深呼吸就自然地“和自己保持联结”,然后睁开眼睛,环视周围。

在接下来的多次治疗中,这种自我中心式的体验方式被用于脱敏范式,以降低艾米对于和汤姆相处的焦虑感。在确定了几种不同的情境之后,艾米按照各情景的焦虑唤起水平,将它们由低到高排列。我们使用了大量心理演练技术来想象真实的画面。首先,我暗示艾米“让这一场景自然呈现,就好像今天刚发生一样”。在想象的场景出现后,让艾米返回自我中心,回到平静的位置。一旦艾米重新建构了该体验,就可以使用如下暗示语:

> 过一会儿,你可以回到那个场景里,但是这次会有一些不同。当你处于一个安全的、自我中心的位置时,你意识到自己有一些资源可以带入这个场景中。现在,注意你的资源。

对于场景的暗示可以反复进行。一旦艾米觉得焦虑,她就会用食指示意我,而我会再次用暗示引发她的自我中心式体验。当艾米能够重新让自己站在安全的位置或者偶尔会发现其他可以应对困境的资源时,艾米就会回到那个场景中。 66

艾米的约会体验也引出了有关身体意象的主题。在艾米心里,并没有一个关于自己身材的清晰图像。有时,她会一直询问自己看上去是否正常。在这近一个月里,艾米的体重增加了5磅,现在已经达到了119磅。一天,艾米有些不好意思地告诉我,她在外套里面穿了自己跳有氧操时的运动服。然后艾米脱下外套,快速走进盥洗室,叫我一起看镜子里的她。我请艾米在看自己身体不同部位时,大声把自己的看法说出来。从头到脚,我们观察了她身体的每一个部位,聆听她的自言自语。这个活动的场景是艾米探索评价和观察之间差异的理想方式。例如,当艾米评价“我的肩膀太突出了”,适当的观察是“我的肩膀很直，肤色苍白，有几个斑点”。后来，我们一起讨论了这种体验。艾米有些焦虑，她说自己从未想过会和我一起做如此亲密的练习。她觉得既高兴又吃惊，因为我看上去对她的请求泰然自若，并没有指责她，而且真实、体贴地说出对她身材的看法。艾米觉得这种经验非常重要，她联想到自己评价身材的方式与母亲对自己身材的评价，以及她与妹妹之间基于外貌的竞争。同时，这次经历也是讨论情绪边界和亲密关系的好契机。

在后来的咨询过程中，我们使用催眠技术进行镜子想象练习，在催眠状态下，艾米想象自己面对一面三向镜，通过“观察者的双眼”来观察自己。其间，艾米反复用观察性的语言来描述自己，并在这些特点之间形成连接，营造出舒适、准确、安全、长久的自我边界和自我体验。奥巴赫（Orbach, 1982）和哈钦森（Hutchinson, 1985）提出了镜子想象练习这一非常有用的方法。在接下来的章节中，我们讨论了艾米从她的家庭中获得的身体评价，尤其是那些来自母亲的评价以及与妹妹贝茜的竞争过程中所获得的信息。

第二件事是辞职。艾米的辞职决定可以看成一种自主性成长的表现。然而，她在辞职过程中表现出的蔑视以及防御性也暗示在她自信的外表之下，潜藏着对自己是否有能力找到一份更好工作的怀疑。一周之后，艾米的情绪由喜悦变为抑郁，她开始再次困扰于已很久没出现的饮食问题。我假设艾米之所以倒退回原来的问题以及出现厌食症状，是为了重新组织自己内在的感受，于是建议使用催眠疗法帮助她重新获得内心的平静。相关引导语如下：

67

艾米，请你花几分钟时间关闭与外部世界的接触，要知道，此时此刻并没有什么一定需要去做的事情……

聆听我的声音……当你进入那种恍惚状态中时，请注意你自己的体验……当你能够接纳某些想法和观念并试着带领自己进入那个特殊的地方时……你可以发现或重新发现一些非常有趣的事物……也许你已经有些好奇我们要去思考、聆听、感受、体验的到底是什么……每个人都有过发现新事物的体验……比如发现一条走路上班的新路线……一家你从未去过的书店……一个新的发型……打开门看看里面有什么……打开一个盒子看看里面有什么……有许许多多发现新事物的方法……就好像你能在

> 治疗过程中发现许多方法，对自己更真诚一样……
>
> 众所周知，看电影是一个大家都很熟悉也很有趣的用来发现和了解自己的好办法（艾米总是谈到电影，这里的暗示语正是基于艾米的个人经历）……也许，你可以想象自己正坐在你最喜欢的电影院里，坐在一个视角清晰的位置上。周围也许有其他人，如果有的话，当你看着电影屏幕时，可以体会到一种舒适的匿名感……这种感觉会为你了解自己的兴趣和目标提供重要帮助。当你怀着好奇心或一种分离的兴趣看着电影屏幕时，你可以观察到画面的全部细节。
>
> 当电影放完的时候，你可以轻轻地点头（艾米点点头）。艾米，你可以记起看过的画面，好奇这对你来说究竟有什么意义……在接下来的日子里，这份意义将会如何发展变化……也许，在你工作休息期间的一个简短的白日梦里……或是夜深人静，当你睡在温暖的床上……你可以以一种安全、独立、良好的方法去发现自己……就好像过生日时，你打开自己的生日礼物，带着一些期待和兴奋……打开、发现……这将帮助你一步一步地前进，一点一点地在未来的日子里发生变化。

以上干预方法的目的是帮助艾米重新与自我的各部分形成联结，一方面支持她的独立奋斗，一方面帮助她忍受在非结构化时间里的不确定性和不可预知性。工作对艾米来说虽然充满抱怨和困难，却是重要的外部组织者。在这次治疗中，艾米可以把她的运动天赋及对小动物的喜爱看成长期稳定、积极的内部资源，并使用这些资源安排自己做一些有趣的事来打发空余的时间，如在动物收容站做志愿者等。

68

在找工作的过程中，艾米经常使用此次治疗的录音带。它将作为一种过渡对象，在艾米不断成长却尚不稳定的自主感和胜任感与对包括我在内的他人的依赖感之间建立桥梁，提醒她可以并有能力通过镜像形成自信的期待，即她可以找到自己前进的方向。

第四阶段：结案

在接下来的四个月里，我们依然就以上主题进行了工作。这期间，艾米准备申请去读大学，并被另一个州的一所大学录取，计划在秋季开学前的几个月内搬过去。考虑到艾米的治疗中止是由于外在原因而非自身进步的结果，因此，我们这个阶段的工作主要聚焦于整合已经获得的进步，区分那些还未完成的部分。

不出意料的是，直到最后几次治疗，艾米都拒绝和我讨论接下来的分离。她还错过了两次治疗，这对她来说很不一般。我很想了解这是否与她即将结束治疗有关。艾米不同意我的“分析”，并变得眼泪汪汪。她很担心结束治疗后她会感到后悔，就像前面那次心理治疗结束后一样。我们一起讨论了她的担心，并计划为她准备一份催眠录音。

这次特别的催眠过程聚焦于内化和整合的主题。艾米详细讲述了她从治疗中学到的东西，包括一些具体的话，如“是否有一些需要表达的情绪”“你有自己的选择”，以及关于各个自我部分的意象等。在催眠导入之后，我重复了所有艾米提到的内容和那些意象，并且暗示所有这些将成为她的一部分，永远跟随着她，即使在她没有意识到的时候。然后，我使用了一个有关毛毯的隐喻：

> 你觉得在自己的想法和感受、想法和行动、行动和自我感之间正在形成某种联系，像是一针一线地把它们缝了起来……它们彼此之间联系在一起，就好像丝线密密地缝进了毛毯里……一点一点地，每一根线都被缝进了毛毯里，成为毛毯的一部分……每一根线都有自己独一无二的颜色、光泽和质地……有一些长长的线从头到尾贯穿整张毛毯……有一些线与它们十字交错……每一根线都以独一无二的方式加入，一点一点地，一针一线地组成了整幅画面……它们彼此紧紧联系着，组成了一条可爱的毛毯……就像你现在在做的一样，在治疗过程中，你将自己的思维、感受和行动联系起来……将过去的记忆和现在的体验、未来的期望联系起来……形成一种安定感和完整感。

69

为了处理我们的分离，我提议，我们可以积极地讨论并尊重这次治疗的结束，这将和她过去经历的丧失和分离体验有所不同。艾米分享了她的体验，包括她对于自己“一点也没有觉得结束”的失望。她有些不情愿地说自己会想念我，并且迅速请我分享我的感受。我们讨论了她直接表达出来的对我的关心，随后,我也分享了自己的感受和想法。最后,艾米提出她希望我们的治疗在催眠中结束,并配合简单的暗示语,“现在,我们刚才分享的一切将在她的头脑中一一重现”。

后续

艾米最近一次联系我是在治疗结束三年后。她完成了自己的本科学位,在搬回本地之后希望能继续接受治疗。读大学期间,在她的体重减少了 5 磅时,艾米接受了心理治疗,但因为没有感受到与治疗师有任何联结又中止了治疗。

在写这个案例的时候,艾米开始工作了,体重也恢复到了原来的水平,但是自从离开大学她就没有谈过正式的男友。目前,她仍在接受治疗,治疗聚焦于她糟糕的身体意象、没有解决的独立需要以及对亲密感的恐惧。在之前治疗的作用下,她变得更加能带着情感去投入生活,更能承受焦虑和更能面对自己的恐惧与防御。总之,艾米能够更好地审视我们之间的关系,在反省自己的反应和行动时也少了很多苛责,甚至有时颇具幽默感。我相信,通过我们共同的努力,她将有更多的进步,最终发现内在充实、真实的自我。

结论

本文介绍了针对一例患有厌食症的门诊女病人,采用包含催眠疗法的心理治疗的治疗过程。催眠疗法主要用于治疗与厌食有关的心理症状,并帮助艾米发展已经停滞的心理功能。此外,催眠疗法能够为来访者提供有关自我和人际关系方面的重要体验。有时候,干预过程是按照一定计划进行的,这种情况下我使用的是正式的引导方法。而在另一些时候,干预过程会在治疗过程中自发产生。我觉得使用书面语言描述我们的治疗过程有些困难,但是通过记录催眠过程,治疗室里每个当下发生的共振及彼此之间的影响被放大了。这也是我决定如实记录催眠引导语而不是对催眠干预过程进行分析的首要原因。

70

鉴于控制是治疗厌食症的核心问题,对于来访者,介绍催眠的时机和方式非常重要。我治疗艾米以及其他受限型来访者的临床经验与文献研究的结果一致(见 Baker & Nash, 1987; Gross, 1984; Nash & Baker, 1993; Yapko, 1986),即催眠是帮助来访者重获自我控制感和掌控力的最好方法。此外,之所以在对艾米的治疗中采用催眠疗法是因为她在治疗早期表现出自发的分离体验,因此两者可以联系起来。也就是说,她的分离能力可以视为一种优势,而催眠技术可以从心理治疗的角度很好地利用这一优势。

值得注意的是,严重的症状对来访者来说不仅具有防御功能,而且具有心理功能损伤之后的适应功能。在治疗师针对来访者的核心症状采用催眠治疗之前,需要让来访者觉得催眠是一种安全、自我强化的技术。

本个案报告说明,在建立支持性治疗同盟的前提下,催眠干预可以提供必要的个人体验,从而稳固自我的结构。而使用催眠录音带可以促进每次会谈间隙里治疗内容的内化。艾米的心理功能之所以受损主要是因为虚假自我产生了某种限制和退化,而她内在的真实自我在特定阶段的发展停滞了。艾米需要体验对不同自我部分的认同;调节混乱的自我状态,从而增强自身的掌控感;还需要以全新的、不同的方式探索自我的各个部分。增强艾米的自我感对减轻症状而言是非常重要的治疗步骤,能够不损伤重要人际关系,同时促使她的发展性成长朝着更加独立自主的方向前进。我觉得,艾米的首次治疗主要是认知行为取向的,这十分有价值,同时也为治疗的展开打下了基础,帮助艾米在症状管理方面取得了巨大进步。但是,第一次治疗并没有涉及艾米停滞的人格发展,以至她在遇到重大生活变迁时症状反复出现。

艾米也需要经历不同的、更具功能性的人际交往方式。艾米自给自足的表象以及表现出的顺从掩饰了她真正的人际需要,阻碍了健康、真诚的人际交往。实际上,艾米对其他人的情感是非常矛盾的。一直以来,她渴望被关爱和注意,却又担心、害怕会被自己或他人的需要弄得不知所措。包括我们的治疗关系在内,艾米仅仅对少数人发展出一种理想化的依赖,对她来说,在这些人际关系中保持个性化或从这些关系中脱离是十分困难的。

71

作为艾米的治疗师,我的目标是觉察到移情的动力,并为她提供不同的体验。重要的是,对艾米保持一定的兴趣,表现出可靠性,并致力于为其提供不一样的体验,同时不要过分积极,以避免产生反移情式反应——去“补充”艾米过去生活中忽略的部分。在一些治疗片段中,如我注意到她自发的分离反应,我的反应方式实际上是在告诉艾米,我很关注她心理自我的部分,告诉她走神时错过了的内容。催眠治疗也强调了治疗关系中的协作。艾米提供了治疗所需的资源,而我以治疗的方式引导她探索或体验这些资源。令我印象深刻的是,催眠治疗不仅让她感到满意,也证实了她对于人际交往的渴望。正如前文中提到的,直到艾米开始以挑衅的姿态出现,我们才开始使用催眠,因为当治疗关系中的冲突直接呈现,说明艾米对于治疗更加投入了。

在整个治疗过程中,艾米取得了明显的进步。由于治疗过程整合了动力取向、认知行为治疗和催眠治疗等不同因素,很难确定究竟是哪一个对艾米的进步起到了直接作用,也很难确定催眠疗法是不是带来疗效的唯一要素,抑或仅仅促进了治疗的进展。纳什和贝克(Nash & Baker, 1993)的研究结果表明,在治疗范式中引入催眠疗法促进了治疗性反应的发生。对门诊病人团体进行的对照研究或许能够回答上述问题,该研究采用了整合式认知行为疗法、动力取向和催眠疗法的治疗范式。那些采用特殊的催眠干预方式以适应退缩型来访者特殊人格面具的相关研究的结果证明了我们的假设,即这些治疗策略的确促进了治疗效果的产生,并提高了治疗效率。

根据我的临床经验,催眠工作在人际水平上对艾米发挥了最明显的作用。巴尼亚伊(Banyai, 1991)在她提出的有关催眠的社会—心理生理理论中曾提到人际水平的概念,通过对过往的支持性研究进行总结,巴尼亚伊提出了催眠过程中的人际互动模型并开展了后续研究。在我看来,催眠治疗中的人际因素为艾米提供了共情与和谐的体验。催眠关系为艾米提供了一个安全、温暖的人际环境去探索并澄清自己,这实际上回应了艾米对于自主性和亲密关系的内在需要。尽管比较遗憾的是,我们没有时间去了解艾米在最后一次治疗中的主观体验,但她要求在催眠中结束最后一次治疗有力地证明了催眠对于她的心理成长具有重要的价值。最近她与我主动联系,这也给了我们新的机会去探索这些观察和思考,去了解她对整个治疗工作的主观体验。 72

参考文献

Baker, E. L. (1988). Use with severely disturbed patients. In G. J. Pratt, D. P. Wood, & B. M. Alman (Eds.), *A clinical hypnosis primer*. La Jolla, CA: Psychology and Consulting Associates Press.

Baker, E. L., & Nash, M. R. (1987). Applications of hypnosis in the treatment of anorexia nervosa. *American Journal of Clinical Hypnosis*, *29*(3), 185 – 193.

Banyai, E. I. (1991). Toward a social-psychobiological model of hypnosis. In S. J. Lynn & J. W. Rhue (Eds.), *Theories of hypnosis*. New York: Guilford Press.

Bruch, H. (1962). Perceptual and conceptual disturbances in anorexia nervosa. *Psychosomatic Medicine*, *24*, 187 – 194.

Federn, P. (1952). *Ego psychology and the psychoses* (E. Weiss, Ed.). New York: Basic Books.

Garner, D. M., & Garfinkel, P. (Eds.). (1985). *Handbook of psychotherapy for anorexia nervosa and bulimia*. New York: Guilford Press.

Garner, D. M., Rockert, W., Olmsted, M. P., Johnson, C., & Coscina, D. V. (1985). Psychoeducational principles in the treatment of bulimia and anorexia nervosa. In D. M. Garner & P. E. Garfinkel (Eds.), *Handbook of psychotherapy for anorexia nervosa and bulimia*. New York: Guilford Press.

Goodsitt, A. (1985). Self psychology and the treatment of anorexia nervosa. In D. M. Garner & P. E. Garfinkel (Eds.), *Handbook of psychotherapy for anorexia nervosa and bulimia*. New York: Guilford Press.

Gross, M. (1984). Hypnosis in the therapy of anorexia nervosa. *American Journal of Clinical Hypnosis*, *26*, 175 – 181.

Homyak, L. M., & Baker, E. K. (Eds.). (1989). *Experiential therapies for eating disorders*. New York: Guilford Press.

Hudgins, M. K. (1989). Experiencing the self through psychodrama and Gestalt therapy in anorexia nervosa. In L. M. Hornyak & E. K. Baker (Eds.), *Experiential therapies for eating disorders* (pp.234 – 257). New York: Guilford Press.

Hutchinson, M. G. (1985). *Transforming body image*. Trumansburg, NY: Crossing Press.

Johnson, C. (1985). Initial consultation for patients with bulimia and anorexia nervosa. In D. M. Garner & P. E. Garfinkel (Eds.), *Handbook of psychotherapy for anorexia nervosa and bulimia*. New York: Guilford Press.

73 Johnson, C. (1991). *Psychodynamic treatment of anorexia nervosa and bulimia*. New York: Guilford Press.

Johnson, C., & Connors, M. E. (1987). *The etiology and treatment of bulimia nervosa: A biopsychosocial perspective*. New York: Basic Books.

Kohut, H. (1971). *The analysis of the self*. New York: International Universities Press.

Lerner, H. D. (1991). Masochism in subclinical eating disorders. In C. Johnson (Ed.), *Psychodynamic treatment of anorexia nervosa and bulimia* (pp.109 – 127). New York: Guilford Press.

Lynn, S. J., Rhue, J. W., Kvaal, S., & Mare, C. (1993). The treatment of anorexia nervosa: A hypnosuggestive framework. *Contemporary Hypnosis*, *10*(2), 73-80.

Nash, M. R., & Baker, E. L. (1993). Hypnosis in the treatment of anorexia nervosa. In J. W. Rhue, S. J. Lynn, & I. Kirsch (Eds.), *Handbook of clinical hypnosis*. Washington, DC: American Psychological Association

Orbach, S. (1982). *Fat is a feminist issue* (Vol. 2). New York: Berkley Books.

Stern, S. (1991). Managing opposing currents: An interpersonal psychoanalytic technique for the treatment of eating disorders. In C. Johnson (Ed.), *Psychodynamic treatment of anorexia nervosa and bulimia* (pp.86-105). New York: Guilford Press.

Strober, M. (1991). Disorders of the self in anorexia nervosa: An organismicdevelopmental paradigm. In C. Johnson (Ed.), *Psychodynamic treatment of anorexia nervosa and bulimia* (pp.354-373). New York: Guilford Press.

Watkins, J. G. (1978). *The therapeutic self*. New York: Human Sciences Press.

Watkins, J. G. (1992). *Hypnoanalytic techniques: The practice of clinical hypnosis* (Vol. 2). New York: lrvington.

Winnicott, D. W. (1965). *The maturational process and the facilitating environment: Studies in the theory of emotional development*. New York: International Universities Press.

Woodall, C., & Andersen, A. E. (1989). The use of metaphor and poetry therapy in the treatment of the reticent subgroup of anorexic patients. In L. M. Hornyak & E. K. Baker (Eds.), *Experiential therapies for eating disorders* (pp.191-206). New York: Guilford Press.

Yapko, M. D. (1986). Hypnotic and strategic interventions in the treatment of anorexia nervosa. *American Journal of Clinical Hypnosis*, *28*(4), 224-232.

74,75 CHAPTER 4　　第四章

对抑郁症患者使用催眠疗法的短期治疗实录

迈克尔·D. 雅普克[1]

近年来，我们对抑郁症的了解越来越多，对它的发病原因和发病进程有了更为统一的观点。因此，心理治疗成为治疗抑郁症的重要方法，它不仅对抑郁症发病期的治疗具有重要作用，而且能够最大程度地降低复发的可能性(Antonuccio, Danton, & DeNelsky, 1994, 1995)。这里的心理治疗指具有催眠性影响的可辨别的具体模式，催眠与具体治疗模式在功能上密不可分。

多年以来，在抑郁症的治疗中采用正式的催眠干预，一直受到各种积极或消极的劝阻。原因有很多，早期的一项研究详细讨论了其原因，详见《催眠和抑郁症治疗》(Yapko, 1992b)。一项文献综述研究揭示了过时的误解造成的偏见，如催眠打破了病人的防御，使得他们选择自杀或产生精神问题。与之相反，巧妙使用催眠疗法能够为那些无望、无助的抑郁症患者带来很多希望和改变。接下来，我将通过一例个案具体说明。

76

背景资料

病人是一位42岁的白人男性，我称他为提姆(Tim)。提姆是主动寻求心理治疗的，他自述有中等程度的抑郁和焦虑，并对自己越来越大的饮酒量感到担心，对他而言，饮酒是用来管理抑郁和焦虑情绪的应对机制。提姆从事建筑业，他是一名建筑承包商，负责承担诸如建造、布管道、排线等全套建筑服务。他目前未婚，但有一位交往多年的同居女友。提姆内心对这段关系有矛盾感。

提姆的家庭状况很特别。提姆的母亲因为严重的抑郁，从提姆小时候开

① 鸣谢琳达·格理贝尔(Linda Griebel)对于本章的帮助。

始，就不断出入精神病院，有时甚至会发展为精神病性的抑郁发作。提姆说，他的父亲极度想要摆脱他的母亲，对孩子们也非常冷淡。因此，提姆觉得自己并没有从家庭中得到什么温暖。作为三个孩子中最小的一个，他说自己的哥哥在他早年的生活里“给予我相当多的支持”。成年后他们分隔两地，保持着友好却浅薄的关系。

提姆说自己总觉得非常焦虑，并伴有中等程度的抑郁。他本质上是个相当冷静的人，是“真理的探求者”。在青少年晚期及二十出头的时候，提姆正在读大学，他对哲学的兴趣促使他深入学习了东方宗教。那段时期，提姆第一次试图通过心理治疗处理他的抑郁问题。但他很快便结束了治疗，因为他觉得心理治疗和他的生活事件并不相关。当被问及这次治疗的经历时，他说治疗“本质上是心理分析式的”。但是，在与分析师的互动过程中，他“没有得到任何有用的反馈”，也“没有得到任何有用的方法以更好地管理自己的抑郁情绪”，因此，提姆觉得这次治疗毫无用处。

在与提姆合作的过程中，我们没有使用任何正式的心理评估工具。他是一个头脑灵活、善于表达的人，对许多事情都充满好奇。他直接询问我对心理治疗的看法，对催眠和短期治疗尤其感兴趣。事实上，提姆之所以选择我做他的治疗师，就是因为我使用的治疗模式致力于培养具体技能，并以短期积极取向的方法展开治疗［提姆读过我的心理自助书籍《走出抑郁的困境》（Yapko，1992a）］。提姆在一开始就知道这将会是一次有时间限制的治疗，他在6次的治疗中会克服尽可能多的问题。他很关注如何获得不同的视角和可操作的方法，而且他看上去十分开放，愿意尝试所有我觉得适合他的方法或观念。

77

提姆在智识方面的好奇心，以及他在心理学、哲学等领域的广泛涉猎，再加上他在过去几十年里对各种意识启蒙运动的研究，使得他在治疗过程中成为一个积极又挑剔的参与者。尽管他兼具智慧与好奇，也表现出对寻求“真理”的极度专注，却在探寻有关人生的复杂问题方面，以及在控制那些他尚未意识到却超出个人控制范围的领域时（如他的女友对于精神的看法），体验到了极端的抑郁和焦虑。而提姆的低自尊感来自他对自己没有在特定的领域获得成功的长期自我苛责，在我看来，提姆克服抑郁的希望是很大的。

问题概述

近年来,我们了解到,抑郁不仅是生理上的疾病。它不应被仅仅视为向内的愤怒或反应的丧失,也不应被视作一种患者因继发性获益而得到好处的情境(Seligman, 1990)。这些观点对于某些特定的个案是适用的,但它们无法揭示抑郁症的核心(Yapko, 1992b)。原先强调特殊的心理动力或偶然性行为引发抑郁症的观点已经过时,在抑郁症的诊断和治疗方面存在潜在的负面影响(Akiskal, 1985; McGrath, Keita, Strickland, & Russo, 1990; Yapko, 1988)。

最近有关抑郁症治疗的文献研究开始把注意力从分析抽象的个人重要经历转向个体用来组织并回应过往人生经历的具体模式(DeShazer, 1991; Fisch, Weakland, & Segal, 1983)。流行病学、跨文化以及心理治疗等领域的研究越来越清楚地表明,对生活环境进行反应的大量模式都可以带来抑郁体验(Schwartz & Schwartz, 1993)。因此,抑郁的起因总是复杂的,其实并无单一原因。

除了将抑郁解释为不同自我建构模式的产物——这些模式引发并维持了抑郁的状态,我认为,有一些自我建构模式同样适合作为心理干预的明确目标。很明显,在提姆身上也呈现出这些自我建构模式的特点,特别是一种我称之为“当下短暂取向”的自我构建模式(Yapko, 1989, 1992b)。该模式的核心是一种与时间的联系,表现为过分看重当下的体验,而不重视事件最终结果的细节和真实表现。换句话说,“此时”导向的人更容易选择性地聚焦在此时此刻的体验上(如及时满足,避免令人不愉快的责任,无法全面掌握因果关系,等等),对未来很少能做出理性的、有意义的规划。因此,这些人常常不善于计划,不善于对目前行为的结果进行预测,并且因为过分关注此时此刻的种种混杂情绪而深感矛盾。提姆缺乏长期的计划,没有特别的雄心或具体的长期目标。他只在意每天的生活,做的计划都是超短期的,也很不如意。提姆将自己的感受形容为“仅仅是在应对生活每天带给自己的东西”。因此,对他而言每天都是一场战争,尽管事实上,他并不需要解决任何特殊困难或克服任何外在挑战。实际上,提姆的大部分焦虑和抑郁源于他不断向自己提出一些宏观又复杂的问题,比如:“我的人生会如何发展?在生活之外,我还想要得到什么?我的人生意义是

78

什么？我应该为我的人生做点什么？我会永远快乐吗？我的幸福何时会到来？什么才能使我的人生变得有意义？”

焦虑通常伴随着抑郁，然而很少有像提姆这样的抑郁症患者，没完没了地询问自己一系列无法立刻回答，甚至永远无法回答的问题。对于所有人，不断询问这些问题的确会严重影响个人的生活品质，而无力回答这些问题更易引发焦虑和无望。“有上帝吗？我合适的职业是什么？如何更好地过一天？如何最经济地使用 1 万美元？”如果一个人追求“正确”，那么询问这些没有答案的问题（没有绝对客观的回答）会引发对自己所有行为的理由的怀疑。抑郁症患者有典型的“全或无”的思维方式（Beck, 1967，1973），这使得他们或是对的，或是错的，没有一个令人舒适的中间位置。在提姆的案例中，他只是关注如何度过今天，对于未来没有长期的打算。同时，在每一天中，提姆不断询问自己那些看起来非常敏感却没法回答的问题，这使得他很不开心，充满挫折，对改变自己目前的状况深感无力。

在以往的著作中（Yapko, 1988，1989，1990，1991，1992a, 1992b），我提到了一些隐藏在抑郁症背后的常见模式。同样，关注此时此刻的即时取向模式会取代发展良好的、具有现实感的未来取向模式，此外，还有一些可能造成抑郁症的模式，包括较低的挫折承受力、内部取向、较低的鉴别力以及分散的注意等。这些特殊的模式也在提姆对问题的首次叙述中得到了证实。　79

提姆对挫折的低承受力使得他常常做出快速、简短的尝试，去寻找另一份更为满意的工作。这也使得他在人际交往方面的问题无法立刻解决，与女性的交往缺乏明显进展时深感挫败，从而导致提姆将过度饮酒作为短期应对的策略，尽管他知道从长远来看，过量饮酒是一种危险的尝试。而提姆在无法找到快速解决问题的方法时，会经常选择放弃，也是其挫折承受能力较低的表现。

提姆的内部取向使得他对自己的每一种情绪都非常内省、敏感。这样一来，无论他的感觉是好是坏，都会询问自己“为什么”，然后又会无休止地询问自己这些感觉的意义。正因如此，提姆很少融入周围的环境或与他人的关系之中。结果，他的人际关系也是短暂的、无法让人满意的。

最后，造成提姆抑郁的特殊模式还包括他的注意分散。他的注意模式使得提姆在与他人交往时容易关注不相干的东西(如提姆与朋友正在分享彼此对哲学的兴趣,但提姆会突然觉得朋友也在掠夺自己内在的资源)。这样一来,当朋友没法立刻提供提姆想要的东西时,他又深感挫败。

我主要关注的是提姆缺少的在竞争中取得成功所必需的心理技能。实际上,提姆非常聪明,他善于表达,积极主动,仅仅因为这些缺陷使得他无法达成自己真正想做的事情,这也是典型的抑郁症患者的特征。我从未遇见过想要变得抑郁或享受抑郁的人,通常,我只见到那些缺乏必要的技能去克服困难的人。很遗憾,多数临床工作者过于关注人们的动机,常常假设他们对失败或成功心存恐惧,却没有充分考虑他们缺乏促使个人取得成功的必要技能。有动机而无能力,也会引发抑郁。

我确信提姆会从催眠中获得成长,催眠的目标包含长期目标取向的培养和挫折忍受能力的提高,以使提姆对需要一定时间实现的目标更具耐心。此外,提姆还可以通过学习如何使用催眠技术来控制冲动,从而减少饮酒量。最后,80我使用催眠的目的还在于降低提姆的焦虑感,提高他对生活中可控与不可控事件的觉知。

治疗过程

提姆的治疗目标包括:(1) 发展指向未来的正向、积极的态度;(2) 通过考量未来长期目标而非此时此刻的感觉而作出选择,发展更强的挫折承受能力和控制冲动的能力;(3) 有计划地在没有酒精缓解焦虑的情况下,主动、独立地逐步减轻焦虑感;(4) 意识到目前的生活体验是可变和可塑造的,而非固定不变的;(5) 对外在体验和内部观念的反应模式由被动反应转变为主动应对。所有这些目标都是某种特殊技能得到发展的反映,而这些特殊技能将有助于改善提姆管理生活的方式。在每次咨询过程中,我都会与提姆直接、清晰地讨论每个目标。通过这些讨论,在澄清每次咨询的具体目标的同时也构建了一个框架来实现催眠治疗。此外,我们在达成一致性目标的过程中使用了间接、隐喻的方法。

在对抑郁症患者的治疗中,使用催眠疗法有一些特别的原因:(1) 催眠放大了个人的主观体验,使得我们更容易辨认来访者的知觉模式、思维方法、人际关系以及造成并维持抑郁状态的原因;(2) 可以成为一种有效的治疗干预模式;(3) 促进了体验式学习;(4) 能够引发治疗所需的相关反应;(5) 催眠疗法的工作模式非常灵活,可以通过多种方式与自我发生连接;(6) 催眠疗法可以促进集中注意力(Yapko, 1992b)。

由于提姆的哲学背景,他习惯使用意识层面的理性分析对他的过往经历和个人体验进行诠释。即使他如此看重意识层面的理解和理智化的分析,在很长一段时间里他却没有任何进步,甚至产生了倒退。因此,在对提姆的治疗过程中,使其跳出固有思维框架,拓展其对自我和自身体验的认识就显得特别重要。换句话说,提姆现在陷入"病理性的恍惚状态"(symptomatic trance),他选择关注的体验是自我设限的和有害的,他关注体验的角度也是有选择的(Gilligan, 1987,1988; Yapko, 1992b)。因此,帮助提姆以一种积极、正向的方式改变他的关注点,促使他产生治疗性的催眠状态以打破他的固有模式应该是可取的。上述将催眠疗法应用于抑郁症治疗的思路对于提姆的治疗具有重要作用。

81

在第二次治疗过程中,我正式向提姆介绍了催眠疗法(指进行公开讨论和补充说明),并告诉他催眠疗法是一种有价值的治疗方法,可以帮助他转变视角,重新定义自己的经历。提姆欣然同意采用催眠疗法,对催眠疗法充满了兴趣。

在对提姆进行催眠治疗的过程中,我采用了直接和间接的暗示、隐喻、常理,情感重组暗示和恍惚反应认可,过程和内容暗示,正向和负向暗示,以及催眠后暗示等方法。我也将以下经典的催眠现象引入干预过程中,如年龄回溯、速老现象、分离体验和感觉变幻等,旨在促使产生那些最有效的治疗性体验,帮助提姆克服自己的问题。

提姆在开始时便提出仅需要几次咨询,因此他一共做了五次咨询。在每次咨询过程中,我们都直接讨论相关主题,也总结了上次咨询的所得。其中,第二、第三、第四次咨询中,我在和提姆讨论过目前的需要、兴趣以及本次治疗的目标后,使用了催眠疗法。以下将列出这三次治疗的原始记录,并附上评论和分析。

疗程记录

第一次催眠治疗

在进行首次催眠治疗之前，我详细总结了第一次会谈中涉及的有关治疗目标和未来计划的几个要点，也对具体的生活管理技能，如焦虑管理和开放、客观的思维能力等，进行了详细说明。在此基础上，我使用催眠疗法来促进这些变化的产生。

好，提姆，你可以做几个深呼吸，想象自己正在进入你内在的世界里……你开始以一种不同的方式体验自己……一点一点的……

（指出以体验恍惚状态作为促进最终反应的方法；建立内部关注；指出催眠的目的。）

现在你已经有许多不同的体验……看到的、想到的……类似于舒适的感觉……恍惚的放松状态……

（使用过往类似经历和恍惚暗示作为催眠引导过程。）

然而，当你专注于自己的思想时，完全不同的体验产生了……这是一种更深刻的理解，不同的觉知……

（将注意引向更好地区分不同的体验，而不是采用简单的“全或无”的标准。）

在一定程度上，我正在鼓励你做的事就是花些时间去探索你的内在……

（利用好奇心和倾向寻求答案，再次引导他探索内在。）

正如你所知道的，仪式性的体验是这样产生的——一次又一次重复相同的事情，一次又一次思考相同的问题、相同的感觉……

（在提出刻板主题时，通过将我们定位为合作者营造和谐感，并将“刻板”定义为重复性行为，建立对刻板的负性情感反应。）

我觉得进入恍惚状态最有趣的是，那种关注舒适感的状态一步一步脱离了你日常的体验……最初，你的想法超越了此时此地，聆听着或没有聆听着，注意力集中着或分散着……

（引导他的注意力，营造一个有趣的、舒适的、专注的恍惚状态；将知觉的转变重新定义为舒适的，而不是引发焦虑的；反馈，并将焦虑的认知定位成可以接纳及可用的。）

这些都如此正常，值得期待……

但是，在探寻的过程中，有些时候……你无法明确时间……你开始注意到呼吸的转变……肌肉状态的变化……开始集聚力量……随着时间的流逝，这些变化越来越明显……

（暗示从知觉层面到生理体验的转变，以及无意识的变化；放大知觉的无意识的、轻松的转变。）

现在，从早先的设计直到前面一刻的工作，你已经了解很多……关于完成一个计划……

（使用专业身份作为隐喻，间接暗示产生成功结果的结构化工作过程。）

你学习了一些有关建筑学的知识……当你在建造时……你开始知道自己已经有哪些视角……缺乏哪些视角……

（利用他对建筑学的了解进行间接暗示，以区分有效的计划和无效的计划，特别是识别"视野"这个词，即对未来进行理性的、细致的筹划。）

当你把一些东西放在不属于它们的地方……或把一些东西放在它们不该放的地方……有时，人们又觉得完成的作品并非他们想象的那样……

（例举一些建筑学的错误，来比喻不恰当的计划对于未来的影响；指出当不现实或缺乏细节的期望未实现时，常常会带来不满。）

你会发现……有时人们的视野……如此有限……

（强调作为一种避免失望的方式，理性视野的树立所具有的潜在价值。）

现在你使用的技术，即你知道该如何去做，如何做得好……也需要许多年的实践经验……

（通过向提姆说明熟练的技巧是复杂的，需要经过长期练习才能获得，不存在任何捷径，来提高其自尊水平和挫折承受能力。）

每一个计划都有顺序……从开始到发展，到结束……

（再次强调任何事情都有一个固定的发展顺序。）

这个类似的过程是如此清晰……提姆……我不觉得有哪些东西特别隐藏着……也不觉得这个类似的过程中有任何微妙之处……

[由间接暗示(隐喻)变为直接暗示。]

此时此刻,你就是建筑师……正在设计自己未来人生的蓝图……

(建议在作出人生选择时,从反应性视角转向应对性视角;此刻的选择形成未来的蓝图,从而再次强调未来导向。)

我们需要确定所有东西都在它应该在的位置上……以至当你开始构建蓝图时……它看上去是对的……感觉上是对的……更重要的是,它的作用……

(鼓励在行动前先等一下,控制冲动,从而评估行动的恰当程度。把关注点放在行动是否起作用上,而不是看上去或感觉上"正确"。)

现在,有趣的是……当一个人对未来的可能性有着强烈的感觉时……同时也会在此时此刻发生……

(利用提姆的好奇心和对知识的兴趣,引发指向未来的强烈感受;区分每一刻的体验和更宏远的目标。)

仅仅是一部分经验……

(鼓励将笼统的体验分为各个组成部分。)

短暂的坏情绪……或短暂的焦虑感……

(将此时此刻的抑郁、焦虑从短暂的坏情绪中区分出来,鼓励对内部体验进行非稳定性归因。)

会逐渐减少……因为随着时间的流逝……更大的目标保持不变……

(再次强调以长期目标来取代此时此刻种种变化着的情绪或感觉。)

你曾和小孩子相处过吗? ……我的好朋友有一个两岁大的女儿……每天晚上他们都要给小女孩讲一个临睡前的故事……

(导入有关刻板的隐喻。)

她有一个最喜欢的故事……每天晚上,妈妈……和/或爸爸……都要给她讲这个故事……如果他们改变一个字……她就会打断他们,愤怒地说:"读错了,重新读!"如果他们改变了一个音调,她也会打断他们说:"读错了,重新读!"……每天晚上,同样的故事都在发生……

(引导提姆以孩子的眼光看待重复性体验;夸大知觉刻板的例子来说明灵活的重要性。)

有多少种不同的方式……去读一个同样的故事……有多少种不同的语调…………不同的速度……不同的着重点……

(通过巧妙提问鼓励提姆更灵活地思考有多少种方式去读一个故事,暗示其改变阅读周围世界的方式。)

多年以来,提姆……你始终用同样的方式读自己的故事……直到你开始意识到……有多少种不同的方式去应对担心的感受……有多少种不同的方式可以应对焦虑的感受?

(将隐喻与提姆自身的经历结合起来,提示提姆其实总以同样的眼光看待自己。用排比句提出问题,鼓励变化和灵活性,暗示焦虑不是一成不变、难以改变的,而是会随着他的反应的变化而变化。)

有些人,当他们感到焦虑时……他们会坐下来听一听放松的磁带……看着自己的焦虑感蒸发……

[间接暗示提姆使用此次治疗的催眠磁带,鼓励他将焦虑的表征由知觉型转化为视觉型(模式干预)。]

有些人,当他们感到焦虑……他们会选择一次泡泡浴……我一直怀疑这便是著名音乐家劳伦斯·威克成功的起始……

(引入幽默和自由感,将其作为一种降低焦虑和抑郁的方式,从而强化情绪的表征由知觉型转化为视觉型。)

有些人会用空气吉他弹一首最爱的摇滚歌曲……还有些人会打电话给自己的朋友……

(通过继续举例鼓励提姆更灵活地解决问题,也暗示提姆与他人的交往就是有效的对抗抑郁的方法。)

有多少种不同的方式,可以让那种感觉烟消云散?……当你有一个更大的目标……如保持健康的心态,如保持头脑清醒,等等……

(使用排比问句暗示有各种各样的方式来管理情绪,同时将这些情绪重新定义为暂时的,并非永恒不变的。强调健康的心态和清醒的头脑是更大的目标,而不是直接将重点放在酒精上。)

我再次强调……你可以掌控……你正在掌控……

（鼓励提姆将自己视为掌控者，而不是被不知名冲动驱使的受害者。）

现在让我们一起来谈谈构建现实……包括蓝图和工具……因为你显然是在重建……重建多年前你所构筑的现实……

（重新利用隐喻说明提姆正在进行的是有意义的再建构工作，让他知道这是重新设定模式，而不是拆毁或重复。）

86

待在你所熟知的领域里的最大好处之一就是……你可以进行知识上自定义升级……扩充你的想法……改变你的反应模式……定制你的内在……

（以提姆的专业背景为基础，暗示他提升自己的生命素质，并提高他作为一名专家的自尊。）

最大限度提高审美的价值……是一个非常不同的目标……相较简单地度过一天又一天……

（鼓励提姆使用技能发展更高级、更合适的目标，而不是简单地应对每天的生活，激发他挑战自己的动机，积极为自己找到更多乐趣。）

在我们所谈到的所有不同事情中……我很好奇会有哪句话、哪个短语击中你的心……

（鼓励提姆回顾此次治疗的核心概念，并使这些概念以最有利于他的方式保存。）

去发展一个完全不同的方式……

（强调弹性，并改变方法。）

提姆，花点时间……看看你那些不同的想法和感觉……当你觉得准备好了，你可以舒适地结束这次体验……并且在你需要的时候再次体验它……渐渐地……在你准备好后，你可以完全清醒过来，睁开眼睛。

（结束催眠。）

在这次催眠之后，提姆说自己的焦虑感明显降低了，沉思的次数也减少了，这说明他的个人体验变得更具延展性。而在治疗过程中对于有效问题解决策略的讨论旨在发展并巩固提姆的个人资源，提高他的自尊。

第二次催眠治疗

舒服地靠在椅背上……让自己放松下来……无论你将去哪里……

(从一个舒适的位置开始引导。)

自然地去那里……也许是一个非常熟悉的地方……你可以靠在椅背上，闭上眼睛……让自己沉浸在内在世界里……

(使用先前的恍惚经验，即先前听了很多次的催眠录音带里的暗示方法，进行此时此刻的催眠引导。)

你曾想知道什么是恍惚状态……那种心灵的框架……

87

(使用提姆早先提出的问题——什么是恍惚状态?)

通过思考进入内在世界……只是一种方式……还有文化的恍惚状态……有个人的恍惚状态……有作为男性的恍惚状态……有作为建造者的恍惚状态……有人格的恍惚状态……

(鼓励提姆采用更灵活、更宽广的视角看待恍惚状态，避免他又对恍惚状态进行刻板地划分和界定。此外，这也将恍惚状态定义为与情境有关的现象。)

你越能沉浸在这些想法里……越能保持注意力集中，就越能进入更深的恍惚状态……

(将恍惚状态的深度与入神程度等同起来，间接鼓励他进入更入神的状态。)

怎样的催眠状态才算足够深呢？你正在发现什么？……是否发现自己具有通过某种特定的思维方式发现价值的能力？

(用排比疑问句说明催眠深度是一种相对评价，而不是“全或无”的状态。对提姆进行反馈，即他先前陈述的观察内容代表他的观察更具灵活性，使他从不同的视角看待问题。)

你也许会惊讶于自己是如此灵活，可以通过具体的方式转变思维……

（再次强调灵活性和视角转换能力。）

此时此刻，你有一些时间……让一些念头、一些意象涌入你的脑海……

（将控制权转交给提姆。）

你会发现有些事情如此有趣……如此吸引人……始终在改变……

（引导提姆聚焦在不同点上，而不是关注一个点，允许并借助焦虑型病人不可避免的“注意分散”。）

有时，你会沉浸在恍惚状态里，回想起那些对你影响重大的经历……

（通过浮现重要记忆，引发年龄回溯的体验。）

而另一些时候，你什么都不想……

（暗示思考或分析在此时的情境下非但不重要，而且不必要。）

一直以来，你通过自我惩罚的方式折磨自己……短暂应对……

（引出短期应对策略，并将其定义为一种自我惩罚，虽然此处并未提到酒精。）

我很难预测，提姆，你会在哪里，在做什么……你会从事什么工作……

（将他过去的紧张感、视角和自我限制与他现在的状态相对比。）

当它发生的时候，你已经远远离开你原本的位置……

（通过暗示他应该远离限制着他的旧有行为和视角，鼓励他摆脱过去。）

在学习管理……你所有的部分……

（强调当问题出现时进行自我管理，而不是去寻找人生问题的答案。）

哪些是令人讨厌的……恐惧的……焦虑的……犹豫的过往经历……你至少和我一样对它们有所了解……

（将自我的各个部分，尤其是负面情绪，重新定义为可管理的。）

有些部分感觉上和其他部分不一样……

有些部分更好……有些更糟……但你知道它们都是有价值的……在某些时候、某些地方……

（向提姆反馈，在现实中并非所有的经历都是愉快的，但所有的经历都是可管理的，在某种程度上是有价值的，这是一个与情绪相关的暗示。）

但是你和我所做的,正是把聚光灯照在……你最有抱负的部分……最强有力的部分……使你自己从中获得更多……而不是再打开一罐啤酒……

(将我们的工作具体化为放大他对正面经历的觉知,使他不再片面地聚焦于自己感知到的缺点;对这些缺点的关注使他每天忙于应付困境。)

当你将聚光灯打开……你真正看重的部分……你的幽默感……你迅速捕捉信息的能力……你的好奇心……你的深具洞察力的问题……

(直接暗示提姆提高对自我中一直被忽视的、与生俱来的部分人格的评价。)

这些都不是你能够教给其他人的事物……你如何教导其他人保持好奇心呢?

(强化自尊的暗示。)

当你开始意识到你内在有非常重要的一部分尚未启动……

(从病理性的关注转向对内在不同特质的兼顾。)

你可以开始与内心中更深入的部分相连接……以越来越多样的方式……

(鼓励提姆欣赏他内在的品质。)

回到那些想法,内心最晦暗的部分……你的思考速度因此变慢了……说话也因此变得不清楚了……你会忘记重要的、细节性的信息,那只是一个想法……毫无吸引力……

89

(引发对酒精的不和谐体验,暗示饮酒只能干扰他对自己的感受,使酒精不再作为一种可以依赖的应对方式。)

你开始想到种种事情……现在,你在哪里……除了需要之外……你开始回忆起一个同样的老故事,以一个同样的老方式……也就是说,你可以自言自语地诉说这个故事……

(利用上述催眠过程中小女孩的故事进行暗示,再次重申对自己的感受灵活反馈,不继续刻板地使用酒精来应对。)

以不同的方式读这个故事,提姆……重新说这个故事……

(不同于小女孩"读对了"的方式。)

在接下来的几天里……几周里……几个月里……几年里……

（未来导向。）

将来会有很多很多体验……当它们发生的时候……你的反应开始变得和从前不同……

（进行催眠后暗示，使无意识行为按照暗示中描述的不同行为方式发生。）

感受也变得不同……你作出的选择也变得不同……

（直接建立事情会越变越好的期望。）

变得越来越稳固，越来越稳固……

（鼓励、认可并享受变化。）

即使没有游行的队伍，没有摇铃或口哨……没有闪烁的霓虹灯……这仍然是很棒的体验……在真实可靠的感觉中……你开始做你决定要做的事情……

（暗示外在世界并不会因为他做得越来越好而给予反馈，除非他的内在允许他知道自己做得更好了。）

感到完整，与自己紧密相连……你会觉知到自己，重视自己……

（强调更多的自我觉察和自我接纳。）

它并不是转瞬即逝的……那是一种生活方式、一种存在方式……

（暗示情绪和处境会不断变化，而良好的自尊心能持久不变。）

90

这是一个指南……为你所做的一切……决定着你的行动……凭借将来你对这些行动的感受……它如何形容你……它强调的是什么……

（强调自尊是决策的基础。重新强调控制冲动的重要性，强调作出选择时应评估、权衡该行为的过程以及长期效果，而不是仅看短期效果。）

现在，我们一起讨论了很多不同寻常的事情……从人生哲学到啤酒……

（强调我们之间的协作关系，暗示这种关系变得更加和谐。）

有趣的是，你已经知道，一个人可以说一些话，做一些事……当时对你来说非常重要……会让你有不同程度的觉知……

（暗示我和他谈到的事情可能具有他一时未意识到的含义与作用。）

然后成为一种生活方式……你不必思考太多,那完全是自动化的过程……不需要任何努力……你只是自然地以这种方式行事,而不是以其他的方式……

(鼓励提姆从努力尝试变为不需要努力的自然改变。)

提姆,有很多值得期待的事情……都是等着你去发现的事情……关于你自己的……

(鼓励提姆用乐观积极的态度看待未来。)

每一次……你都不会以同样的方式阅读同样一个故事……

(再次强化前述故事隐喻中灵活性和刻板性的对立。)

因此,在这个过程中……你可以更深入地吸收、总结……非常深入地……吸收你所学到的东西……

(暗示将我们治疗过程中学习到的不同原理结合起来。)

任何时候,只要你愿意……

在你进行完全不同的思考和体验时……你可以让自己舒适的结束催眠了……同时体验到强烈的此时此刻的确定感……当你有时间的时候,也会选择让自己处于舒适的状态里……

91

(暗示在恍惚状态之外同样能产生舒适的体验。)

因此,当你准备了一段时间后,你可以重新让自己进入不同的状态……当你准备好的时候就可以睁开眼睛了。

(导出催眠状态。)

第三次催眠治疗

在第三次催眠治疗之前,提姆报告他对自己的评价产生了一些改变。他第一次意识到,他的头脑通过对自己以及对从未经历过的周遭世界的偏见和假设困住了自己。我们讨论了如何挑战固有的偏见,并区分什么是真实的、管用的观念。治疗的重点被放在进行人生选择时的预防性思维和适应不断变化的生存环境上。

好的,提姆……你可以做几个深呼吸……放松呼吸……带领自己进入催眠状态……无论采用什么样的方法……

（引导恍惚状态，鼓励提姆发展自己的恍惚状态。）

只要能够带领你营造一种恍惚状态……我故意使用“营造”这个词，以强调并帮助你意识到这不同的体验……

（使用提姆的背景知识，将其作为隐喻，鼓励他采用主动的方式营造有意义的恍惚状态。）

在某种程度上，每一种恍惚体验都是不同的……

（发展灵活性和对熟悉但未挑战过的环境的适应能力。）

每一种都包含了不同的焦点、不同的信息和不同的主题……

（将不同的恍惚状态作为灵活性的隐喻进行强调。）

很显然，有一些浮于表面的……我和你描述过的信息……

（利用他爱分析的性格特点，鼓励对催眠状态产生不同层次的理解。）

同时，也有更深层次的……更深、更深的信息等待你去挖掘……去利用……

（鼓励提姆更深入地学习。）

实际上……这只是一个简单的选择……因为，在每一个时刻，你都在选择，你将如何分配自己的生命能量……

（强调提姆在治疗及生活中其实都处于积极状态，并非被动反应的人。）

无论你赋予更多……或拿走……对特定经验的……

（暗示意识状态并非一成不变的，甚至对他而言是可以协商的。）

情绪的能量、生理能量以及……精神的能量……

（区分体验具有不同的成分，直接暗示这些成分的价值是同等的。）

恍惚状态下的暗示所产生的力量……

（利用提姆对体验的认知层面上的重视，鼓励他重视催眠作为认知层面上运作工具的重要价值。）

在你的意识层面产生的涟漪……即使是你内在非常微小的转变……

（暗示每一种恍惚体验都提供了更多学习和成长的机会。）

因此，我十分清楚，你拥有的每一次机会……通过探索……去重新定义自己不同的内在部分……有时候，只有当人们不得不去探索，不得不去重新定义时，转变才会真正发生……有时候，直到人们遇到了危机，不得不跳出固有的自我框架去探索、去发现到底发生了什么时，转变才会真正发生……

（引导提姆注意到有时“需要是发明之母”，不要等到火烧眉毛了再去改变。）

另一些时候，是意识到某个机会的来临……我很肯定……你正在追寻的……探索的……

（暗示在危机来临之前不妨寻找好机会去主动改变。）

投入了时间和能量的……包含了新的技能……发展了那些因为各种原因而停滞的自我的某个部分……

（将提姆的治疗重新定义为成长性的、健康导向的，而不是为了治愈病理性问题，以此提高他的自尊，并促使他继续努力。）

一种时间观念上的改变使得你拥有智慧……帮助你看到每一个选择……都有相应的后果……

93

（强化提姆正在发展出来的预测事情结果并避免作出后悔决定的能力。鼓励提姆意识到他将一直负责作出最好的选择，而不仅仅在治疗中如此。）

由于你正在作出越来越敏感、有觉知的决定……由于你开始变得更有序……在尚未到达之前知晓在时间链的尽头会发生什么……这使得你能作出更有力的选择……

[强化提姆对于自己正在作出更好选择的觉知（在先前治疗中已提及），指出他发展出来的基于后果而选择的能力是一个有力的工具。]

你即将作出的选择是为了达成某种结果……你不作出的选择也是为了让自己避免某种结果……

（再次促使提姆进行因果模式的思考，控制冲动，提高挫折承受能力，增强乐观感和个人掌控感。）

这意味着思考……提前思考……更仔细地制订计划……这是一个很简单也很实用的生活技能……学习去做那些会奏效的事情……注意哪些

事情会奏效……你能持续不断地作出比较好的选择……

(强化过程并产生一个指向未来的结果,即更具未来取向的个人特质。)

那么……说什么……不说什么……做什么……不做什么……

(根据想要实现的结果作出明智的选择。)

何时该对自己的情绪产生反应,何时该对它们置之不理……你该聆听内心哪一部分的声音呢?……因为你知道,它有许多幻象……

(重新将他的情绪视为体验的一部分,并且是可以控制的一部分。)

你已经花费了一些时间……学习进入更深的地方……如何更有资源……如何更有控制权……

(以他自己的名义赞赏他的努力,并以此作为成长的证明;建立自尊感并认可他的技能。)

这使得你不得不以最好的方式重新定义自己……

(直接暗示一个升级的自我意象。)

94

无论你住在加利福尼亚州北部还是南部……新墨西哥州或其他什么地方……事件的发生总有先后顺序……

(利用提姆的搬家计划进行暗示,强调无论他去哪里,所学的东西都在他的内心深处。)

不妨发展一种区分真假的能力……即使你并不太清楚自己要走向什么方向……

(再次说明需要区分主观信念。)

你依然可以舒服地、确定地知道……无论你将去哪里,你都会带着你学到的东西……努力学习更有技巧地使用它们……

(强调尽管我们不确定提姆将去哪里,但他应自信自己拥有足够的技能使自己活得很好。)

提姆,花一些时间……使用并吸收这些东西……当你准备好时,可以结束这次舒服的旅程……

(结束引导过程。)

慢慢回到清醒状态……当你准备好的时候……你可以完全清醒过来,

睁开眼睛……

（催眠导出。）

治疗关系

我既没有从理论角度也未从临床实践的角度把我们之间的动力关系视为移情或反移情。相反，我更愿意把我和提姆，以及我与大部分来访者之间的治疗关系定义为一种合作。一般情况下，我从来访者的治疗目标出发，努力向他们传递明显的或隐秘的信息——“你想要的是好的，现在，让我们谈谈如何实现它”。来访者想要的通常都是我可以轻易发自内心赞成的东西，比如更好的关系、更满意的职业、更高的个人满足感、更高的自尊心等。通过与来访者的治疗目标达成一致，我让他们明白我是“站在他们那边的”。因此，我们一起解决某个问题，而不是把我和来访者置于对立的位置。在这样的背景下，重点讨论我和来访者各自对对方的感受就显得不合适也不必要了。相反，将治疗的重点放在想要的结果，即来访者的治疗目标上，会显得更为合适。

此外，这种治疗方法不关注来访者的“病理性”。而且，我认为来访者只是缺乏必要的技能去做那些他们希望有能力去做的事情。提姆是一个很好的例子，当他无法有效地应对和管理自己的想法和情绪时，他会变得抑郁和焦虑。当他们掌握了适当的技能时，来访者最终（或开始）会成功完成他们想做的事情，而他们的症状也会减少或消失。因此，在提姆的第一次治疗过程中，我向他传递的一个重要信息是，在本质上，“问题不在于你，而在于你选择的方式。改变你的方式，你会得到完全不同的结果”。

治疗效果

提姆很快吸收了我们每次治疗过程中所传递的重要信息。他很快掌握了转移关注点的技能，并借助催眠录音更好地管理自己的焦虑。而且，在第一次催眠治疗之后，他几乎滴酒不沾。在整个治疗过程中，他的症状也没有出现反复。在最后两次治疗过程中，提姆向我展示了他主动记录下的有关催眠过程的草稿。在这份草稿中，他仔细分析了我给出的催眠引导语背后的含义，并把它们有机地整合起来。提姆承认，正是由于缺乏特定技能，才使得他感到痛苦和抑郁。他也欣喜地发现，当他初次尝试使用某些技能后，抑郁和焦虑变成可以改变的体验，他所需要做的就是在今后的人生道路中使用这些技能。提姆变得乐观，开始为他真正想要完成的事情建立长远的计划。提姆认为这是一次完全成功的治疗，对他而言意义巨大。

结论

我认为提姆是比较典型的抑郁症患者。他很聪明、敏感、善于表达，总是在关注生存的问题，即使对他而言这从来不是一个问题，然而他没有发展出必要的技能以超越生存层面去享受生活。我的经验告诉我，抑郁型来访者常常陷入对自己或他人的毁灭型置疑中——置疑他们解决抑郁的动机。我个人觉得与病人探讨他们成功的动机通常是一条走不通的死胡同。我很少通过这样的方式来提高他们的生活质量。相反，我觉得帮助他们了解自己真正想要的东西已经足够了。因此，我着力于帮助病人发展他们缺失的特殊技能和应对痛苦情境的能力。在提姆的个案中，我已就这点做了很好的说明。提姆正是由于缺乏管理焦虑情绪的能力，也不能区分自己提出的问题中哪些才是有用的、可以回答的他才耗费了大量的情绪和智力能量在这些没法解决的问题上。结果，提姆越来越焦虑，逐渐对自己、人际关系、职业生涯，甚至整个人生感到失望。

96

提姆的个案也说明，一个人过往的经历在心理治疗过程中并不那么重要。提姆的个人背景欠佳，患病时间较长，他却能快速发展出必要的技能来克服自己在体验上的缺陷。分析一个来访者的过往经历也许能对他的症状进行貌似有理、颇有深度的解释，但这样一种方式不能改变来访者的行事方式。“心理考古学”可以解释症状，却没有带给来访者新的可能性。埃里克森谈到，“病人不是来改变他们无法改变的过去的，他们是来改变未来的”(Zeig, 1980)。我觉得这是一个非常有价值的观点，尤其是在针对抑郁症患者的治疗中。毕竟，抑郁症作为一种疾病，其典型特征就是对于过去(有时是现在)的过分关注(Yapko, 1988,1992b)。这种指向过去的取向，是以放弃实现预期结果和制定更易成功的长远计划为代价的。就好像一个人的过去一直延伸到了未来，充斥着深深的无助感，并伴随诸如“我永远不会快乐或成功，因为我从来没有快乐或成功过”的内在自我对话。未来看起来如此暗淡，是因为过去从未璀璨过。

提姆的个案也挑战了一些有关抑郁症及其治疗的常见假设。我们也许需要重新反思到底是什么导致了抑郁，谁开始抑郁以及为什么；在疗愈的过程中，探索并理解个人的过往经历发挥了什么作用。我觉得，抑郁症最有效的治疗方法是在体验式学习中了解并纠正那些引发抑郁体验的模式。这种工作方法与那些关注过往经历中的“问题”（尤其是童年经历）的思路完全不同。

97

提姆的个案也说明，当病人学习到新的技巧时，他们能更好地完成真正想做成的事，他们通常很乐意学习这些技能，并将其用于改善生活质量。

我期待今后有关抑郁症的研究能够更多关注那些较少探索过去经历、更多考虑未来的成功案例，也期待有研究能够探索希望感和理性乐观对抑郁症康复率的影响。同时，希望通过研究清楚地区分抑郁、焦虑、物质滥用之间的关系，让临床工作更容易识别何时物质滥用是与抑郁或焦虑相关的应对模式，而后者才是治疗的核心所在。

参考文献

Akiskal, H. (1985). The challenge of chronic depressions. In A. Dean (Ed.), *Depression in multidisciplinary perspective* (pp.105 - 117). New York: Brunner/Mazel.

Antonuccio, D., Danton, W., & DeNelsky, G. (1994). Psychotherapy for depression: No stronger medicine. *Scientist Practitioner*, *4*(1), 2 - 18.

Antonuccio, D., Danton, W., & DeNelsky, G. (1995). Psychotherapy versus medication for depression: Challenging the conventional wisdom with data. *Professional Psychology: Research and Practice*, *26*(6), 574 - 585.

Beck, A. (1967). *Depression: Causes and treatment*. Philadelphia: University of Pennsylvania Press.

Beck, A. (1973). *The diagnosis and management of depression*. Philadelphia: University of Pennsylvania Press.

DeShazer, S. (1991). *Putting difference to work*. New York: Norton.

Fisch, R., Weakland, J., & Segal, L. (1983). *The tactics of change: Doing therapy briefly*. San Francisco: Jossey-Bass.

Gilligan, S. (1987). *Therapeutic trances: The cooperation principle in Ericksonian hypnotherapy*. New York: Brunner/Mazel.

Gilligan, S. (1988). Symptom phenomena as trance phenomena. In J. Zeig & S. Lankton

(Eds.), *Developing Ericksonian therapy* (pp.327 – 352). New York: Brunner/Mazel.

McGrath, E., Keita, G., Strickland, B., & Russo, N. (Eds.). (1990). *Women and depression: Risk factors and treatment issues*. Washington, DC: American Psychological Association.

Schwartz, A., & Schwartz, R. (1993). *Depression: Theories and treatments*. New York: Columbia University Press.

98 Seligman, M. (1990). *Learned optimism*. New York: Knopf.

Yapko, M. (1988). *When living hurts: Directives for treating depression*. New York: Brunner/Mazel.

Yapko, M. (Ed.). (1989). *Brief therapy approaches to treating anxiety and depression*. New York: Brunner/Mazel.

Yapko, M. (1990). *Trancework: An introduction to the practice of clinical hypnosis* (2nd ed.). New York: Brunner/Mazel.

Yapko, M. (1991, May/June). A therapy of hope. *Family Therapy Networker*, *15*(3), 34 – 39.

Yapko, M. (1992a). *Free yourself from depression*. Emmaus, PA: Rodale Press.

Yapko, M. (1992b). *Hypnosis and the treatment of depressions*. New York: Brunner/Mazel.

Zeig, J. (Ed.). (1980). *A teaching seminar with Milton H. Erickson*. New York: Brunner/

98 Mazel.

CHAPTER 5　　第五章　　99

催眠疗法在创伤后应激障碍方面的治疗实录

戴维·施皮格尔

并没有证据表明催眠疗法在战争时期重新蓬勃发展起来了。不过,催眠疗法复苏于战争时期并不让人意外,催眠现象和创伤后应激障碍患者的症状表现有很多重叠之处,实际上,有越来越多的证据表明,创伤能够引发分离体验(Cardena & Spiegel, 1993; Spiegel & Cardena, 1991),而那些具有分离体验的个体发展出创伤后应激障碍的风险也更高(Koopman, Classen, & Spiegel, 1994; Marmar et al., 1994)。

创伤可以视为一个人被卷入某件事或某种情境,成为无情的自然或他人暴怒情绪的牺牲品。在这种情况下,一个人在某段时间里完全丧失了对身体的控制能力,对于经历创伤的个体,无助感是一个重要的心理治疗主题。

创伤后应激障碍的症状主要分为三类:(1) 闯入性症状,如闪回、噩梦、无法控制地回想创伤性事件等;(2) 麻木,包括失去对从前觉得有趣的活动的乐趣;(3) 过度警觉,对引发创伤回忆的微小刺激产生心理及生理上的过度反应(如一个曾在电梯里被强奸的女性每次进入电梯都会惊出一身冷汗)。有趣的是,创伤后应激障碍的这三类主要症状与催眠的三个要素(专注、分离以及可暗示性)存在相似之处(Spiegel, 1994)。专注是指完全和主动地沉浸于某种核心　100 体验(Tellegen, 1981; Tellegen & Atkinson, 1974),放弃了对外部世界的觉知。高催眠感受性的人有着更佳的专注体验(Tellegen & Atkinson, 1974)。高度专注于某些核心体验能使人完全脱离外在环境。如果这种专注用在回忆创伤性事件上,则会带来不同于回忆场景的事件真实重现以及对结果的不确定性。同样,创伤后应激障碍的典型的麻木和回避症状与催眠中的分离体验也有类似之处。尽管催眠内容不在意识范围之内,但它依然会对意识产生影响。一个被强奸的受害者即使没有有意识地去回想被强奸的场景,也仍会觉得耻辱,无法进行正常的性生活。

创伤后应激障碍患者过度警觉的状态与催眠状态下的可暗示性非常相似——两者在本质上都是对细微线索的高度敏锐反应。空空如也的电梯也会激起受害者被侵犯时的恐惧,因为在想象中,强奸者已经出现了。

许多患者曾报告,他们在遭受创伤的过程中经历了分离体验或类似催眠的状态。例如,被挟持的人质报告,他们感到与自己的身体分离,并以一种休闲、冷漠的态度看着他们的身体所遭受的摧残(MacFarlane, 1986; Noyes & Slymen, 1978—1979; Sloan, 1988)。正因如此,催眠疗法可能在进入并改变这些与创伤相关的状态方面尤其有效。

以下将介绍使用催眠疗法对一名患有创伤后应激障碍的年轻女子进行心理治疗的过程。这名女病人名叫南希(Nancy),前来治疗时 31 岁。她自述有哭泣、抑郁、社会交往退缩等方面的困扰,并且无法与男性建立长期、稳定的关系。此外,她偶尔有自杀想法,但没有形成具体的计划或方法,也并没有表现出自杀企图。她自述在过去的五六年里没有固定工作,有时兼职做女招待,有时兼职做零售推销。在 15—25 岁间,她有中到重度的药物及酒精滥用史。她与很多男性有过短暂的关系,最长的只维持了三个月。她说自己很快就会觉得被男人利用了。

南希提到自己在童年时期曾遭受外祖父的性侵害。她不确定是从什么时候开始的,却记得自己坐在外祖父的大腿上,让他的手指插入她的私处。有几次,妈妈不在的时候,外祖父还会强迫她握住他的阴茎。南希说她和外祖父并没有真正的性交,但这种性侵害持续了很多年,一直到她的青春期来临。当南希十二三岁的时候,她终于告诉了妈妈这件事。她的妈妈让她告诉外祖父停止这样做,她也的确这样说了,但外祖父自此之后变得冷漠和疏远,很少作为家庭的一分子去关心家里的事情了。南希说自己的外祖父是一个非常杰出的人,在学术上很有追求。对于其他人,很难想象他会性侵犯自己的外孙女。

101

南希所在的家庭有严重的酗酒史。她的父母患有酒精依赖。她的父亲是一名工程师,一辈子都在酗酒。她的母亲则成功地戒了酒。在她 5 岁时,父母离了婚。她现在和母亲的关系非常亲近,似乎总在与男性滥交和过分依赖母亲间摇摆不定。她否认自己存在记忆缺失或有其他分离的症状,却反复思考与外祖父的关系并对此有愧疚感。她发现自己回避和男性交往，总是觉得被他们侵犯，对于性接触感到非常矛盾。她对保护自己的隐私或身体被某个男性插入非常敏感。表面上看，她非常怕被抛弃，然而实际上，她总是回应男人的性挑逗，仿佛她对男人的兴趣就在于使他们满足，而不是满足自己。

心理状态评估

南希是一名打扮随意、有魅力的女子，看上去比实际年龄年轻。她表达流畅，没有不连贯的地方。有一些抑郁的迹象，但她的悲伤与讲述的内容相符合，情绪也有变化。南希否认自己有焦虑、恐惧的症状，但承认自己偶尔有自杀想法。无幻觉迹象，对于时间、空间、人的定位都很正常。初始的诊断为创伤后应激障碍和恶劣心境障碍。

她曾在一名牧师那里接受过八个月的心理治疗。她说那名牧师花费了很多时间来谈论他自己，她从中收益不多。对于心理治疗，她持有比较开放的态度。

南希的“催眠引导问卷”(Spiegel & Spiegel, 1978/1987)的得分为 9 分(满分 10 分)，表明她具有很高的催眠感受性。

问题概述

南希觉得自己的生活失控了，不断地从一段关系换到另一段关系，逃避亲密，渴望性接触又觉得被侵犯。她在相当长的一段时间里沉溺于酒精和药物。虽然她摆脱物质滥用已经六年了，却依然找不到自己人生的方向。

南希强烈地感到自己的人生被外祖父强加于她的性侵犯摧毁了。她泪眼蒙眬地诉说着她如何觉得外祖父剥夺了自己的清白、单纯以及享受性关系的权利。然而，当她在治疗中提到这些想法并开始感到愤怒时，她也开始对自己感到愤怒，责怪儿时的她没有保护好自己，让一个成年人侵犯了。她觉得自己在某种程度上还是个孩子，也不想长大。对她来说，长大意味着接受外祖父对她所做的一切，在某些方面变得和外祖父一样。 102

她觉得，这些童年时期的遭遇严重破坏了她和男性建立恋爱关系的能力。开始时，她谈到自己是多么沮丧，以至于重了 10 磅。虽然南希有一些饮食方面的问题,但她的主要问题是害怕与男性建立亲密的关系,害怕她的隐私或身体被侵犯。她回想起自己曾结束和一个男人之间颇有发展前景的关系,就是因为这个男人试图“戏弄”她,而她拒绝生气,从此开始回避这个男人。允许自己对这个男人生气,也许更重要的是,允许自己对外祖父生气便意味着她承认自己是那么脆弱:她的这位新朋友可以对她造成那么深的伤害,而她的外祖父已经对她造成那么深的伤害。因此,南希觉得这些性侵的经历以及后遗症不断影响着她的人生。她以这种方式经历着闯入性的创伤回忆,对于通常应该感到高兴的情境失去了乐趣,对那些与性侵场景相关的刺激高度敏感,而这些都是创伤后应激障碍患者的典型症状。

治疗过程

在治疗过程中,我将催眠疗法作为了解、支持并以新的视角看待创伤经历的方法(Spiegel & Cardena, 1990)。催眠可以使当事人快速进入创伤回忆之中,并重构当时发生的事情,以南希为例,她不仅可以面对过去发生的那些事情,并且能够以不同的眼光看待她和外祖父在性侵中所扮演的角色。我希望通过催眠让南希掌握控制回忆涌现以及后续影响的方法。她可以控制这些感受和回忆,而不是像从前外祖父对她所做的那样,再次被这些闯入性的回忆所侵犯。她可以选择在催眠状态下让这些部分呈现出来,而在其他时候把它们放在一边。因此,催眠是一种进入并修通过去创伤经历的方式,同时可以帮助当事人提高对创伤回忆的控制感。

我教给南希一个简单的自我催眠:

103

> 有许多进入自我催眠状态的方式,一个最简单的方法就是跟随。第一步,做一件事,抬起头;第二步,做两件事,慢慢闭上眼睛并做一个深呼吸;第三步,做三件事,呼气,保持闭眼的同时放松你的眼睛,让你的身体慢慢地飘浮起来。接下来想象你的某只手飘浮在半空中,就好像氢气球一样,这对你我来说是一个信号,说明你已经准备好专注于恍惚状态了。

我等待南希的手臂飘浮起来,并进行接下来的引导:

> 你能感到自己的身体在某个安全舒适的地方飘浮着。也许是在浴缸

> 里、湖水里、浴室里，或是仅仅想象在空中飘浮着，每一次呼吸都变得更深、更轻松。享受这种愉快的感觉。

稍作暂停，让南希体验一段时间后，我继续做了如下引导：

> 注意你会如何使用自己的回忆和想象来帮助你和你的身体感觉更好。现在，试着在你的头脑中想象一个屏幕。它可以是一个电影屏幕，或是一个电视屏幕，也可以是一片蓝天。试着在屏幕上放上令人愉快的画面，一个让你觉得愉快的地方。再次注意你可以使用过去的回忆和想象来帮助自己和自己的身体感觉更好。现在，我们会尝试一些不一样的事物。在这块想象的屏幕上，我们将一起描绘一幅你被外祖父侵犯的画面，规则如下：只把自己的想法和感受置于其上，而把自己的身体置于其外。当你在屏幕上描绘那些记忆时，让你的身体在这里保持安全、舒适的飘浮。

我请南希把她被外祖父性侵犯的画面放在屏幕的左边，她开始抽搐，我询问她："是不是没办法让你的身体飘浮在那里，置身其外？"她回答说："是的。"于是，我说："好的，让画面暂时冻结在那里，重新体验那种飘浮的感觉。"南希试着做了。在几次尝试之后，她可以在描绘外祖父的同时让她的身体保持舒适的飘浮了。

这很重要，因为这使得当事人可以利用催眠的分离现象来分离心理反应和生理反应。由此，我们重新开始想象画面上的外祖父。她谈到自己的愧疚感，我便询问她因何愧疚。南希说，她第一次意识到自己愧疚的原因部分在于在性侵的过程中她体验到生理上的快感。她从心里觉得这是不对的，但又有些享受这种感觉，也无法承认自己有这种感觉。我告诉她这种感受是非常正常的，这是她身体某些部分的功能，她所体验的正是这些功能带来的感受，即便她觉得这是错的。有这种快感并不表示她想要这样或渴望这样，而是她的身体对外祖父的行为自发的反应。

我还请她仔细想想外祖父侵犯她时的动作。她能看到外祖父脸上恶毒的表情，这说明他其实完全不关心她。当她看着外祖父时，她想到要结束这一切，但又欺骗自己相信外祖父的确是在乎自己的。这时候，南希回想起 13 岁那年，当她终于制止外祖父的侵犯行为时，他是如何对自己完全丧失了兴趣。接着，她想到自己过去是个多么纯洁和有希望的孩子，而现在的感觉是那么不同，她

104

为自己感到愧疚并自我苛责——这个观点依然在毁坏着她的生活。我请她把这幅无辜小孩的图像放在画面的右侧，把她被外祖父侵犯的图像放在画面的左侧。

在自我催眠的状态下，南希喃喃地说："我明白了。"她仔细看着这些细节，提到自我催眠使她对自己的感受更清晰了，她不再觉得自己像个受害者了，因为她进一步接纳了自己曾遭受侵犯的事实。她也觉得这个过程使得她不再对自己的性欲感到矛盾，她会更有可能发展出亲密的关系。

在这次治疗后的两周里，她说自己感觉好多了。她开始和我谈论她与男性交往的话题，她承认以往她把男人们当作自己的外祖父，这使得她无法对发生的任何事情感到愉悦，只会感到愧疚。南希也提到她期待被拒绝。她开始与一名自己真正喜欢的男士约会。她不仅担心在这段关系或其他关系中被侵犯、被剥夺，也觉得如果一个男人真的了解她，就会背叛她。南希将这些担心与她终止被性侵后外祖父表现出的拒绝联系起来。她与男性的交往过程折射出深藏于她与外祖父关系中的愧疚与矛盾，这一观点对南希来说是崭新的。而在移情中，她使用与我的关系来试探她能否对自己感觉更好，能否发展出关爱但不侵犯的关系。在这个阶段，她的抑郁程度降低了。

南希也觉得她对生活有了更多的掌控，无论是工作方面还是个人生活方面。她正在与一位男性交往，但她并没有对他产生生理上的欲望，南希发现自己没法在情感上和生理上被同一个男人吸引。也就是说，她更期待具有明显剥夺性的性关系，身处其间，她又觉得自己渴望被关注。南希还有其他方面的问题，包括她的父亲又开始大量饮酒，这使得她的抑郁变得严重。她想起她的外祖父，他在可以性侵犯她的时期很喜欢她，后来他疏远了她又说她很"胖"，并且开始夸耀南希的妹妹，这使得她非常受伤，甚至比她父母的离异以及父亲的酗酒更让她伤心。这个阶段我们使用催眠疗法帮助她在画面的一边放上外祖父侵犯她的图片，另一边放上她长大后最终拒绝外祖父性诱惑的图片。

105

在接受心理治疗三个月之后，南希报告自己做得更好了，但抑郁有所复发，她觉得很孤独，不开心。她还是害怕性行为，并且指出当她与男性有性关系之后，他们的关系变得更肤浅而不是更深入，她总是会因为觉得被利用而结束关系。

这时候她的抑郁复发，其间伴随着入睡困难，每晚醒来一次，虽然她并未觉得精力下降或食欲不振，但她开始服用百忧解，每天20毫克。她的抑郁症状加重了。

这个阶段，她也开始与我讨论与移情相关的话题。南希谈到，她感到我真正在乎她，而这对她来说非常重要。但她觉得自己只是我生命中很小的一部分，而且和我讨论这些让她觉得尴尬。南希提到，她在性侵犯中学到了将自己的心灵和身体分开，在其他人际关系中，她也使用同样的方法，结果造成了她很难同时在生理上和心理上获得亲密感。在治疗过程中，她发现自己可以与我讨论有关性的话题，同时也觉得被我关心，这是她以往从未有过的经历。我们一直使用自我催眠的方法将她被性侵犯的画面呈现在想象出的屏幕的一边，而在另一边是她试图保护自己的画面，无论是开始时她从这些经历中抽离的体验还是她最终制止外祖父的行为，放弃外祖父的偏爱，这些都是她在试图保护自己。我们一直使用这种分离屏幕技术是为了帮助南希修通这些由性侵犯造成的种种情绪。这个过程包括直面这些经历，体验这些经历所引发的情绪，同时认可她为保护自己所做的努力。以这种方式，南希可以学习在面对这些创伤的同时将自己从中分离出来，认识到这些经历真正发生了，但这并不是她想要的或是她罪有应得。

当她这样练习时，南希也告诉我她很难直视我的眼睛，非常害怕被我拒绝。她觉得，如果让自己开始变得脆弱，她最终会被抛弃。接着，她又谈到总有一天她会痊愈，而我也就不再见她了。然而，令她惊讶的是，她意识到最终将会是她选择离开我，而不是我主动离开她，这样的想法让她可以从更积极的角度去面对将要发生的事情。

经过四个月的治疗，南希报告自己的情况已得到了明显改善。她觉得这主要得益于修通了过去被外祖父性侵犯的经历，她将这些经历看成祖父对自己造成的伤害，是外祖父的错，而不是她自己的错。她意识到过去自己把这些经历　106　抛在一边，结果对生活造成了极大的伤害。这阻碍她发展出建立稳定、长期亲密关系的能力，无法与任何男性建立令人满意的性关系，这些经历也使得她只能选择那些低于自己能力的工作。现在，她正在寻找更适合自己的工作，发展不一样的爱好，并尝试和男性建立更长久、稳定的关系。南希说她觉得心理治疗非常有用,因为在治疗过程中她可以向我敞开,觉得被接纳而不是被拒绝。当那些有关性伤害、外祖父以及外祖父对她的拒绝的真实感受浮现出来时,她发现将这些感受表达出来非常有用,会使她感到更深地被接纳而非被拒绝。

她也提到自己可以更好地和持续酗酒的父亲划清界限。她开始将父亲视为那个让自己情绪低落的人,不再认为自己才是父亲选择酗酒的原因。在她与母亲的关系中,南希也变得更加独立,不再深陷其中。

南希越来越有能量,抑郁程度也有所降低,开始更好地享受生活。在她与新男友的关系中,她能让男友体会到自己对他的关心。即便这有些困难,但也使得她不会那么快陷入性关系中。她让男友明白,她希望能在自己更加信任他和在乎他之后,再让他们的关系更进一步。这与她过去发展一段关系的方式很不一样,以前她总是给予男人们"他们想要的东西",接下来通过减少性接触来结束这段关系。她当时的想法是"即使我失去了他,我也不会感觉不好,因为我觉得这段关系处在我的掌控之中"。南希的睡眠状况有所改善,体重也如她所愿减轻了一些。她第一次将自己小时候被外祖父性骚扰的事告诉了父亲,而她的父亲是如此愤怒,也给予了她很好的心理支持。父亲说这使得他开始了解为什么自己的女儿如此抑郁。她的母亲也说,她在南希的脸上看见了多年未见的真诚笑容。现在,她依然每天服用 20 毫克的百忧解。

随着她与新男友的关系不断深入,她发现自己的内心其实很难过,因为与男友的日渐亲密使得她回想起外祖父对自己做过的那些事。南希还是报告说,由于过去的伤害,男友无法"完全地拥有她",这也让她十分难过。

她反复提到治疗对自己非常有帮助,她比以往任何时候都要开心,也比以往任何时候感觉要好。南希指出她对自身的性欲感到更害羞,也使她觉得自我中孩子的部分变得更加健康、快乐,这是她以往从未感受到的。

107

治疗开始八个月以后,南希报告自己的状态更好了:更有安全感,能做自己喜欢的事情,从家庭和朋友那里得到很多正面的反馈。她维持着最长的一段恋爱关系。虽然她还不确定两人的未来会怎样,但很少像从前那样彻底绝望,也开始享受和男友在一起的感觉。南希觉得,修通她对于性侵犯的感受以后,她开始发展出那些早该在十年前就获得的方式。在最近的一次约会中,南希的男友说她看上去好像一个"16 岁的少女"。她回应道:"你怎么知道的?"现在,她已经能很好地把自己从父亲的酗酒问题中抽离出来。她希望接下来能以每个月一次的频率继续接受治疗。

十个月之后,南希出现了一些焦虑症状。在练习自我催眠的过程中,她想象自己的身体舒适地飘浮着,同时在想象的屏幕上呈现自己的问题。她把一幅有关孤独的图片放在一边,另一边则放上她享受生活的图片。通过这种自我催眠的方法,她能让自己的焦虑程度从 7 分(总分 10 分)降低到 1 分。我也建议她继续使用这种方法。

虽然她有了很多进步,但依然过分关注自己,并且希望掌控一切。她总在没有充分了解环境的基础上就想当然地觉得别人如何。她也指出,在与男性相处时,自己总是"一头扎进去"。这段时间,她和男友分了手,但并不感到难过。她觉得自己在寻找不想和她发展性关系的男人。她担心如果交往变得认真起来,男人们会跑掉,不过这也许是因为选错了人。但是,她也觉得和一年前相比,她在关系中更加投入。南希提到与移情相关的话题:当她相信一个人的时候,她就想要自己完全地相信这个人(在这里我们讨论了她对我的感受及对哥哥的感受)。我指出,在工作过程中我是否也曾带给她这样焦虑的感觉,让她回忆起被侵犯的经历。她提到自己对于爱一个人有很高的标准,觉得应该永远不被那个人伤害,可以完全地相信他们。这种想法使得她容易进入被侵犯的关系。她把性行为定义成完全对立于外祖父对待她的一种行为,放弃了自己的防御和判断,并且认为这就是爱,因为她可以完全信任一个人,然后在某个时候又觉得被伤害。在治疗中,我们讨论了她需要放弃这种对他人的完全信任或完全不信任的模式。

南希承认,在 21 岁那年,她被一位叔叔勾引了。她觉得那位叔叔是她尊重和信赖的人。那个人曾试图和她发展长期的关系,她拒绝了。很明显,南希对于真爱及信任关系的幻想造成了一个盲点。出于对理想化之"爱"的信任,她纵容了那位叔叔诱惑自己。同样,对她而言,不信任的感受成了一段关系的结束,而不是在建立关系过程中的一个必要的、自我保护的部分。她新结交了一位男友,为时不长,因为这位新男友几个月后就要去另一个国家,但她觉得他们的关系正在升温,而且感觉更好。 108

在治疗进行到差不多一年时,南希再次回顾了她当初提到的三个主要问题：是否有能力要一个孩子；想要找一个能让她真正投入的男人；对父亲的持续酗酒行为感到失望。第一年结束时，她变得好一些了，能够享受生活，不需要被侵犯就能体会到性唤起的感觉。她觉得自己修通了被外祖父性侵犯的经历，很少被这些回忆俘获，人际关系也不再受这些经历的破坏性影响。她选择持续服用百忧解，并不定期地进行心理治疗。

在接下来的三年里，她的情况非常不错。南希除了日常工作以外还做小生意，发展了两段稳定的恋情，在亲密关系中觉得舒适多了，尽管她还没有找到适合结婚、生孩子的对象，但她觉得生活正变得越来越好。百忧解对她很有帮助，她选择持续服用。虽然目前她还无法完全脱离药物和心理治疗，但值得一提的是，南希在接受心理治疗的最初三个月就出现了状态上的改善，这其实发生在她服用血清素再摄取抑制剂之前。心理治疗对她来说非常有帮助，尤其是帮助她修通了被外祖父性侵犯的经历。此外，心理治疗也帮助她管理人际关系和性冲动，提高自我意象，减轻创伤后应激障碍的相关症状。百忧解为她的长期抑郁提供了帮助。南希觉得，过去的经历依然严重影响着她的生活，她目前的单身在很大程度上与此相关。但南希也说，她不再那么抱怨外祖父了，她试着把他看成有人格缺陷的人。

结论

这位患有创伤后应激障碍和抑郁症的女士接受了一年左右的常规心理治疗，开始时每周一次，后来减少至每个月一次。在最后的两年，我们不定期见面。在心理治疗的开始阶段，我密集地使用催眠疗法来帮助南希进入和修通被外祖父性侵犯的经历。南希自己也发现，催眠有助于她重新获得对这些记忆的控制感，一方面控制这些回忆不闯入她的脑海，另一方面也使南希能够从不同的角度看待这件事情——不仅关注她自己的过失，而且能直面外祖父的侵犯。她不仅能承受并面对那些针对外祖父的愤怒和失望（以及她的父母默许了这些事情的发生），而且能体会到她内心的矛盾——她渴望特别的关注，也在性侵的过程中体验到了快感，并对此非常愧疚。对于曾经遭受性侵犯的孩子，最常见的危害是他们没有足够的能力去了解外在的原因。他们倾向于进行不恰当的自我责备，而实际上，对于外在发生的事情他们很少或根本没法控制。南希便

109

是这样解读外祖父对她的性侵犯的，她将其理解为祖父对自己的特别关注。在这个过程中她越觉得被伤害，就越需要关注，最终外祖父完全拒绝她时，南希更加肯定了自己的判断。这样一来，她采取的反应（最终拒绝了外祖父）反而导致了她被评判和羞辱。这也成为一种模式，严重影响着她之后发展亲密关系的能力，再加上父亲酗酒而导致的角色缺失，南希能够正常发展的机会变得更少。她总是与不合适的男性陷入稍纵即逝的关系中，给予这些男人想要的，然后觉得被侵犯。催眠治疗使得南希了解这些感受，也能面对这些感受，修通她的记忆，呈现并接纳外祖父对她做的一切，特别是祖父施加于她的伤害。与此同时，南希开始较少苛责自己，更多归咎于祖父，了解自己对性侵犯及其造成的伤害该有的适应性反应。

此外，在移情中，南希更能体验到关心别人的感受，承认自己深感愧疚的经历。她开始渐渐地觉得自己值得被关爱，因为在南希意识到自己对性侵犯的愤怒和失望之后，我们的治疗关系并未终止，而是更加深入了。催眠疗法也帮助她更加关注、明晰过往经历对她产生的影响，同时意识到这些经历只是部分地影响了她，并没有完全地"腐蚀"她。在她的内心中一直存在着一个部分抵制性侵犯的发生。此外，她也意识到自己并不是活该遭受这些创伤，她为过去的经历感到痛苦，但没有必要继续承受这些经历的负面影响。当南希这样做的时候，闯入性回忆、逃避行为和易激惹的症状都减少了，抑郁的心理状态也改善了。

在这个案例中，催眠疗法一方面成为聚焦、探索、修通过去创伤性经历的治疗技术，另一方面也成为一个探讨南希目前的亲密关系、移情关系、家庭关系、工作选择及其他活动的起点。在这个意义上，催眠疗法是治疗的催化剂，由于南希的催眠感受性很高，以及她的许多创伤后应激障碍的症状都与闯入性的分离体验有关，催眠疗法对她的治疗效果显得特别好。可以说，催眠提供了一个探索、控制、修通性侵创伤后经历的良好框架。 110

参考文献

Cardeña, E., & Spiegel, D. (1993). Dissociative reactions to the Bay Area earthquake.

American Journal of Psychiatry, *150*(3), 474-478.

Koopman, C., Classen, C., & Spiegel, D. (1994). Predictors of posttraumatic stress symptoms among Oakland/Berkeley firestorm survivors. *American Journal of Psychiatry*, *151*(6), 888-894.

MacFarlane, A. C. (1986). Post traumatic morbidity of a disaster. *Journal of Nervous and Mental Disease*, *174*(1), 4-14.

Marmar, C. R., Weiss, D. S., Schlenger, W. E., Fairbank, J. A., Jordan, B. K., Kulka, R. A., & Hough, R. L. (1994). Peritraumatic dissociation and posttraumatic stress in male Vietnam theater veterans. *American Journal of Psychiatry*, *151*, 902-907.

Noyes, R., & Slymen, D. J. (1978-1979). The subjective response to lifethreatening danger. *Omega*, *9*, 313-321.

Sloan, P. (1988). Post traumatic stress in survivors of an airplane crash landing: A clinical and exploratory research intervention. *Journal of Traumatic Stress*, *1*(2), 211-229.

Spiegel, D. (1994). Hypnosis. In R. E. Hales, S. C. Yudofsky, & J. A. Talbolt (Eds.), *The American Psychiatric Press textbook of psychiatry* (pp. 1115-1142). Washington, DC: American Psychiatric Press.

Spiegel, D., & Cardeña, E. (1990). New uses of hypnosis in the treatment of posttraumatic stress disorder. *Journal of Clinical Psychiatry*, *51*, 10, 39-43, 44-46.

Spiegel, D., & Cardeña, E. (1991). Disintegrated experience: The dissociative disorders revisited. *Journal of Abnormal Psychology*, *100*, 366-378.

Spiegel, H., & Spiegel, D. (1987). *Trance and treatment: Clinical uses of hypnosis*. Washington, DC: American Psychiatric Press. (Original work published 1978)

Tellegen, A. (1981). Practicing the two disciplines for relaxation and enlightenment: Comment on "Role of the Feedback Signal in Electromyograph Biofeedback: The Relevance of Attention," by Quails and Sheehan. *Journal of Experimental Psychology*, *General*, *110*, 217-226.

Tellegen, A., & Atkinson, G. (1974). Openness to absorbing and self-altering experiences ("absorption"), a trait related to hypnotic susceptibility. *Journal of Abnormal Psychology*, *83*, 268-277.

111

CHAPTER 6 第六章 112,113

催眠疗法在儿童期创伤方面的治疗应用

威廉·H. 史密斯

人们对于儿童期性侵犯所产生的长期、严重的影响较少有争议,有此经历的人在成年期会出现记忆缺失、生理不适、睡眠问题、性功能障碍、情绪和饮食障碍、低自尊感、自怨自艾、羞耻感以及很难信任别人等症状(Davies & Frawley, 1994)。此外,很多性侵犯的受害者在成年后会发展出很不稳定的人际关系,再次遭受侵犯的风险更高(Herman, 1992)。对于儿童期性侵犯的普遍性同样争论不多,至少有三分之一的女性在18岁之前曾遭受过某种程度的性侵犯(Finkelhor, 1984; Russell, 1986)。值得讨论的是,拥有创伤经历的儿童是否会遗忘这些创伤,并在以后的生活中通过诱发事件、心理治疗或催眠唤起重新恢复这些回忆(Briere & Conte, 1993; Herman & Schatzow, 1987; Loftus, 1993; Terr, 1994)。

一些心理学家认为,重新恢复这些被压抑或隔离的回忆可以有效地帮助当事人克服早年创伤经历所带来的后遗症(如Courtois, 1992)。而另一些人提醒,记忆非常容易扭曲,尤其是在治疗情境下浮现出来的记忆,当这些扭曲的记忆被用来指认性侵嫌疑人时,后果会相当严重(如Loftus, 1993)。 114

这些争论的折中结果认为,应当尽可能避免两极分化。临床工作者必须参考有关记忆的本质和易变性的实验研究,而研究者需要尊重临床工作者面临的困境——他们每天都要直面内心痛苦的来访者,急需合适的方法以帮助来访者。研究需要在两个领域内共同开展以促进心理治疗师更好地理解这种复杂的现象。以下个案有助于讨论催眠疗法是否能够应用于处理儿童期创伤,何时处理以及如何处理。这符合林恩和纳什(Lynn & Nash, 1994)的建议,即心理治疗师"必须谨慎地使用催眠疗法……小心地评估我们的治疗对象,以及我们自身的临床工作"(p.205)。

背景信息

辛迪(Cindy),35岁,白人,已婚,职业是护士。她的丈夫是一名放射学专家,有两个儿子,一个6岁,一个10岁,定居在美国的西南地区。在第一个孩子出生后,辛迪辞掉了工作,专心在家带孩子,努力成为一个完美的妻子和母亲。她知道自己有强迫倾向,过分要求清洁和秩序,也试图让自己不要对孩子们有不合理的整洁要求。她对他人的批评非常敏感,觉得公婆对她的家务表现深感失望。她的婚姻总体来说还不错,但她对性生活兴趣不大。

在她进入一家私立精神病医院之前,约一年的时间内,她对生活越来越不满意。她的强迫行为,比如重复清洗碗碟、整理床单的次数变多了。辛迪的丈夫与一个新医药组织的合作压力很大,而且辛迪总把自己遇到的家庭问题归结为自己的过失。再加上丈夫的同事总是说一些粗俗的话,这极大地困扰着辛迪,她觉得自己的丈夫也被传染了,不再那么可敬,甚至变得没有那么干净了。性关系变得令人厌恶,她越来越退缩,很明显地陷入抑郁中。辛迪体重减轻,入睡困难,会没有原因地哭泣。

辛迪开始接受心理治疗时觉得看到些许希望,但又觉得很难康复。无论是过去还是现在,她都不习惯表达自己的情绪,也不愿意抱怨自己的生活。她遵照医嘱服用药物,抑郁却加重了。当她披露自己的自杀计划时,医生安排她住院治疗。她的计划包括把车撞在树上,希望发生一场大爆炸,让自己“粉身碎骨”。

115

过往经历

辛迪的父亲是化学家,母亲是家庭主妇,他们育有两个孩子,辛迪最小。她的哥哥比她大12岁,她总觉得自己的出生是个多余的意外。此外,辛迪的哥哥有慢性躯体疾病,他牵扯了父母大量的注意力,这让她觉得不安全。她很努力地想要变得完美,以满足父母的高期待。父母严格的教养方式来自他们的正统基督教信仰。辛迪学会了安静、礼貌、一丝不苟、整洁无比,在学校里也刻苦学习。她不习惯表达强烈的情感,更不用说粗鲁的举止,与性有关的话题更是禁忌。

在辛迪的高中阶段,父母是禁止她约会的。辛迪的第一次性经历发生在女生宿舍里,那时她刚上大一,那是一次野蛮、痛苦的强奸。她从来没有和任何人提到过这件事。几年之后,她勉强同意了一位正在约会中的温柔体贴的男士的性要求。由于疏于采用避孕措施,她怀孕了,随后又堕胎。这段痛苦的经历同样被辛迪深埋在了心里。

从护士学校毕业之后,她遇到了自己未来的丈夫,一位与她共事的医学生。在六个月的交往之后,辛迪嫁给了他。他们有着共同的宗教信仰,也都很想要孩子。虽然抑郁症状依然困扰着她,但婚后的生活是令人满意的、舒适的。良好的收入给他们带来了一个温馨的家以及其他经济上的优势,如孩子们正就读私立学校。

住院评估

在入院的那天,辛迪对所有检查都非常配合,她非常迫切地想要获得帮助。检查结果表明,虽然她的体重偏轻(身高 5 英尺 4 英寸,体重 116 磅),但她的生理指标和化验结果都在正常范围内。心理检查的结果发现,她在描述性创伤时记忆有些模糊不清。事实上,辛迪的确忘记了那些被强奸、堕胎的经历,直到她开始接受门诊心理治疗后才想起一些,她甚至混淆了这两件事。她认为被强奸使得她怀孕,继而引发堕胎,但是仔细回忆后又意识到两件事间隔两年之久。辛迪的情感反应有限,为自己的缺点感到羞愧是她最明显的情绪。

116

辛迪入院后不久,一位心理专家对辛迪进行了智力和人格测试(“韦克斯勒成人智力量表”和“罗夏墨迹测验”),测试结果表明,她非常聪明,善于表达,具有心理学思维。在测验结果中,她的情感体验强度为“显著的”,有时需要通过防御机制抽离自己。当她的情绪被唤起时,辛迪的验证现实能力非常不可靠,知觉严重失真。引用测试报告的话,“她觉得自己内心空虚,有很多缺陷,就好像一个缺乏生命能量的人。那种不满足感和脆弱感无所不在,她对未来不抱希望。实际上,她宣称自己宁可在某个时候以某种方式结束自己的生命”。报告还称,“她的知觉敏锐性以及对他人的共情能力受到限制,很容易觉得别人都在拒绝她或指责她,因而肯定了她对自己的负面评价”。

医院工作人员观察辛迪的行为后发现,她很快就会觉得被挑剔,有时会立即产生毁灭性的绝望感，常常陷入过去的经历中，也无法忍受其他病友的任何脏乱。有几次，她表现得非常退缩，甚至对他人的言语毫无反应。

问题概述

辛迪明显患有严重的抑郁症，然而其抑郁情绪的根源是什么？从发展性视角来看，她的成长过程伴随着不切实际的义务感与责任感，总是认为自己所有的事都做得不够好。父母的高要求以及关爱的缺失使得她自卑，也害怕被别人批评，而严格的道德信念使得她无法忍受任何违规行为，以及丝毫的不完美。辛迪没有什么朋友，很难受到他人的影响，对于那些她喜欢的、觉得正常的行为，辛迪表现出更宽容的态度。因此，她的成长过程影响了她性格的形成，也造成她对抑郁的易感性。但是，是什么造成她此刻的抑郁？

辛迪将自己的职业重心完全放在支持丈夫和孩子上。她拒绝任何家政协助，尽管这个家庭有能力承担这笔支出，辛迪更乐意自己来做所有的清洁和烹饪工作。表达自己的挫败感和不满是与她的价值观相悖的，更别说挑起婚姻中的冲突。对辛迪而言，只有对自己的愤怒是安全舒适的。辛迪甚至觉得任何不高兴都是自己的错，任何不完美都是自己的责任，这些也都说明她是一个失败的人。

117

性创伤给她带来了什么？大学时期被强奸的经历毫无疑问强化了她的信念——性是邪恶的、危险的。辛迪觉得这一切都是自己造成的，也更加确信自己是没有价值的，而后来的怀孕、堕胎再次强化了这一信念。在她的婚姻生活里，她可以接受性生活，却很少能体会到乐趣。而她丈夫的同事含沙射影的笑话给她带来强烈的厌恶感和羞耻感，甚至使她觉得这影响了她的丈夫——他也“被传染”了。

在入院前的问诊中，辛迪提到自己在治疗过程中的困扰：“我不希望和泰德分享他的工作，无论他是否和他的同事在一起。单单是去他所在的医院，他所工作的部门，或讨论他在做的事情，尤其是阴道内超声，我都会觉得极其恶心，想离泰德远点。这对我们来说是一个大问题，也引发了我想要自杀的强烈冲动。”

在安排辛迪接受住院治疗之前，辛迪的精神科医生根据她提供的梦的素材以及所表现出来的症状推测她早年可能有过性创伤经历，他询问辛迪对接受催眠治疗的意见，辛迪拒绝了。她已经对自己感觉那么糟糕了，又哪能忍受更多呢？

治疗过程

几周过去了，辛迪的状况并没有改善，她也被转到了长期治疗小组。新的治疗团队再次关注先前精神科医生提到的性创伤的可能。由于辛迪不记得自己曾被侵犯过，这个部分没有引起注意。由于辛迪的状况至今没有改善，治疗小组又重新开始考虑催眠治疗。这一次，辛迪同意了，她愿意尝试任何有帮助的方法。

随着 14 次包含催眠疗法的心理治疗的开展，辛迪很好奇对自己的过去会有怎样的了解。目前，辛迪在意识层面已经把两段记忆区分开——一段是大学期间被强奸的经历，一段是堕胎的经历。辛迪是一个聪明的、具有心理学思维的女性，她开始明白或许正是这些经历造成她之后对性的恐惧和愧疚。她猛然意识到，在事发当时，她隔离了自己的情感，让自己远离这些痛苦的回忆，就好像什么都没有发生一样。她知道探索这些经历会帮助她了解并控制自己的症状，接纳过去经历的真实情感将帮助她了解真相，从中获得成长。除了使用催眠疗法帮助她掌控创伤体验之外，通过允许她在安全的环境里体验正常的情感，辛迪也增强了自己的情绪体察能力。 118

我提醒辛迪和治疗团队，催眠过程中出现的创伤性经历可能是扭曲的或不真实的。其中，尤其需要注意的是，许多人认为生活中发生的事情都会像录像一样留在心中，通过催眠或药物，可以把这些记忆提取出来。实际上，记忆被首次存储时常常会产生扭曲，会被后来的幻想或想象改写。人们害怕或希望的经历会以回忆的形式再现，就好像梦境会十分真实一样。催眠常常会引发更多的回忆，但这并不意味着“新”的回忆都是真实的。它们可能大部分是真实的，或者部分是真实的，又或者完全是不真实的。更糟糕的是，在催眠状态下呈现出来的回忆会因为其栩栩如生的画面和感受而让人觉得必定是真实的。

除此之外，由于治疗师的提问以及来访者寻求问题原因的迫切性，往往会引发一些虚假记忆。除非辛迪的记忆有其他相关信息予以佐证，否则其真实性应当存疑。由于辛迪持续处于绝望之中，甚至有自杀的念头，她和她的治疗团队决定承受一定风险，因为和辛迪目前的情况相比，这点风险显得微不足道。

催眠策略

辛迪在护士学校里曾学习过一点催眠治疗，她对催眠的态度是比较现实的。辛迪明白催眠治疗的目的是帮助她进行更好的自我控制，而在催眠的过程中，治疗师的角色是教练或引导者。辛迪很喜欢这种能帮助自己获得更多控制感的治疗方式。

在治疗工作中，我没有正式测试过辛迪的催眠感受性或催眠深度。她是一个很好的被试，几乎所有的催眠引导过程对她来说都是有效的。大多数情况下，只需要调暗灯光，请辛迪舒适地靠在椅背上，自然地凝视上方直到眼皮变得越来越重，眼睛觉得疲倦。我引导辛迪轻轻地闭上眼睛，体会从头到脚的放松，同时注意让呼吸放缓，腹部起伏变低。我暗示辛迪会越来越觉得舒适和安全。119 当从1数到10的时候，我请辛迪在头脑中想象这些数字，并随着报数进入越来越深、越来越舒适的催眠状态。我暗示她感到放松平和，同时头脑保持开放和平静。

在早期的某次咨询中，我在使用了上述引导过程后，请辛迪想象自己坐在桌子前翻动着日历，回想过去一段令人愉快的经历。回想一两段让人愉快的经历可以作为帮助辛迪面对创伤性回忆的安全岛。有趣的是，我只是引导辛迪想象自己几年前的生活，辛迪却回到了自己5岁的时候，当时她正一个人玩着娃娃。辛迪还强调自己穿着“非常漂亮的衣服”，周围的一切看上去“如此干净”。辛迪说自己不喜欢和任何人一起玩，一个人待着像是一种逃避。这段回忆初步触及辛迪在个性发展过程中的一些重要主题。当我们试图探索辛迪5岁时的其他记忆时，她回想起一段不开心的回忆：有一次父亲回来晚了，妈妈很生气。她因母亲的怒火感到很沮丧，又提到她的母亲总是在生气。辛迪还想起幼儿园老师因为她不会系鞋带而发火。接下来，我开始引导她回想自己8岁时的回忆（前一位治疗师认为她8—14岁期间的经历十分重要）。

接下来的治疗过程中我们仔细回顾了她 8 岁时的回忆。辛迪想起自己 8 岁时在邻居的邀请下去了他家,当时他家还有一个比自己大几岁的女孩。这个女孩把她带到卧室里,后来又来了两个成年人。他们让辛迪保密,并且告诉她,如果她是个好女孩就会和他们一起玩。他们脱光了辛迪的衣服,让两个女孩抚摸或互相抚摸下体。男邻居在拍照,后来在女邻居拍照的时候,他就去猥亵两个女孩。辛迪记得自己当时非常害怕,在整个过程中都感到十分困惑。很明显,她被这些成人恐吓,要求她必须保密。他们反复告诉辛迪,如果她是个好女孩,她就会按照他们的要求去做。当她终于可以穿上衣服时,小辛迪有一种想要去洗手的强烈冲动。

这段回忆是慢慢呈现出来的,辛迪可以想起房间里的细节以及每个人的样子。为了帮助她找回这些记忆,我使用了一些非引导式的问题和意见,如“接下来发生了什么”“你还看见了什么”“让回忆继续”等。对于辛迪,回忆这些经历相当不容易,但她没有表现出任何困扰。在两次治疗的间隔中,她也经历了记忆闪回和失眠,但据说她与丈夫通过电话谈论了这些回忆,也与医院的工作人员进行了一定的交流。我告诉辛迪,在结束每次催眠之前,她都可以选择回忆那些愿意回忆的内容,但每一次她都会进行全面回顾。

辛迪在她的第一次早年回忆中回想起她对清洁和干净的要求,也提到自己当时立即想要去洗手的冲动,除了她在生物学上的易感体质之外,这些信息对于她强迫倾向的形成是非常有意义的。辛迪也把这些经历与她生活中的其他方面联系起来,比如在回忆中,床的旁边有一扇小窗户,阳光直射进来,而直到今天她才注意到自己在明亮的房间里其实感觉很不舒服。此外,辛迪拍照时会非常不自然。她曾退出了一堂模特课,却没意识到自己为何反感被人拍摄。 120

在治疗过程中,考虑到她是那么努力想要做一个好女孩,我做了很多努力帮助辛迪恢复自信。她努力学习信任成年人,却被利用了。辛迪并没有把这归咎于自己。我几次暗示辛迪这种性诱惑不但不合适而且令人讨厌,她体会到的恐惧和混乱是完全可以理解的。辛迪怀疑自己后来又去过那间房间,因此探索后来到底发生了什么成为我们下次工作的主题。

这一次,在进行催眠引导之后,我请辛迪再次回忆过去的经历,回想她第二次进入邻居家时到底发生了什么。她想起第二年夏天，她在露台上玩，记忆中的那个女孩也出现在邻居家的后院里并邀请辛迪过去玩。开始时，辛迪拒绝了，但几天之后，当她再次邀请辛迪时，辛迪答应了。开始时她们在露台上聊天，后来一起进屋去玩游戏。当时房间里没有其他人。那个女孩说她们是非常好的朋友，她非常想念辛迪。几年之后，辛迪十二三岁的时候，这个女孩又出现了，她再次邀请辛迪去家里玩。辛迪记得当时她们从外面跑进屋里，大汗淋漓，又热又渴。当辛迪走进她们家厨房时，发现那对老夫妻在里面，当时她又怕又恶心。很快，她发现自己又回到了以前的那间房间，因为她没有很快回来，这对老夫妻看上去很生气。她试图离开，而那个女人挥舞着一把刀挡住了她的去路。他们再次强迫她们脱掉衣服，给这两个裸体女孩拍照。辛迪这时才想起那个女孩的名字。当那个女孩坐在她身上时，辛迪注意到当时到处都是血，似乎是经血。她感到很痛苦，似乎为此说了些什么，而老女人对她说，如果她不配合，会有更多的血。这时治疗的时间快到了，回忆不得不中断。我告诉辛迪，在清醒状态下她可能会记得一些她觉得合适的回忆，但直到下一次治疗前，不要独自去追溯这些回忆。辛迪误解了我的建议，她以为我们不该去讨论已经记得的内容，这使得她很难保留这些回忆，开始做噩梦，情绪也很低落。在下一次治疗时，我们再次通过催眠唤起那些回忆。她想起那对老夫妻让她和那个女孩子做出各种姿势，这让辛迪觉得十分恶心，努力想让自己从这些回忆中抽离出来。辛迪对经血的担心似乎激怒了老女人，她不断质问辛迪到底怎么了，一再强调如果她是个好女孩，就会很好地配合他们。拍完照片之后，两个成年人离开了房间，辛迪记得自己看着床上的血迹，无比绝望。她记得和那个女孩清理自己时的每一个细节。她对那个女孩说，自己再也不会来了，而那个女孩说，既然她保守了秘密，也就不必再回来。在催眠状态下，我暗示辛迪注意她后来对血的厌恶与这段回忆之间的关联。我还强调这不是她的错，因为她实际上落入了老夫妻的陷阱，她只是努力想要配合。我还提到，这段经历让她对性有不恰当的联想，她会很自然地在做爱过程中抽离所有情绪，在性关系中也感到愧疚。

121

接下来的两次治疗关注她后来的两段恋情以及早年经历对她的影响。此前的某一个周末，她开车和父母去她长大的小镇，她突然很想看看当初她住过的地方和念过的学校。这说明辛迪很想重新构建小时候的回忆。辛迪提到自己直到高中毕业那年才开始和男孩约会,她也不像同班同学那样对男生感兴趣。最初,她和一个比她大 4 岁的男孩约会,最后在母亲的反对下分了手。我们都觉得辛迪选择护士作为自己的职业,是因为她想要帮助那些和自己一样遭受伤害或虐待的人。她指出自己对丈夫的女同事有着不必要的担心,这其实是因为丈夫和女同事的男女角色让她想起那对猥亵她的老夫妻。她还想起自己的自杀冲动在很大程度上来自她对丈夫的同事所发表言论的厌恶。

在唤起回忆的过程中,辛迪并没有很多情绪宣泄,但她的心情好了一些,不过在两次治疗的间隙她依然对那些保留的回忆深感不适。虽然她仍旧不太愿意和医院工作人员过多交谈,但在这方面还是取得了一些进步,并且依然向丈夫描述了她的一些回忆。

下一次治疗时,辛迪怀疑自己强烈的"挫败感"其实是一种愤怒。她提到自己在生活中从未表达过愤怒,不仅如此,在别人表现出愤怒时,她也会觉得不舒服。她回忆起大学阶段强奸她的男人是那么生气,为何体察自己的愤怒会让辛迪想起这些?也许这是引导辛迪在催眠状态下回想过往的好机会。辛迪记得当时自己是去另一间宿舍和一些人一起看电影,后来却发现房间里只剩她和另外两个男人了。在催眠状态下,辛迪回忆起一个男人离开了房间,而另一个男人不顾她的反抗抓住了她,并把她扔在了床上。她的头撞到墙上,她头昏脑涨,挣扎着想要爬起来,而那个男人又把她推回床上。在那个男人强有力的束缚中,辛迪感到麻木和无助。她感到那个男人非常生气,他的脸好像愤怒得扭曲了。那个男人不顾她的恳求扒下了她的衣服。辛迪觉得自己想要去死,她试图用手敲击墙壁,寻求帮助。当那个男人阻止她这样做时,辛迪开始哭了,可是他依然不管不顾地脱下了她的衣服,强奸了她。当时,辛迪经历了某种分离,开始觉得自己并不在场,然后又觉得自己好像要死了。她的记忆出现了一些空白,所记得的下一个画面便是那个男人站起来去洗手间。"到处都是血,我觉得自己病倒了。"虽然回忆这些片段时辛迪体验到了强烈的情感,却并没有觉得绝望。我再次安抚她,这些发生的事情并不是她的错,她在不知情的情况下去了其他宿舍,整个过程中她孤立无援,已经尽最大努力作出了反抗。从催眠状态醒来之后,她说自己感到轻微的困扰,觉得难过多过于愤怒。但是,在这次咨询后的第二天,辛迪大哭了一场。现在,她终于能感受到那些被抽离、压抑的情

122

绪了。

在下一次治疗过程中，我们一起讨论了她的愧疚感，这与她的自我苛责有很大的联系，也是家庭教养环境造成的。我们还一起探讨了她之所以对丈夫的同事所开的有关阴超诊断过程的玩笑反应强烈，是因为辛迪过去的经历让她觉得医生总会骚扰或伤害女性。她还意识到自己不喜欢丈夫的女同事是因为这两个人的角色让她想起了那对强迫自己拍裸照的老夫妻。辛迪觉得自己开始重新建立过去创伤经历与此刻现实之间的边界——医疗机构的服务人员有时会拿病人开玩笑，但这并不意味着他们是强奸犯或虐待儿童的疯子。

在接下来的一次治疗中，辛迪提到自己最近回了一次老家，与自己的父母和公婆相处得非常愉快。几个月以来，她第一次能和丈夫享受性生活。她惊喜地发现自己居然能和孩子们开玩笑，不会因房间的脏乱而感到苦恼。辛迪变得越来越能感受快乐，这对她来说是一种积极的变化，她对情绪的感知开始逐渐恢复。我们还一起讨论了她的性经历，她意识到自己与约会对象的第一次性生活不甚愉快，好像在尽一些义务。直到结婚之后，她才有了性高潮。男友让她怀孕了，而她没有多想，也没有和任何人讨论就去做了流产手术。有趣的是，去诊所做手术时，她注意到一位忧心忡忡的女孩，她觉得这位女孩一定需要和别人说说话。

123

后来的几次治疗我们没有再使用催眠疗法。我们一起回顾了辛迪的抑郁易感性，以及在她对自己不切实际的高要求的影响下，抑郁是如何与她的强迫型人格特质联系在一起的。此外，辛迪的道德标准和完美要求也造成她与孩子们之间的距离，这也让她觉得孤独，不被接纳。当孩子们长大去上学后，辛迪甚至不能忍受独自在家时的孤独感和身为全职主妇的愧疚感，并因此开始感到抑郁。她开始了解自己需要在生活中找到一些乐趣，去“点亮自己的人生”，而不是专注于诸如房间是否干净这样的问题。降低对自己的要求也能带来对他人的宽容，使她更容易融入社交活动中。辛迪知道学习表达愤怒依然是她在心理治疗过程中需要面对的主题。她想起自己从前很害怕与母亲生活在一起，觉得她的情绪多变，难以捉摸。她总是希望母亲不要对父亲如此愤怒，希望她对父亲呵护备至。我们不约而同地想到，也许在某种程度上，拒绝愤怒对辛迪来说意味着不要和母亲一样。

最后一次治疗时，辛迪邀请她先生一同参加，希望我能向她的先生说明我们的治疗工作，使他能够理解辛迪的难处。对于辛迪的进步，他们都感到很高兴，对未来也有非常周密的打算。这对夫妻对治疗工作充满感激，也对未来充满信心，相信他们能够按照治疗中的建议更好地经营自己的生活。

后续跟踪

五年之后，我通过电话对辛迪进行了两次访谈，具体了解她当前的生活状态以及催眠治疗的作用。辛迪和她的先生做了如下反馈，并同意我把他们的情况写成案例出版。

124

辛迪不再服用任何药物，不定期去见精神科医生。目前，她正在完成一些功课，以便申请去医学院学习。辛迪依然自己做烹饪和清理工作，也知道自己一旦开始做全职学生就会停止干这些活。

这对夫妻的婚姻生活非常稳定，他们对现在的生活很满意。辛迪不再为去医院找丈夫感到困扰，也不再担心他的同事。他们性生活的质量也得到极大的改善。丈夫在性关系中依然是主动的，有时她会有一些不舒服，但更能享受性爱了，时常能达到性高潮。这对夫妻在性方面能够非常开放地沟通，辛迪很高兴他们家有关性的氛围与自己的原生家庭完全不同。她仍旧不喜欢强光，也不喜欢拍照，但比以前要好一些。她的笑容变多了，也很喜欢和孩子们一起玩耍，不再总是担心房间是否干净了。

催眠如何发挥作用

辛迪觉得催眠疗法对自己的治疗性改变起到了关键作用。“简直难以置信，”她说，“它让我进入自己的内在世界，去寻找到底是什么困扰了我。”辛迪依然很困惑自己竟能在这么短的时间里对催眠疗法产生这么强烈的信任感。催眠疗法促使她回忆并分享过往经历中的细节。她没有去证实对于邻居的回忆，害怕这些事情会让父母难过。不过，当她冒险地间接打探时，她的母亲曾提到隔壁邻居是“非常奇怪的人”。

由于缺少外在验证，我们无法得知辛迪的回忆是真是假。这些回忆对我和辛迪来说都如此真实，但站在科学的立场上，“看上去”真实并不意味着绝对真实。而且，当事人的治疗性改变也无法证实这些回忆的真实性。完全扭曲的回忆依然可以为辛迪的症状提供一个可能的、令人满意的理由，从而产生康复性治疗效果。

结论

没有理由认为，创伤性经历一定会引发性格方面的困扰，甚至所有的抑郁症状都与被他人虐待的经历有关。对于辛迪，她的成长经历和目前面临的压力已经能够解释她的强迫行为和抑郁症状。但是，她的抑郁是由性言论引发的，又因成年后的性创伤回忆而加剧，并一直持续，直到辛迪不得不接受正式的治疗。虽然她面临的困境并没有特别的原因，但辛迪的性创伤与她的成长经历交织在一起。诸如，她的早年生长环境强化了她对自己的负面评价、对性的愧疚和羞耻感以及对自身情感反应的压抑。当她意识到自己压抑的童年性创伤、成年后的强奸经历与目前的困扰之间的明显联系后，症状变得可被真正理解了。发泄创伤经历中的情绪，重新恢复掌控感使得辛迪能够统合被隔离的情感以及碎片化的回忆。现在，她能够连贯地叙述自己的生活经历，并且意识到过去与当下的联系，更能享受情感生活了。

125

如果不使用催眠治疗，对辛迪的工作会变得困难吗？可以确定的是，直到引入催眠疗法，治疗才开始有了进展。如果不使用催眠治疗，也会有进展吗？或许可以，但是就目前治疗中披露出的强奸经历和良好的工作效果而言，如果不使用催眠疗法，可能需要更长的时间，也不见得如此有效。

为何催眠疗法能够发挥作用

催眠本身并不是一种治疗方法。它可以从多条线路引发当事人不同的主观体验，从而为治疗性干预的开展提供良好的机会。对辛迪来说，催眠经历使得她很快与治疗师建立了正性的合作关系。辛迪觉得我态度温和，能够关注她，为她营造出一种舒适、安全的氛围，也尊重了她掌控的需要。在开始的几次治疗中，产生了“纠正的情感体验”。辛迪觉得我和那些不顾她的感受，要求她做一些事情的人不同，我专注于帮助她达成自己的目标，尊重她的意愿和感受。我对于她的不适十分敏感，当她感到痛苦时，我不会强迫她继续回忆那些经历。

基于催眠引发的意识状态转换以及信任的咨访关系，辛迪可以放下头脑中对不愉快经历的警惕。辛迪不仅回忆起自己的经历，也回想起一个可以信任的人，这个人的存在能够帮助她面对创伤性经历引发的强烈的孤独感和无助感。在催眠状态下，在必要时痛苦的情绪可以受到一些约束——减速、静音或暂停。当事人可以恢复在经历创伤时被隔离或压抑的情绪，并把它们统合进个人经历中。过去发生的事情不再是虚幻的、难以理解的，当事人也不再从中抽离出来，就像这些事情发生在其他人身上一样。

126

治疗师帮助当事人回忆并“取回”她自己的经历，前后连贯的个人经历就形成了。通过帮助辛迪诉说隔壁房间里发生的事，以及几年之后在学生宿舍里发生的事，辛迪重新建立一种掌控感。她不但能在催眠状态下面对这些情绪，也能清晰地叙述自己的经历。现在，重温这些经历时，辛迪不再是一个悲观的受害者，她成为一个积极的叙述者。在避免引导性评论可能塑造或扭曲这些回忆的前提下，治疗师可以帮助辛迪按照顺序逐渐回忆发生的事情。这些经历可以按照顺序及因果关系进行分析和解释，使得混杂的记忆碎片重新获得意义。

通过催眠治疗，治疗师也有机会修正当事人在创伤过程中产生的歪曲观念。隔壁老女人曾告诉辛迪，如果她是个好女孩，她就会保守秘密，这让辛迪感到十分困惑。这好像意味着如果辛迪告诉自己的父母发生的事，她就是个坏女孩，而这正是她一直惧怕的事情。她需要从治疗师那里确认自己没有做错，这只不过是缺德的成人用来恐吓、控制孩子的方式。在回忆宿舍强奸事件时，辛迪现在十分确定并不是自己的原因造成此结局。无论是回忆本身还是治疗师的观点都发挥着重要的作用，让她确信自己的确是无辜的。在相互尊重的治疗氛围里，担心治疗师是否能够利用当事人的高暗示性，并以不同的方式对当事人产生影响，本身就是错误的，因为确认与诠释都需要与当事人的需要和治疗目标保持一致。

移情和反移情

正如上文提到的，催眠可以促进正性移情。在催眠治疗中，辛迪很快就感受到被理解和被帮助。在接下来的整个治疗过程中，她都觉得很安全，也充满感恩。如果发生负性移情又将如何呢？治疗师是否会“继承”那些当事人早年经历里残存的被虐待的感受？显而易见，过去的痛苦回忆会在治疗过程中出现，尤其当治疗师“匿名邀请”当事人把过去关系中的感受投射或替换到与治疗师的关系中时。然而，在催眠状态下重现创伤性事件会激活当事人对施暴者的 127 负面情绪。这样一来，治疗师不需要成为投射的对象，就能追溯到这些感受的根源。在回忆的过程中，当事人也已识别出情绪的根源，并表达出自己真实的情绪。

有时候，治疗师会鼓励当事人在想象中与施暴者对话或惩罚施暴者，这是一个能够分辨和统合创伤性经历的方法。但有时负性移情也会发生，当事人会觉得治疗师是充满攻击性的、拒绝的或试图控制的。这些扭曲的感受往往需要借助诠释来修通。这是当事人对先前创伤的常见反应，通过充满关爱的治疗关系以及治疗师的澄清可以带来改变。

对于迫切寻求帮助、配合并充满感激的来访者，反移情很少会成为问题。一个可能存在的问题是治疗师的过分保护会造成来访者的过分依赖或处于被动的位置上，但这种情况并未发生在辛迪的治疗过程中。她更多以参与者的身份加入心理治疗——合作但并不是服从。我尊重她内在的力量。另一个可能存在的问题是对当事人的性体验的过分好奇。实际上，在催眠状态下回顾被骚扰的经历，另一位病人可能会问：“我怎么知道你并没有享受这个过程？”治疗师的反应与此不同，他充分理解受害者的困境，能够体察他的恐惧和痛苦。如果治疗师在工作过程中认同了施暴者并有性唤起，这可能是治疗师自身需要接受咨询或寻求督导的信号。

注意事项和禁忌证

催眠治疗存在引发虚假记忆的风险。治疗师必须谨记唤醒过往记忆往往是一个重建的过程，极易受到回忆动机、回忆内容以及治疗师引导的影响。虽然回忆并不需要与真实情况在细节上完全吻合，只需要包含有关当事人过往经历的重要信息，但对当事人来说却很难不去严肃看待每一个细节。因此，一个人可能记得自己 8 岁时被哥哥骚扰，实际上却是 6 岁时看护者对他做的事。当事人由于害怕面对真相或渴望和哥哥亲密而无意识地选择了歪曲回忆，让哥哥替代了真正施暴者的角色。从临床工作的角度来说，了解到当事人童年期被虐待的经历就已经足够了。对于一个试图对抗或检举嫌疑人的受害者,记忆的真实性就显得特别重要。如果催眠状态引发了有关性虐待的虚假记忆,结果会十分糟糕。 128

因此,必须十分谨慎地探索童年期的创伤,临床工作需要承担一定的风险。那些好奇自己在童年期是否经历过创伤的人必须与立场中立的治疗师探讨这一问题。而对于病史较久的来访者,他们的症状可能不符合诊断标准,专业的心理治疗又收效甚少,他们有可能在催眠探索中获益。这种类型的来访者必须了解记忆扭曲的风险,并且知道这些回忆内容不适用于咨询以外的场合(如打官司)。治疗师还必须告知来访者,回忆儿童期的创伤经历并不能自动(或容易地)解决他们的问题,甚至在一些情况下毫无助益。但是对于另一些来访者,催眠作为疗效不佳的治疗方案的替代品,可以帮助治疗师为来访者带来稳定、长久的改变。

不幸的是,并非所有的来访者都能从催眠治疗中获益。年龄回溯或其他形式的催眠探索不具有稳定性,尤其在创伤性经历被发现时。虽然治疗师努力控制回忆的节奏,调节情感反应,但是面对那些原本被意识压抑的情绪的确会让来访者感到困扰,甚至陷入混乱。接下来伴随的可能是症状加重而不是减轻,除非来访者拥有的个人资源足以承受挑战。必须警惕不受控制的自我退化的风险,为当事人提供足够的支持直到他们可以表达自己的想法和感受。有些人可能始终无法参与催眠治疗,就像对于一些患有严重生理疾病的人,不接受外科手术是更明智的选择。

对辛迪来说,虽然症状严重,她目前的人格结构却是比较稳定、可靠的。虽然辛迪有时处于情感隔离的状态,这与她从无法忍受的创伤经历中逃脱的经验类似,但她并没有精神方面的问题。实际上,辛迪完成了硕士课程,在工作中有良好的胜任力,直到三十多岁前对于生活仍具有较好的适应能力。她很聪慧,没有产生任何偏见从而影响治疗关系中最为关键的信任感。

从研究的角度来说,我们关注如何能使这里提出的原则和技术得到进一步的评估和完善。这里讨论的内容涉及多个重要的科学领域,如童年期创伤带来 129 成年期病理性问题的发病机制以及记忆歪曲的问题。目前,相关科学领域的研究已开展,它们无疑会影响人们对催眠的理解。此外,治疗师们也可以考虑一系列可能影响治疗效果的变量，如来访者变量中的当事人的催眠感受性、症状图谱、个性因素。有着怎样问题、怎样性格特点的人更容易从催眠疗法中受益？治疗师变量中的一个因素是治疗师的性别，也就是说，当治疗师与当事人的性别不同时，治疗效果会比同性别组合更明显吗？此外，治疗师的经验水平、处理创伤的熟练程度以及治疗师持有的治疗理念对疗效会有怎样的影响？我们该研究什么样的治疗变量？生物反馈技术与催眠疗法相比孰优孰劣？情绪宣泄在其中发挥了怎样的作用？那些强烈的负面情绪是应该鼓励宣泄出来，还是该有所限制、谨慎管理？如果一位治疗师并未使用正式的催眠引导程序，是否也能达成类似的治疗效果？

除非以上问题都能得到比较完善的回答，来自案例报告的临床经验和判断才能成为其他治疗师与来访者进行工作的参考基础。从历史发展的眼光来看，催眠疗法用于治疗创伤性问题已有一百多年的历史。弗洛伊德（Sigmund Freud）和让内（Pierre Janet）早期的工作被视为测试、错误或奇闻轶事的资料。实际上，这个有效的临床工具经历了时间的考验，需要更系统的研究，以更广泛地用于减轻病人的痛苦。

参考文献

Briere, J., & Conte, J. (1993). Self-reported amnesia for abuse in adults molested as children. *Journal of Traumatic Stress*, *6*, 21 – 31.

Courtois, C. A. (1992). The memory retrieval process in incest survivor therapy. *Journal of Child Sexual Abuse*, *1*(1), 15 – 31.

Davies, J. M., & Frawley, M. G. (1994). *Treating the adult survivor of childhood sexual abuse: A psychoanalytic perspective*. New York: Basic Books.

Finkelhor, D. (1984). *Child sexual abuse: New theory and research*. New York: Free Press.

Herman, J. L. (1992). *Trauma and recovery*. New York: Basic Books.

Herman, J. L., & Schatzow, E. (1987). Recovery and verification of memories of childhood sexual trauma. *Psychoanalytic Psychology*, *4*, 1 – 14.

Loftus, E. F. (1993). The reality of repressed memories. *American Psychologist*, *48*, 518 – 537.

130

Lynn, S. J., & Nash, M. R. (1994). Truth in memory: Ramifications for psychotherapy and hypnotherapy. *American Journal of Clinical Hypnosis*, *36*, 194 – 208.

Russell, D. E. H. (1986). *The secret trauma: Incest in the lives of girls and women*. New York: Basic Books.

Terr, L. (1994). *Unchained memories: True stories of traumatic memories, lost and found*. New York: Basic Books.

131 CHAPTER 7 第七章

催眠疗法在治疗躯体形式障碍方面的应用探索

约翰·F. 查维斯

一些患有原因不明的慢性躯体症状的病人成为医疗行业在诊断和治疗上的一大挑战。通常，这些病人都做过大量医学检查，却并未发现任何组织上的病变可以解释他们目前的躯体症状（Barky & Klerman, 1983; Smith, 1985）。这些症状的特定病理生理过程无法得到证实，而任何可观察到的病理及其致残作用远远超过预期。他们热衷于防御性治疗，不惜付出昂贵的代价进行全面的医学检查（Tancredi & Barondes, 1978）。此外，这些检查也使他们承担感染医源性疾病的高风险（Quill, 1985; Roberts, 1994）。

排除常规的病理生理学原因之后，心理因素开始被用来解释这种临床表现。目前，对于这些病人的诊断主要为人为性疾病、诈病以及躯体形式障碍，其中躯体形式障碍包括躯体化障碍、转化障碍、疼痛障碍、疑病症以及非常罕见的身体异形障碍。躯体形式障碍被归为一类，是因为这些问题都需要排除生理原因，而不是对病因进行各种假设。该方法延续了常规的医学诊断策略，即不考132 虑那些罕见却可能发生的器质性病因，而不是排除那些常见病因，特别是当这些病因存在非器质性可能的时候。当然，通过排除法进行诊断会遇到很多困难。有时会带来误诊，即在诊断为躯体形式障碍后却发现病人的确患有某种隐秘的器质性病变（Fishbein & Goldberg, 1989; Lazare, 1981）。

目前复杂的情况已证实，识别并治疗身心障碍的亚临床表现具有一定重要性（Smith, 1994; Wickramasekera, 1993）。之所以强调早期识别是因为这些病人往往频繁使用医疗服务，在某些方面丧失能力常需要多年的治疗（Smith, 1994）。

历史上对于催眠和催眠感受性的研究几乎与歇斯底里症的转换症状研究同时进行，纠缠在一起（Ellenberger, 1970）。究竟是使用社会心理模式还是医学模式来解释这些病理生理表现引发了一系列争论（Goffman, 1961; Scheff, 1966; Szasz, 1961）。尽管如此，催眠疗法依然是躯体形式障碍的治疗范式。甚至，目前的治疗模式主张，催眠感受性本身或许是部分病人易患躯体形式障碍的原因（Wickramasekera, 1993, 1994）。

希望借助催眠疗法治疗躯体形式障碍的临床工作者会面临很多具有普遍性的问题。比如，对病人问题的确诊，大多数病人不愿意接受痛苦的心理干预过程，他们从症状中次级获益，对情感的觉知甚少，我们称其为述情障碍。鉴于躯体形式障碍患者表现出来的这种意识状态的转变，希尔斯特伦（Kihlstrom, 1994）认为该疾病的综合表征应被归类为分离性障碍。

躯体形式障碍患者拒绝把自己的问题视为心理问题，他们大多确信自己患有器质性疾病，需要通过常规的医学方法或外科手术进行治疗，并不认为催眠疗法能够治愈他们。因此，想要使用催眠疗法治疗该类患者的临床工作者常常会遇到额外的困难，即患者并不接受催眠疗法。如果想确保治疗的效果，就需要临床工作者在使用催眠技术之前做好准备工作。

本案例中的病人患有长期背痛，最终被诊断为一种罕见的转换性障碍——躯干前屈症（Lazare & Klerman, 1970）。其他研究者也讨论过采用催眠疗法治疗心因性疼痛（如幻肢痛等）（Chaves, 1985, 1993, 1994）。在这里我将讨论如何对有转换症状的病人采用催眠治疗。

背景信息

133

人口统计学与当前问题

E.K.是一名42周岁的已婚白人妇女，她的主要问题是步态和姿势受损（impaired gait and posture）。在我们第一次通电话时，E.K.提到自己被诊断为转换性障碍——躯干前屈症（camptocormia），在心理学家的建议下前来寻求催眠治疗。此前，她已经接受了几个月的心理治疗，虽然她觉得治疗在很多方面都对她有帮助，但在步态方面并无改进。

我们第一次见面时，她看上去很特别。她的步态损害表现为身体弯曲着走路，让人想起速滑运动员。她弯曲的背部与地面呈一定角度，在20度到70度之间变化；当她努力站直或向前走的时候，她的背部会与地面平行。当她试图站起来的时候，她的身体会在极短的时间内保持竖直，晃动一会儿之后，很快又恢复为原来的弯曲体态。

很有趣的是，在倒着走路时，E.K.可以毫不费力地保持直立。她的坐姿正常，平躺也没有问题。体重超重，但被弯曲的身体掩藏了。她很结实，抱怨自己自从得了这个病之后体重增加了约 30 磅，几乎和一年半前一样重了。

尽管有转换性障碍的女性发病率高于男性，但躯干前屈症的确在女性中比较少见（Kosbab，1961；Lazare & Klerman，1970；Rockwood & Eilbert，1969；Rosen & Frymoyer，1985）。躯干前屈症的先前案例多见于第一次世界大战或第二次世界大战时期的士兵（Fetterman，1937；Hall，1919；Hamlin，1943；Hurst，1918；Massa & Slater，1989；Miller & Forber，1990；Saliba，1919；Sandler，1945；Sutro & Hulbert，1946；Walker & Leeds，1928）。

家庭背景

E.K.是一名乡村社区的六年级老师。她的丈夫也是一名小学老师，现年 43 岁，他们有三个儿子，分别是 15 岁、12 岁和 10 岁。她的父亲是一名退休的铁路工人，现年 69 岁。她的母亲是一名退休的制衣工。父母身体都很健康。她的父亲是一个性格内向的人，脾气急躁，喜怒无常。每当他和 E.K.的母亲起争执的时候总会闭口不言。他对 E.K.也比较苛刻，E.K.觉得自己没法在他面前做对任何事情。E.K.提到自己的母亲控制欲较强，比较外向。当她的母亲没有达到自己的目的时，总会撅起嘴，然后“让人陷入内疚之中”。E.K.说“虽然她没有说过，但我从来不觉得自己身材苗条、可爱，或穿着得体，总之就是还不够好”。

134

E.K.的父亲晚上工作，白天休息。当他被孩子们吵醒的时候常常非常愤怒。她的父母总是争吵，对彼此都不满意，却从不真正去面对问题。尽管如此，E.K.却说自己在家觉得“很安全”，并且“这里从来没有暴力行为”。但她也承认，父亲会打她的头来处罚她，母亲则会用苍蝇拍打她。

这个家庭里从不会讨论性方面的话题，尽管有一次父亲向她透露，母亲在性方面有问题，虽然这个问题可以治疗，但她拒绝治疗，至于其他细节 E.K.便不知道了。高中时，E.K.开始了解性方面的知识。青春期时，她朋友的父亲曾试图抚弄她的胸部。那段经历让她十分痛苦，她从来不愿向任何人提及。结婚前，她有过一些亲密的行为，这也让她感到内疚。婚后一开始的性生活是不错的，但她十分担心孩子们或突然造访的客人会听见性爱过程中发出的声音。近年来，她的性生活变得毫无乐趣。

她的父母住在附近，都觉得E.K.入院治疗和药物控制的效果还不错。父亲会开车送她去医院，而母亲为全家准备食物。对于E.K.，这是“极大的帮助”。

E.K.有个现年39岁的弟弟，已婚。据E.K.说，他是母亲最喜欢的孩子。小时候，他总是能从父母那里得到他想要的东西。现在，他的儿子也成了父母最喜欢的孙子。

E.K.说自己的丈夫乐于助人，体贴周到，关心他人，但也是个要求苛刻的人，很难接受不符合他期待的人。他们结婚20年了，在婚前他们交往了2年。E.K.说自己对婚姻很满意，与公婆的关系非常好，虽然她也承认刚结婚的时候，她的婆婆在“天主教堂祈祷他们还是赶快离婚的好”。

12岁之前，E.K.有很多时候待在外祖父家的农场里。但之后她的外婆出了车祸，上半身都被碾碎了，而她的外祖父也在这场车祸中受了重伤，花了很长时间才得以康复。后来，E.K.的外祖父又娶了医院里的一名护工。此后，他与子女及孙子的关系迅速恶化，彼此的关系一直非常疏远，直到15年后，她的外祖父因癌症而去世。

病史

135

E.K.目前的问题最早出现在1991年11月18日的早晨。那天，她起床时突然发现自己没法直起腰，大腿和膝盖非常疲软。E.K.无法直立行走，当她躺下或坐着的时候却没有任何不适。当她试图站着或走路时，又开始感到疼痛。如果她试图站直，肌肉就会“开始抖动、抽搐”，E.K.感到精疲力竭，不得不坐下来。

在她第一次出现症状时，E.K.在工作上感到前所未有的压力。她当时正在教六年级，班里有34个学生。“大多数孩子都很下流顽劣，且非常粗鲁，完全不考虑行为的后果。”她目睹了很多暴力行为，包括一个孩子用运动裤上的绳子将另一个孩子勒得窒息。E.K.提到自己经常听见一些有性含义的言论或暗喻，并为此感到苦恼，但学校校长对她为了控制这类行为所做的努力并未给予支持，这使她更加难受。此外，她的压力还来源于任何人们“失控”的场景，这些场景让她觉得焦虑。

E.K.所指的情感暴力和情绪宣泄包括醉酒、愤怒或性唤起等。

先前的治疗和评估

在她的症状出现之后，当地的一名医生曾对E.K.进行了检查。腰椎X射线检测表明，其腰椎L－5/S－1段变窄。计算机轴向断层扫描(computerized axial tomography, CAT)显示，她有不同程度的腰椎凸出。核磁扫描显示，其腰椎L－3到L－5段退化并伴有腰椎骨刺，轻度狭窄。肌电图(electromyographic, EMG)扫描呈阴性。以上检测结果表明，E.K.可能患有L－4/5及S－1段神经根病变，并伴随腰椎关节僵硬和侧壁症状。她先后服用了沙丁(Lodine)、美他沙酮(Skelaxin)、去甲替林(Pamelor)和加氢可酮片剂(Lorcet Plus)，最后接受了理疗。在四个月的治疗之后，她终于可以站直了，并且不再有骨盆和躯干的刺痛感。如果她在站立的同时身体放松，她的身体就不得不保持驼背的姿势。也只有以这个姿势，她才能正常行走，但她的背部和大腿会慢慢变得疲劳。E.K.并没有任何虚弱或衰退的症状，但她的脚偶尔会痉挛。

早期的神经系统评估表明，她可能患有病毒性脊髓炎。胸部和腰部的磁共振成像(magnetic resonance imaging, MRI)检测没有发现异常。E.K.的药单中增加了安定(Valium)、萘普生(Naprosyn)、巴氯芬(Baclofen)和百忧解(Prozac)，却没有任何帮助。此外，E.K.说自己吹风时会头部不适，耳朵里好像有液体流动，入夜后会耳鸣。她还产生了一种像“波”一样的眩晕感。E.K.曾患有味觉障碍，嘴部有水疱及疼痛感。她的鼻子一侧有2英寸的区域是麻木的，嘴部和舌头好像被牵拉了一样。她的右手有书写震颤，有时她的手指对触碰非常敏感。

136

E.K.最早的医疗记录是1984年确诊的甲状腺机能亢进。甲状腺手术后，E.K.每天服用1毫克的左甲状腺素钠。E.K.还长期患有细胞间质膀胱炎，她并未提到这一点。在1970年左右，她曾患有较长时间的间歇性背痛，那时她在一家包装公司工作。当时E.K.并没有接受治疗，为此不适了好几周。1979年，当E.K.试图抱起一个孩子时，她的背部过度伸展，从腰部一直到骶骨部都非常疼痛，但这种疼痛并未辐射到她的腰椎底端。E.K.当时卧床休息并进行了脊椎推拿，2周之内就奇迹般康复了。1979—1991年间，她常会产生活动引起的后背疼痛，并随后进行脊椎推拿。1986—1988年，这种由活动引起的背痛有所恶化。

这段时期,她的症状主要集中于背部,并没有辐射到腰椎底部。

1992 年 9 月,E.K.先前的心理治疗师对她进行了一次心理评估,她接受了一系列心理测试,包括“韦克斯勒成人智力量表”“瓦格纳手动测试”“罗夏墨迹测试”“明尼苏达多相人格测验(第二版)”“班达完形测试”“罗氏句子完成测验”以及“布克房树人测试”。

“韦克斯勒成人智力量表”的测试结果表明,E.K.的言语智力为 120,操作智力为 98,总体智力为 110。“明尼苏达多相人格测验(第二版)”的测试结果属于正常范围。投射测验的结果说明她比较焦虑,不愿意相信其他人,不知道自己如何才能“比得上”别人。她承认自己的很多问题与性相关,如波动的需要、易变的满足感以及对自己身体的不满意。她与其他人的交往是肤浅的,总是害怕亲密关系。尽管没有证据表明她患有思维障碍,但实际上她很难保持客观及采纳其他观点。基于以上评估结果,E.K.被诊断为患有转换症状(DSM - Ⅲ, American Psychiatric Association, 1987;维度 Ⅰ, 300.11),建议排除脑部生理病变。后续的磁共振成像脑部扫描也排除了生理病变的可能。

目前的评估

137

E.K.觉得,她的问题来自其所带的六年级学生的性玩笑和恶作剧,这些对她而言是棘手的难题,令她倍感压力。特别是一个比其他学生大 2 岁的男孩,他尤其难缠。有些男学生(占全班的 2/3)邀请女学生“舔他的家伙”或对她们说“去上你的老妈”,还有些学生用气球来比较他们阴茎的长短。E.K.开始咨询时提到,她认为大概只有那些有基督教背景的治疗师才能理解她的痛苦,但她并没有对我的宗教信仰做额外的要求。在她看来,学校校长对她管理班级的不理解与不支持,使她的问题进一步恶化了。

E.K.自述,在这样巨大的压力下,她觉得自己好像从胸部到嘴巴被锁在了一个盒子里。在谈到这些压力事件的时候,她会不由自主地把右手放在喉咙上,形成一个保护性姿势。经常探索这些症状能够帮助 E.K.很好地洞察目前的问题,并为催眠引导提供良好的准备。

我和 E.K.探索了这些问题的意义,包括三个方面:(1) 她很亲近的外祖母在一次车祸中丧生,她的身体撞在仪表板上,上身遭受挤压;(2) 青春期时,她同学的父亲曾试图抚弄她的胸部;(3) 在五年的婚姻生活之后,她开始改变自己的身体姿势,让她的胸部尽可能别那么突出。这也伴随着性欲的减退,当丈夫在她不愿意的情况下坚持和她做爱时,她会感到非常愤怒。而对丈夫的要求开始无意识的妥协是 E.K.在这个阶段的典型反应模式。第一次面谈中我们涉及的另一个主题是 E.K.对他人的失控产生的极大恐惧,其中包括她所教班级里的学生、喝醉酒的人以及愤怒的人。

在首次表现出躯干前屈症状之后,E.K.在家待了一段时间,症状也有所改善。但是几周之后,当一位同事来看望她并提到学校里孩子们的情况后,这种改善突然中断了。她将这次谈话的影响很形象地描述为触及她的"痛点"。直到后来她才明白,这其实是她对同事感到愤怒,同事再次把这些事情"倾销"给了她,让她再次体验到课堂上的压力。躯干前屈症状完全恢复,E.K.对于"痛点"再次产生强烈不安。在治疗的初始阶段,我们也简短地讨论了她在部分压力情境下可能采取的有效策略。在首次面谈之后,她对性生活的兴趣有了明显的改善,并且发现自己多年以来第一次开始主动。

138

在最初几次咨询过程中,我们还讨论了她该如何向丈夫表达、协商自己的需要,并直接暗示她自己的需要也很重要。此外,我们也谈到她对催眠治疗的态度、期望以及观念。对于使用催眠疗法,她持乐观态度,也很期待尽快开始治疗。

问题概述

E.K.看起来非常愤怒,却很难意识到自己的愤怒,也缺少有效的对策去管理这些情绪。这种无法表达的愤怒和敌意在其他躯干前屈症患者身上也有所表现(Carter, 1972; Sandler, 1945)。实际上,她觉得包括家庭成员、学生、校长、同事在内的所有人都在用学校里的麻烦事来烦她,丝毫不考虑她的需要,而她又很难表达自己的想法。因此,E.K.的躯体症状可以看作她用来转移注意力的方式,使她不必把焦点放在情绪问题上,这也让她扮演了受害者的角色并借此惩罚那些让她愤怒的人。在后来的治疗过程中,虽然她已经可以直立行走,但她发现,一旦自己在学校走廊里遇到校长或是与其他几位老师讨论如何处理学生问题,她的身体就会开始弯曲,表现出躯干前屈症状。她开始意识到人们对她表现出的症状感到很不舒服,对 E.K.来说,她希望几位学校负责人会感到愧疚。

症状很快给 E.K.带来了次级获益，使得她摆脱了来自班级的压力。我第一次和 E.K.见面时，她已经停职一年半。症状也让她有机会接受治疗，处理自己各方面的问题，而在此之前，她是不会因为这些问题去寻求帮助的。实际上，E.K.迫切希望开始治疗，因为她意识到，即使是在症状消失之后，她对于帮助的需求也不会消失。有好几次，她都在面谈过程中提到，她害怕自己的好转会带来治疗的中止。 139

治疗过程

使用催眠治疗的理由

E.K.非常信任在治疗过程中最先使用催眠疗法的那位心理医生。虽然在治疗过程中，她的走路姿势并无任何改变，她却意识到自己在其他方面有所获益，并希望在背部问题康复后继续接受心理治疗。因此，她对催眠疗法的态度是非常积极的。先前的治疗师告诉 E.K.，她的症状可以理解为内心冲突的结果。当时她很愿意接受这样一个精神动力取向的诠释。对她而言，催眠疗法是帮助她了解并解决这些冲突的最有效的方法。

理论上，催眠干预适用于多种心理治疗方法(Brown & Chaves, 1980; Kirsch, 1994)。在本个案中，催眠疗法成为使用认知行为干预技术的平台，如自信心训练、认知重建、压力管理、愤怒识别与管理等。此外，由于当事人非常支持使用催眠疗法，因此在具体的运用上可以视工作主题而定，尤其是那些涉及次级获益的部分。这也说明通过认知失调的机制更有可能增强催眠效果。无论症状是否消失，E.K.是否都决定回到学校工作，又或者是否都决定寻求诉讼，这些都在咨询过程中具体讨论过了，旨在为更有效地使用催眠疗法“扫清障碍”。这些讨论使得 E.K.真正决定重新回到教师岗位上，无论她的症状改善与否。此外，我们还讨论了她回到教学岗位后用来应对各类症状的具体策略。

为何优先考虑催眠疗法

有很多治疗方法可以用于治疗转换症状。赫斯特(Hurst, 1918)最早报告了使用催眠疗法治疗躯干前屈症的成功案例。在本案例中，使用催眠疗法最大的优势在于当事人对于催眠持有积极的态度，这得益于先前治疗师为当事人提供的有 140

效的催眠体验。催眠疗法结合认知行为疗法和洞察取向的治疗方法对本案例来说比较合适。此外,使用催眠疗法也依据病人对自己目前状况的病因学及心理动力学解释。当事人的高催眠感受性也支持了治疗假设,即催眠与认知行为疗法的结合将提高治疗的整体功效(Kirsch, Montgomery, & Sapirstein, 1995)。

治疗过程

在E.K.的治疗过程中,我故意推后了一段时间使用催眠疗法,让我们有机会充分探讨她目前遇到的一系列问题,并更好地理解症状是如何嵌入其中的。同时,这也是一个发展融洽治疗关系的好机会,有利于处理次级获益的问题。此外,使用推迟催眠疗法给予我们进一步依据治疗进程探讨和塑造她对治疗的期待,形成具体工作目标的机会,如帮助她在康复阶段面对问题、发展资源以面对治疗中不可避免的退行等。

在这个阶段,E.K.有几次因时间安排对我发火,这使得我有机会观察并分析她对这类情境的反应模式,并帮助她发展出更可取的反应模式,获得更理想的结果。认识并管理愤怒情绪、完成自信心训练等任务对她来说特别有帮助。

鉴于E.K.的教师身份,我们使用了"学习曲线"的隐喻,使她认识到正如每个人亲身经历的那样,学习常常以不规则的方式逐步取得进展,个体必须抓住每一次错误和挫折,使其成为学习机会。以下是首次面谈时的简单记录,之后是使用的催眠暗示语的主要内容,以及催眠治疗准备阶段所关注的主题。催眠引导阶段的部分注意事项如下:

(1)催眠引导过程需要慎重考虑当事人对催眠疗法及治疗结果的期待。特殊的期待必须与当事人的期待相符——既可以调整以符合当事人的期待,也可以对当事人进行教育以接纳该期待。因此,觉得催眠引导需要发光物体的当事人更适合那些装备精良的治疗师。此外,那些期望体验自然遗忘现象的当事人可能会失望,因为这种催眠现象其实比较少见。因此,他们会觉得并未进入催眠状态,很有可能无法从治疗中获益。在此情况下,对当事人进行教育是一个好选择。有报道表明,在其他个案中同样需要处理当事人的期望并进行前期准备(Chaves, 1979,1985,1989,1994)。在本案例中,E.K.对催眠引导并没有特别的期待,但也谈到对失控的担心。因此,我在工作过程中进行了解释,让她了解到她自己可以决

141

定接受或拒绝催眠暗示,可以在任何时候以任何理由中断催眠。此外,催眠暗示语也会尽可能以间接的方式呈现,避免引发她对失控的担心。

(2) 对 E.K.来说,放松训练是非常有意义的治疗目标。在第一次实施催眠引导的过程中,我使用了放松引导法,并未直接触及她的问题症状。

(3) 我并未对 E.K.的催眠感受性进行正式评估,但我使用了一些相对容易的肌肉运动暗示以粗浅地评估她对催眠的反应,即请她想象两只手臂不同的沉重程度以观察其反应(Spanos, 1971,1986)。这是一个比较普遍的催眠暗示反应,会出现明显的行为反应,也能促进其他催眠反应的发生。是否在治疗过程中正式评估催眠感受性存在争议,那些倾向于将催眠感受性视为某种特质的治疗师更愿意采用正式评估的方法(如 Nadon & Laurence, 1994)。相反,另一些治疗师将催眠感受性视为一种可以学习或改变的技巧,因担心当事人可能对较难的暗示语难以产生反应而造成失败的治疗体验,故较少使用正式的催眠感受性评估(Kirsch, 1990,1994)。使用较为简单的催眠引导还能帮助当事人学习如何对催眠暗示语产生反应,降低产生失败体验或负面期待的风险。以下是对 E.K.进行治疗时使用的一般性催眠引导过程,在正式的催眠引导之后,还进行了一些不同类型的催眠暗示。 142

程序示例

今天治疗的开始……我希望你试着舒服地闭着眼睛……就像很多人做的一样……同时注意你的身体是如何被椅子支撑着的,头部的支撑……注意你的脖子、背部……腿部……以及脚部的支撑……你能感受到整个身体靠在椅子上,并且试着让全身的肌肉放松下来……把你全身的重量放在椅子上……就这么做……想象你的椅子是一块巨大的海绵,能够吸收所有紧张的感觉……这些紧张感从你的身体流到了椅子上……留下你独自享受深深的舒适感……

随着每一次呼吸,你会发现自己越来越放松……越来越舒适……越来越自在……随着身体的放松,你也会慢慢发现你的身体变得非常松弛……就像一块湿抹布……非常松软……随着舒适感的增加……你的头脑的运转变慢了……仿佛时间被拉长了……每一秒的时间都变长了……你有更多的时间去放松。

现在,为了让你的头脑和身体更放松,我想请你想象自己站在一间老房子的楼梯顶端,你的脚下铺着柔软、华贵的厚地毯。试着让你的地毯变成自己喜欢的颜色……也许是让你觉得平静、放松的颜色……楼梯的一侧是厚实的木制扶手……它由结实的木头做成……是孩子们会喜欢从上面滑下去的那种……非常坚固、安全。

用一只手扶住扶手,你可能已经猜到,接下来我会从20倒数到1,我每数一个数字,你会随着数字开始慢慢地走下楼梯……我每数一个数字……你会觉得自己越来越放松。

现在让我们从20开始……注意,你会抬起左脚走下去,动作也许会非常慢……19……你的脚深深地陷入地毯里……18……时间继续变慢……这是独属于你的时间……17……更深……16……你是这么放松……15……过一会儿……14……更放松了……13……就好像你飘浮在阶梯上……12……如此放松……11……更加放松了……10……如此舒适……9……进入很深的催眠状态……8……你开始享受如此放松的感觉……7……当你走到楼梯底端的时候……6……你会发现有一扇门出现在你面前……你开始期待……5……我会请你……4……打开这扇门……3……走进这扇门……2……1……当你走到楼梯底端的时候你是如此放松,你的手触碰到门把手,轻轻地推开门,你会发现这是一个风和日丽的春天,一个漂亮的花园出现在你面前……有很高的树木……花朵……阳光很明媚,也很温暖……是很舒适的温暖,这时你感到很平和,就好像长假刚开始的时候……你知道工作已经完成了……所有担心和困扰都抛在了脑后……那种从责任中摆脱出来的自由感……

143

当你环顾四周,你会发现在两棵大树之间有一个结实的吊床……试着爬上吊床,你会很快意识到吊床在有力地支撑着你,它包裹着你,就好像摇篮一样……吊床轻柔地摇摆,从这一边摇晃到另一边……随着吊床的晃动,轻风抚过你的脸颊……从这一边到另一边……

你开始进入更轻的飘浮之中……这种感觉让你记起睡前放松的感

觉…… 仿佛飘浮在时空之上…… 你甚至很难分辨自己是否清醒……但这无关紧要……最重要的是这种深层的放松感……你可能会惊奇地发现自己对我所描述的很多观点、想法和感受始终保持开放的态度……以完全不同的方式进行体验,也使你觉得十分有趣……

我想请你举起手臂,紧紧握住拳头……很好……现在想象你的左手拎着沉重的水桶……里面装着沉重的东西……我不太确定里面装的是什么…… 也许是沙子、水或岩石……现在,你会注意到自己紧紧抓着水桶的提手,它变得越来越沉重……越来越沉重……同时,你的右臂会觉得很轻,仿佛飘浮在半空中……就好像你的右手腕和手指上系着氢气球……将你的右手臂越拉越高……同时,你感到左臂越来越沉……从你的手腕到前臂,那种沉重感在你的手臂上蔓延……跃过你的手肘……甚至到达了你的肩膀。你的整个左臂好像用铅做的,它变得越来越沉重……你的手臂都快沉到腿上去了……你越想控制左臂,左臂就越沉重……慢慢地,好像要落到大腿上了……当它触及大腿时,让你的手臂放松下来……回到舒适的位置上……沉重感消失了……好……现在注意到你右手里的氢气球开始漏气了,随着它越变越小,你的右手回到舒适的位置上,自然地放在大腿上,同时,你也发现自己进入越来越深的恍惚之中……现在,你的两只手臂都已经回到了原来的位置上…… 舒适地休息着,你会注意到它们的感觉很好,就像以往一样……

144

现在,请你回到吊床里,自然地摇摆,从这一边到那一边……从那一边到这一边……你对我所描述的这些观念、想法、感受越来越保持开放态度,并不断感受到你的内在有一股力量……每一天,你都会变得更有力,也更具适应性……

也许,这会让你感到吃惊,过去那些烦扰你的小事情不再让你困扰,你越来越能从合适的角度看待问题……能够扫清前方的障碍让你感觉很好,你也清楚地知道自己需要的是什么。每一天,你都会发现自己在向目标靠近,你对自己的选择感到高兴和满意……因为你知道什么对自己来说是正确的……每当你听到这些话,都会让你体会到潜藏于心的深深的平静……也正因如此,每天你都会感到生活的美好……这种感觉就像花园中的那些花儿一样绽放在你的周围。

现在……如果你想要享受一会儿这种深度放松的感觉……就试着享受吧……但我们总会在某一刻回到生活中去享受其他快乐，过一会儿，当我从1数到3，你会注意到自己逐渐清醒过来，当我数到3的时候，只要你愿意，你会舒适地睁开眼睛……在接下来的一天里，你也会惊奇地发现，这种舒适的感觉会持续那么久……感受能量慢慢地回到你的身体里……1……感觉很好……2……越来越多的能量回到你的身体里……3，完全清醒过来，并且觉得舒适、放松。

引导语1：想象笔直地走路，肌肉平衡，压力减轻

想象你正走在森林里……享受着从责任中解脱带来的自由感……细小的树枝在你的脚下碎裂……试着触碰一棵树的树皮……然后换下一棵……观察这棵直立的树，感受自己也在森林里直立行走，这种感觉好极了……

让所有的压力都随风而去……享受松木清新的味道……体会那种自由的感觉……当你漫步时，是那么的自由，这让你觉得非常舒适……这是如此自然……

145

慢慢地，你进入森林的深处……在你漫步的时候，你遇到一条小河……你坐在河边……注意到叶子在小河里漂浮着……随着河水流向远方……这是如此自然……

你把手伸进了水里……凉凉地……舒适地，就是这样的时刻，你开始意识到对你来说重要的事情……你的财富、健康和幸福，你的身体是如此宝贵……它可以自然地生长、痊愈……你的身体陪伴你这么多年……它需要得到尊重……它保护你，不让你过度劳累，它提醒你注意到自己的极限，平衡你的目标，帮助你获得积极的结果……

你想象自己的肌肉彼此配合……和谐而平衡……我们并非试图回避压力……而是寻求平衡……此刻，你的头脑中开始出现了自己直立的画面，当这幅画面变得清晰，你的整个人开始与画面合二为一时，请用你的左手示意我……你能体会到那份和谐……笔直的感觉……你也许会有些麻刺感……试着控制那种感觉……无论何时你都可以拥有这幅画面,你觉得自己很高,站得笔直,充满自信。

引导语2:完美主义、情绪觉知与表达、学习曲线

当你漫步在沙滩上,你开始注意到美丽的沙滩,你知道对沙子而言,并没有一个躺在沙滩上的"完美"的方式……沙子们有无数种方式躺在沙滩上,每一种都很美妙……你发现自己开始欣赏这些不同的方式……你也可以顺其自然……你已经受够了,是时候让它们随风而逝了……

你会注意到自己的感觉,明白那些感觉对你来说很重要……你值得被尊重,被喜欢……你也值得把自己的想法、感受告诉其他人……你既能尊重自己的权利,也能尊重其他人的……

当你走在沙滩上,身为一名老师,你很清楚改变是如何发生的……你也知道学习需要耐心……需要动力和付出……此外,学习的过程并非总是连续的……有时出乎意料……学习从来就没有完美的……我们之所以接受这些是因为人类的本性便是如此,你重新学习那些技能,比如站立,比如笔直的走路……你过去认为理所应当的技能……当你享受每天的一点点进步时,你也变得越来越自信了……那些帮助你走路的肌肉变得越来越有力量……分享你新发现的自我表达的自由。

引导语3:保护心理"痛点",学习自信的表达

146

每天,当你发现自己的心理"痛点"变得越来越强烈时,你会觉得自己好像被看不见的盾牌保护着,这个盾牌能帮助你从正确的角度看待那些烦扰你的事……

你也会了解自己的感受,开始有意识地作出决定,以应对你目前的困境……总是深刻、坚定、毫无保留地相信,你永远有权被尊重,你的需要十分重要,你也可以在避免身心损伤的前提下,找到恰当方式去满足自己的需要。

在对E.K.的治疗过程中,我还使用了其他引导语来增强认知行为治疗的效果。E.K.很认真地聆听我为她制作的录音带,这在很大程度上促进了E.K.的认知重建,而这也是治疗的重点所在。

治疗效果

E.K.回到学校继续工作,却依然患有躯干前屈症。由于外在环境引发的愤怒不可避免,E.K.经历了情绪造成的症状反复,在此之后,她在与家人和同事的相处中开始恢复自信。当她发现自己的自信并未带来预想中的灾难或失控状态时,E.K.感到非常惊奇和高兴。

我们对治疗效果进行了量化评估,其中包括E.K.能够直立行走的时间和距离,作为她遇到困难时用以鼓励她的证据。当她开始站直了走路时,她迈出的脚步并不在一条直线上。但随着不断的练习和进步,这一点渐渐改变了。每次治疗时,她从等候室走进办公室的过程就是一次重要的评估,这使她的走路姿势与情绪状态之间产生了某种联系。

E.K.的身体姿势明显好转,但她依然会每两周来见我一次。也有很多证据表明,她越来越能识别自己的愤怒、挫败的情绪,尝试寻找有效的方法应对自己所处的环境,或是面对那些带给她这些情绪的人。在家或在学校的大部分时间里,她已经能站直或直立行走。她依然认为这距离她想要的所有东西"还有一段路要走",她也相信自己在父母面前会表现得更自信,而这些在以往从未发生过。

147

结论

躯体形式症状可以视为人际沟通的一种方式(Szasz, 1961; Barsky & Klerman, 1983)。它们代表了病人向自己或他人讲述的内心世界里发生的故事,也表达了病人无法通过其他方式满足的重要需要(Sarbin, 1986)。对于这类病人的治疗,重点是帮助他们了解自己的需要并以全新、有效的方式表达出来。

一些针对躯体形式障碍的躯体治疗方法,如生物反馈法,其实为身心疾病患者提供了一个"特洛伊木马",使得临床工作者可以在躯体的掩护下施展必要的心理干预技术(Wickramasekera, 1989)。值得注意的是,对于大部分病人,这种伪装出来的理想治疗方法常常收效甚微。

催眠疗法本身也可视为另一匹颜色不同的"特洛伊木马"。它为治疗师使用其他传统的心理治疗方法提供了良好的平台，能够带来当事人对心理治疗的正性期望(Kirsch, 1994)。从临床工作者的观点来看，催眠具有理论中立的优势。它能够与主要的治疗取向很好地融合，无论是认知行为取向还是精神动力取向(Brown & Chaves, 1980)。此外，催眠疗法十分适合短程心理治疗，后者在当今护理管理大环境中越来越重要(Talmon, 1990)。当然，仍有许多需要注意的地方。尽管有大量的证据表明催眠疗法与传统的心理干预方法相结合能够有效促进治疗的成功(Kirsch, Montgomery, & Sapirstein, 1995)，但仍无法确认催眠疗法的引入缩短了治疗周期。这个重要问题还有待进一步探索。

同样需要考虑的问题是催眠疗法是否适用。并非所有当事人都是良好的催眠对象，即使躯体形式障碍患者相较其他人群对催眠的反应性更好。以往的研究将催眠感受性视为一种相对稳定的特质(Nadon & Laurence, 1994)，但也存在认为当事人需要一定被催眠的能力才能从该疗法中获益的假设(Levitt, 1993)。

近年来的研究数据表明，催眠感受性其实是一种技能而非特质(Bertrand, 1989; Spanos, 1986)。如果当事人有被催眠的意愿，经过适当的训练，他们的催眠感受性都能提高，并可使用催眠疗法作为治疗工具。没有任何案例表明，高催眠感受性是获得良好疗效的必要条件(Chaves, 1989)。我自己的临床经验是，对于那些对催眠毫无反应的当事人，最好能尝试其他工作方法。不过，一旦当事人有哪怕一点点催眠反应性，只要他们对催眠效果有着正性的期望，都可使用催眠疗法。此外，一旦达到催眠反应性的阈值，常规的催眠感受性测试结果和临床疗效之间的关系基本上可以忽略不计了。因此，从临床工作者的角度，最重要的是判断当事人是否能达到催眠反应的阈值。当然，以上结论仅来自临床工作的假设，还需要系统的实证研究以证明其效度。 148

在催眠疗法中引入认知行为视角刚刚兴起(Chaves, 1994; Spanos & Chaves, 1989)。对于催眠恍惚状态理论的开放性评价使得大众的注意力重新集中于催眠疗法如何使治疗效果最大化这一关键因素上。如果说基尔希及其同事(Kirsch, Montgomery, & Sapirstein, 1995)发现了催眠疗法能够促进其他心理干预方法的治疗效率，那么如何使用这些技术就应该成为心理治疗培训的必要环节。此外，我们也需要有更多的研究关注以下主题，如治疗期望产生的作用，催眠前期准备的影响，发展技能训练项目以提高当事人的催眠反应性以及采用认知策略来促进催眠反应是否有效等。这些研究主题对于心理工作者能否在未来更好地使用认知行为取向的催眠疗法具有非常重要的临床意义。

参考文献

American Psychiatric Association. (1987). *Diagnostic and statistical manual of mental disorders* (3rd ed., rev.). Washington, DC: Author.

Barsky, A. J., & Klerman, G. L. (1983). Overview: Hypochondriasis, bodily complaints, and somatic styles. *American Journal of Psychiatry*, *140*, 273-283.

Bertrand, L. D. (1989). The assessment and modification of hypnotic susceptibility. In N. P. Spanos & J. F. Chaves (Eds.), *Hypnosis: The cognitive-behavioral perspective* (pp.18-31). Buffalo, NY: Prometheus Books.

Brown, J. M., & Chaves, J. F. (1980). Hypnosis in the treatment of sexual dysfunction. *Journal of Sex and Marital Therapy*, *6*, 63-74.

Carter, T. (1972). Camptocormia: Review and case report. *Bulletin of the Menninger Clinic*, *36*, 555-561.

149 Chaves, J. F. (1979). *Tactics and strategies in clinical hypnosis* (Cassette). San Francisco: Proseminar Inc.

Chaves, J. F. (1985). Hypnosis in the management of phantom limb pain. In T. Dowd & J. Healy (Eds.), *Case studies in hypnotherapy*. New York: Guilford Press.

Chaves, J. F. (1989). Hypnotic control of clinical pain. In N. P. Spanos & J. F. Chaves (Eds.), *Hypnosis: The cognitive-behavioral perspective* (pp. 242-272). Buffalo, NY: Prometheus Books.

Chaves, J. F. (1993). Hypnosis in pain management. In J. W. Rhue, S. J. Lynn, & I. Kirsch (Eds.), *Handbook of clinical hypnosis* (pp.511-532). Washington, DC: American Psychological Association.

Chaves, J. F. (1994). Recent advances in the application of hypnosis to pain management. *American Journal of Clinical Hypnosis*, *37*, 117-129.

Ellenberger, H. F. (1970). *The discovery of the unconscious: The history and evolution of dynamic psychiatry*. New York: Basic Books.

Fetterman, J. L. (1937). Back disorders of psychic origin. *Ohio State Medical Journal*, *33*, 777-781.

Fishbein, D. A., & Goldberg, M. (1989). Camptocormia and perceived pain. *Psychosomatics*, *30*, 357.

Goffman, E. (1961). *Asylums*. New York: Anchor Books.

Hall, G. W. (1919). Camptocormia (bentback). *Journal of the American Medical Association*, *72*, 547 - 548.

Hamlin, P. G. (1943). Camptocormia: Hysterical bent back of soldiers. Report of two cases. *Military Surgeon*, *92*, 295 - 300.

Hurst, A. F. (1918). The bent back of soldiers. *British Medical Journal*, 2, 621 - 623.

Kihlstrom, J. F. (1994). One hundred years of hysteria. In S. Lynn & J. W. Rhue (Eds.), *Dissociation: Clinical and theoretical perspectives* (pp.365 - 394). New York: Guilford Press.

Kirsch, I. (1990). *Changing expectations: A key to effective psychotherapy*. Pacific Grove, CA: Brooks/Cole.

Kirsch, I. (1994). Clinical hypnosis as a nondeceptive placebo: Empirically derived techniques. *American Journal of Clinical Hypnosis*, *37*, 95 - 106.

Kirsch, I., Montgomery, G., & Sapirstein, G. (1995). Hypnosis as an adjunct to cognitive-behavioral psychotherapy: A meta-analysis. *Journal of Consulting and Clinical Psychology*, *63*, 214 - 220.

Kosbab, F. P. (1961). Camptocormia: A rare case in the female. *American Journal of Psychiatry*, *117*, 839 - 840.

Lazare, A. (1981). Conversion symptoms. *New England Journal of Medicine*, *305*, 745 - 748.

Lazare, A., & Klerman, G. L. (1970). Camptocormia in a female: A five-year study. *British Journal of Medical Psychology*, *43*, 265 - 270.

Levitt, E. E. (1993). Hypnosis in the treatment of obesity. In J. W. Rhue, S. J. Lynn, & I. Kirsch (Eds.), *Handbook of clinical hypnosis* (pp. 511 - 532). Washington, DC: American Psychological Association.

150

Massa, E., & Slater, C. B. (1989). Camptocormia and depression: A case report. *Military Medicine*, *154*, 352 - 355.

Miller, R. W., & Forbes, J. F. (1990). Camptocormia. *Military Medicine*, *155*, 561 - 565.

Nadon, R., & Laurence, J. -R. (1994). Idiographic approaches to hypnosis research (or how therapeutic practice can inform science). *American Journal of Clinical Hypnosis*, *37*, 85 - 94.

Quill, T. E. (1985). Somatization disorder: One of medicine's blind spots. *Journal of the American Medical Association*, *254*, 3075 - 3079.

Roberts, S. J. (1994). Somatization in primary care. The common presentation of psychosocial problems through physical complaints. *Nurse Practitioner*, *19*, 47, 50 - 56.

Rockwood, C. A., & Eilbert, R. E. (1969). Camptocormia. *Journal of Bone and Joint Surgery*, *51A*, 553 - 56.

Rosen, J. C., & Frymoyer, J. W. (1985). A review of camptocormia and an unusual case in the female. *Spine*, *10*, 325 - 327.

Saliba, J. (1919). Antalgic spinal distortion. *Journal of the American Medical Association*, *72*, 549 – 550.

Sandler, S. A. (1945). Camptocormia: A functional condition of the back in neurotic soldiers. *War Medicine*, *8*, 36 – 45.

Sarbin, T. R. (1986). *Narrative psychology: The storied nature of human conduct*. New York: Praeger.

Scheff, T. J. (1966). *Being mentally ill: A sociological analysis*. Chicago: Aldine.

Smith, G. R., Jr. (1994). The course of somatization and its effects on utilization of health care resources. *Psychosomatics*, *35*, 263 – 267.

Smith, R. C. (1985). A clinical approach to the somatizing patient. *Journal of Family Practice*, *21*, 294 – 301.

Spanos, N. P. (1971). Goal-directed fantasy and the performance of hypnotic test suggestions. *Psychiatry*, *34*, 86 – 96.

Spanos, N. P. (1986). Hypnosis and the modification of hypnotic susceptibility. In P. L. N. Naish (Ed.), *What is hypnosis?* (pp.85 – 120). Philadelphia: Open University Press.

Spanos, N. P., & Chaves, J. F. (1989). Future prospects for the cognitive-behavioral perspective. In N. P. Spanos & J. F. Chaves (Eds.), *Hypnosis: The cognitivebehavioral perspective* (pp.437 – 446). Buffalo, NY: Prometheus.

Sutro, C. J., & Hulbert, B. (1946). Hysterical flexion deformity of the vertebral column-camptocormia. *Bulletin of the United States Army Medical Department*, *5*, 570 – 574.

Szasz, T. (1961). *The myth of mental illness*. New York: Dell.

151 Talmon, M. (1990). *Single session therapy: Maximizing the effect of the first (and often only) therapeutic encounter*. San Francisco: Jossey-Bass.

Tancredi, L. R., & Barondess, J. A. (1978). The problem of defensive medicine. *Science*, *200*, 879 – 882.

Walker, G. F., & Leeds, M. D. (1928). A note on camptocormia. *Lancet*, *21*, 808 – 809.

Wickramasekera, I. (1989). Enabling the somatizing patient to exit the somatic closet: A high-risk model. *Psychotherapy*, *26*, 530 – 544.

Wickramasekera, I. (1993). Assessment and treatment of somatizing disorders: The high risk model of threat perception. In J. Rhue, S. J. Lynn, & I. Kirsch (Eds.), *Handbook of clinical hypnosis* (pp.587 – 621). Washington, DC: American Psychological Association.

Wickramasekera, I. (1994). Psychophysiological and clinical implications of the coincidence of high hypnotic ability and high neuroticism during threat perception in somatization disorder. *American Journal of Clinical Hypnosis*, *37*, 22 – 33.

Wickramasekera, I. (1995). Somatization: Concepts, data and predictions from the high risk model of threat perception. *Journal of Nervous and Mental Disease*, *183*, 15 – 23.

CHAPTER 8 第八章 152,153

情绪自我管理疗法在治疗痛经及经前综合征方面的应用

萨尔瓦多·阿米戈,安东尼奥·卡帕丰斯

痛经是一个比较普遍的问题,它可能会带来比较严重的个人损失、社会损失或经济后果。由于样本不同,评估工具存在差异,定义的内涵不同,对于痛经的发病率的估计也有所不同,跨度在35%—95%之间(Larroy, 1993)。常规发病率估计在50%—70%之间,其中年轻女性发病率较高。虽然估计结果存在一定差异,但该领域的研究者普遍认可:在所有文化背景和社会阶层中都存在痛经的女性。她们深感痛苦,这种痛苦不仅来自疼痛本身,也来自其他令人厌烦的症状。在那烦人的几天里,这些症状严重损害了她们的生活质量。这些症状包括腿、背、腹部或其他身体部位的疼痛,以及月经带来的负面情绪(如易怒、烦躁不安、丧失兴趣等)。此外,还有胃肠道的改变(如腹泻、便秘、反胃等)以及失能症状。

单单在美国,每年因痛经损失的工作时间长达1.5亿个工作日(Larroy, 1993),一些研究者(Sobcyzk, 1980)估计,痛经的女性每个月至少有两天无法工作。虽然有些人仍对此数据存疑(Friederichs, 1983),认为该数据可能低估了问题的严重性,但已达成共识的是,痛经症状的确降低了女性在经期的工作成绩。此外,值得注意的是,在西班牙,痛经是最常使用的旷工理由之一。例如,博泰拉(Botella, 1978)的研究表明,痛经的女性每个月平均浪费1.5—5个工作日。 154

虽然已有针对痛经的药物和手术治疗,但两者都存在不可避免的缺陷。手术治疗有创且效果不佳,问题最为严重。广泛使用的排卵抑制剂适用范围有限,无法适用于那些准备怀孕的妇女以及有禁忌证的患者,而且存在产生副作用的潜在风险。此外,前列腺素抑制剂也可能产生医源性副作用,需要与镇痛剂合并使用(Larroy, 1993)。

心理治疗几乎适用于所有人,也不会产生副作用,因而尤其适合治疗痛经。此外,相较物理治疗,这种方法更易学习,成本也比较低。有几类心理治疗方法可应用于痛经治疗(Denney & Gerrard, 1991; Larroy, 1993),包括催眠疗法、放松法、生物反馈法、压力脱敏训练等。尽管方法论上的局限使得我们很难提高心理治疗的效率,但放松训练和压力脱敏训练可视为最有效的工作方法。

催眠疗法可以应用于放松训练(Dorcus & Kirkner, 1948; Leckie, 1964),配合暗示月经是一个非常自然的过程,不会再产生疼痛(Kroger & Freed, 1943; Leckie, 1964)。如果直接暗示无法减轻不适感,也可使用催眠式精神分析(Leckie)。不幸的是,虽然早期的确有使用催眠疗法治疗痛经症状的报告,但随着时间的流逝,痛经逐渐成为被催眠领域遗忘的问题。这难免有些令人吃惊,因为痛经在某种程度上与疼痛类似,而后者是催眠领域中被广泛研究的主题。痛经的女性每个月都要承受痛苦,因此痛经可被视为慢性疼痛。

基于对催眠的误解,加上缺少缜密的研究数据以证明其疗效,许多专家并不愿意使用催眠疗法来治疗痛经。一些病人也对催眠充满戒备,提供正确的信息以打消其疑虑和恐惧的方法并非总是有用。情绪自我管理疗法是阿米戈(Amigó, 1992, 1995; Capafons & Amigó, 1995)提出的一系列治疗方法,可以作为传统催眠疗法的替代选择,特别适用于那些害怕催眠或对催眠持消极态度的患者。

155 情绪自我管理疗法基于感觉唤起练习,引导当事人对暗示语产生积极反应。暗示的实施不需要在恍惚状态下进行,也不需要当事人闭上眼睛或采用被动接受的态度。与传统催眠疗法不同,在情绪自我管理疗法中,当事人并不会失去主动权,也不会经历规划功能的下降(见 Hillgard, 1986, p.164)。因此,在治疗过程中,当事人依然会流畅、自然、主动地谈话或行事。在使用情绪自我管理疗法时,当事人可以像往常一样与治疗师交流,同时对催眠暗示语保持高度的反应性。由于当事人的主动权并未受限,她们可以选择性地接受治疗师的暗示语,甚至帮助治疗师改进暗示语或治疗策略。

疗效研究表明,情绪自我管理疗法对于戒烟、减肥的治疗十分有效(Capafons, 1993; Capafons & Amigó, 1995)。在桑切斯和莫伊克斯(Sanchez &

Moix, 1993)的初步研究中,他们报告了两例针对痛经患者采用情绪自我管理疗法的成功案例,并报告了情绪自我管理疗法的常规形式。结合以上工作,同时考虑到痛经带来的个人损失、经济损失和社会损失,我们采用了情绪自我管理疗法治疗了因痛经而主动寻求心理帮助的患者——安娜。

背景信息

安娜(Anna),22岁,护理专业的大学生,单身。在诊断面谈中,她提到自己在经期有一些令人痛苦的症状:胸部肿胀且过分敏感、易怒、哭泣以及后腰和腹部的强烈疼痛。她的月经周期很不规律,大约是30天一个周期,经期平均持续6天。一般在经期的头两天会出现疼痛和不舒服的感觉,然后随着经期的持续逐渐好转并消失。在经期开始前,安娜会感到嘴巴里有一种讨厌的味道,她的母亲和姐姐都患有痛经。

在接受情绪自我管理疗法的治疗之前,安娜曾接受过3年的痛经治疗。最早的治疗师是一名外科医生,给她开了避孕药。安娜使用了3个月,在此期间痛经症状有所减轻。由于该药物的副作用(尤其是胸部肿胀感)让她无法忍受,安娜中断了服药。于是她的医生又给她开了镇痛药和消炎药,需要在经期第一天使用。虽然这些药物有效地减轻了她的疼痛,安娜仍很有兴趣尝试心理治疗以减轻她依然残存的不适感。 156

在诊断面谈结束的时候,我给了安娜两份量表,请她在下一次经期期间完成。这两份量表分别是"经期症状量表"(Menstrual Symptom Questionnaire, MSQ; Chesney & Tasto, 1975)以及"痛经症状量表"(Inventory of Primary Dysmenorrhea Symptoms, IPDS; Larroy, Vallejo, & Labrador, 1988)。其中,"经期症状量表"含有24个项目,用于评估各类痛经症状的频率。在斯蒂芬森、丹尼和阿博格(Stephenson, Denney, & Aberger, 1983)的建议下,该量表被改编成6点计分,评估各症状的剧烈程度(0分表示完全没有,5分表示十分强烈)。"痛经症状量表"是11分制量表,列出了一系列痛经症状(0分表示完全没有,10分表示十分强烈),每天评估三次(包括三个时段:早上7点到下午2点,下午2点到晚上8点,晚上8点到次日早上7点)。治疗前后的评估结果将在下文中进行讨论。

治疗过程

治疗的选择

安娜知道我(本章第一作者)会使用暗示技术,包括催眠疗法。她的一位朋友告诉她,情绪自我管理疗法对很多问题都很适用,因此她非常希望尝试该疗法。安娜希望能学到控制痛经的方法,并掌握一定的心理技术以减轻经期的不适。在最初的诊断过程中,当安娜接受了几份问卷时,我也向安娜解释了自己在临床实践过程中可能会使用的各种治疗方法,因而安娜了解到催眠疗法与情绪自我管理疗法均适用于其问题,但后者可以让她在整个治疗过程中保持眼睛睁开,自由走动,不必被暗示造成的沉重感或睡意所限制。

我认为,情绪自我管理疗法可能比传统催眠疗法更具优势,前者更倾向于采用有灵活性的、个性化的积极暗示来减轻疼痛感。E. R.希尔加德和 J. R.希尔加德(Hilgard & Hilgard, 1975)的研究表明,只有少数具有高催眠感受性的被试才会有明显的痛感降低。此外,对于不同的被试,不同的止痛暗示或特殊暗示的效果差别很大。通常情况下,治疗师都有必要检测不同暗示的效果,直到发现对于该病人最有效的暗示。对于其他有效治疗痛经的感觉暗示(如感觉温暖练习),同样需要如此处理。总之,情绪自我管理疗法强调灵活性和当事人的积极参与,通过有选择地使用最有效的止痛和感觉暗示展开治疗,因而比传统催眠疗法更具优势。

157

治疗原理

安娜在经期到来一周后接受了第一次治疗。治疗开始时,我们讨论了她的评估结果。“经期症状量表”的测试结果为 57 分,其中腰腹胀痛、胸部过分敏感和疼痛、腰疼、经前紧张及焦虑几个方面得分最高。“痛经症状量表”的日均分如表 8-1 所示。由表 8-1 可知,最严重的症状发生在月经来潮的第二天。

在讨论了安娜的自我评估结果之后,治疗性干预正式开始。我以如下方式向安娜解释了感觉唤起(sensory recall)的概念:

> 情绪自我管理疗法主要基于训练和感觉唤起,其中感觉唤起是一种大脑运作机制,使我们重温有关过去某件重要事件的感觉和情绪。打个比方,在

你聆听一首与过去的分手有关的歌曲时，即使这件事已经过去很久，你依然会再次体验到悲伤和难过，这种感觉与当初的真实情况很类似，却又不尽相同。同样，当你看着多年前去撒哈拉沙漠旅行的照片时，你会再次体验到当时的感觉和情绪。单单只是看这些照片，我们在某种程度上就能体会到旅行的乐趣，或是感受到灼热的阳光照射在我们的皮肤上，或是体验到对迷路的恐惧。

158

因此，你可以明白感觉唤起是一种帮助我们体验过去感觉和情绪的方式，这种方式是自动的、无意识的且强烈的。如果我们愿意使用这种方式，我们能从中获益良多。例如，我们可以再现某个平静美好的一天中放松舒适的感觉，或再次体验成功时的喜悦。我们还可以重新体验看牙医时注射奴佛卡因(novocaine，一种麻醉药)后产生的麻木感。

你很快就会看到，我们可以通过练习感觉唤起刺激大脑皮层，在此之后便可以通过直接暗示重现存储在记忆中的所有感觉和情绪。情绪自我管理疗法使我们可以管理并掌控感觉唤起，这对改善你的问题会非常有帮助。现在，让我们来做几个练习，尝试引发、发展、控制你的感觉唤起过程，并从中获得治疗性帮助。

情绪自我管理疗法是众多自我管理法中的一种，也是安娜治疗过程中的备选项。该方法包括三个步骤，接下来我将进行详细说明。

表 8-1　安娜的痛经症状的平均分数

症　　状	月经第×天		
	1	2	3
痉挛	2.00	6.30	0.00
肿胀	2.00	5.60	0.60
背痛	2.30	6.30	0.00
易怒与消沉	2.30	6.60	4.30
普遍不适感	1.60	5.30	0.80
消化系统问题	0.00	2.60	0.00

注：安娜在 11 点计分的“痛经症状量表”(Larroy, Vallejo, & Labrador, 1988)上的得分。
痉挛：指腹部和腿部内侧的痉挛和收缩。
肿胀：指胸部和下腹部的肿胀和敏感。
背痛：指腰部的疼痛和痉挛。
易怒与消沉：指易怒、抑郁、疲倦、缺乏动力。
普遍不适感：指头痛和虚弱。
消化系统问题：指恶心、呕吐、腹泻等。

第一阶段：获取信息

在了解了治疗原理之后，我告诉安娜，治疗的成功取决于以下几个因素：

（1）动机。当事人必须积极主动，愿意与治疗师合作来掌握练习感觉唤起的方法，这对于痛经的初期治疗十分重要。

（2）态度。当事人不应要求自己一定要对感觉唤起练习作出反应，也不应对自己的表现缺乏耐心。正确的态度是“让一切自然发生”，同时充满自信地等待反应的发生。太过努力或过分在意结果反而会造成不利效果。

（3）干扰。由于当事人与治疗师的合作以及当事人对感觉唤起练习持有正面的态度这两点非常重要，因此当事人应当排斥所有的干扰性想法，比如“这些练习真傻”或“这些练习根本不管用”。

（4）学习。当事人已经了解情绪自我管理疗法是一个学习的过程。换言之，熟能生巧。照这个逻辑推理下去，当事人不应为失败感到沮丧，因为当事人可以检查可能存在的错误，学习使用暗示语的更有效方式。反应会随着练习不断增加。

159

（5）个体差异。不同的人对暗示会有不同的反应，几乎在每一个治疗范式里，一些人都会比另一些人受益更多。此外，对于同一位当事人，一些感觉唤起练习要比另一些更奏效。例如，引发温暖感觉的练习就要比引发手指麻木的练习更加容易。因此，即使当事人无法体验某些感觉也完全不用担心，因为治疗师和当事人可以共同选择那些更有效的感觉唤起练习。

在诠释了这些对于练习效果影响显著的因素之后，便可以开始进行感觉唤起练习了。这些练习基于四个情绪自我管理等级（Amigó, 1992）：手臂麻木、手臂沉重、气味和味道。

首先，我请安娜将右手放进一个装满冷水的容器中（约4摄氏度，华氏39.2度）。安娜把手放进水里，并报告了她体验到的所有感觉。安娜说她觉得手掌很凉，手指有轻微的刺痛感，并且有麻木的感觉，就好像她的手是用硬纸板做成的。此外，她还报告了手指的僵硬感。我要求安娜写下所有这些感觉，以便之后在没有物理刺激（冷水）的情况下重现这些感觉。

一旦安娜注意到自己的反应，就可以把手从容器中拿出来，在等手变干的同时，我开始向她讲解下一步的练习。这一次，安娜将再一次把手放进容器里，在那些感觉再次出现的时候，将它们与某种提示联系起来，以便重现那些感觉。我给了安娜一些可行的提示：可以想象把手放进冰箱里，想起"冷"或"僵硬"这些单词；也可以把冰箱的意象和这些词联系在一起，重复几次；或是告诉自己，"接下来，当我试着再现这些感觉时，我会想起自己冰冷的手以及僵硬、麻木的感觉，然后这些感觉就很自然地出现了"。

安娜选择了想象手里握着冰块。她再次把手放进容器里，在水中摆出抓握的姿势，与此同时想象自己手里握着冰块。一旦她能把冰块的意象与此刻所体验到的感觉联系在一起，就可以把手从容器中拿出来了。感觉消失以后，她便可以在没有物理刺激的情况下再次回忆起那些感觉。

首先，我请安娜选择一个用来中止这些感觉的提示词。这次的提示词会帮助安娜在数到 3 之后开始觉得手温暖起来或停止冰冷的感觉。安娜选择了"停"这个单词。于是，我把容器从桌子上搬走，请安娜把手放在同一个位置上，就好像容器还在那里一样。接下来，我请安娜想象手里握着一个冰块，然后等待感觉自然重现，并不强求，只是顺其自然。接下来，安娜报告自己体验到一种发痒、麻木、僵硬的感觉，但无法再现冰冷的感觉。我告诉安娜，并不是回忆起每一个感觉才算成功，对有些人来说，回忆某种感觉要比回忆另一种感觉更为容易。于是，安娜说了"停"，开始中断那些再现的感觉。我巩固了安娜的初次尝试中再现的感觉，鼓励她继续尝试情绪自我管理疗法中剩下的三个层次。 160

第二个层次为引导当事人唤起沉重的感觉，同时伴有手臂紧张感和手臂下沉。通过在当事人手上放一本很厚的书或类似的重物激发感觉。第三个层次则是通过一个装满烟灰的烟灰缸来引发当事人对气味的感觉。在第四个层次，治疗师通过柠檬水想象来引发当事人的味觉反应。安娜按照第一次（冷水）练习的顺序又完成了其他三项练习。接下来，我引导安娜进入了第二阶段。

第二阶段：刺激泛化

这个阶段的治疗目标是帮助当事人发展掌控感。第一阶段中的一到两个练习项目会在不使用物理刺激的情况下再次重复。当事人被要求反复练习直到可以再次产生当时的反应，而且大脑变得“更加兴奋”，从而促进直接暗示的效果。这一目标在第二阶段结束时实现了。

在安娜的个案中，我选择了手部僵硬练习和烟味练习，之所以选择这两项练习是因为在第一阶段中它们的表现最为成功。安娜被要求使用冰块的意象再现手部的僵硬感和麻木感。在安娜成功之后，我告诉她，这些感觉的再现能够与其他物体或行为联系起来。这一想法是为了让她尝试使用不同的提示来引出这些感觉反应。安娜被告知，可以把自己体验到的这种感觉与抓住办公室的门把手这一行为联系起来。我推荐了大量的策略来帮助她建立这种联系。例如，她可以口头重复“僵硬的手—门把手”，将僵硬的手部意象与门把手的意象联系起来；她可以告诉自己，“接下来，当我抓住门把手的时候，我会注意到所有此时此刻体验到的感觉”；她还可以想象自己走到门边，手抓住了门把手，然后再现那些感觉。

161

安娜选择了把僵硬的手部意象和门把手的意象联系起来的方法。当她觉得这种联系建立起来之后，安娜告诉自己“停下”以结束这些感觉。几秒钟之后，我请安娜抓住门把手。她走到门边，抓住门把手，确信自己的感觉会发生并静候它们的出现。实际上，几分钟之后，安娜报告自己出现了手指发痒和手部僵硬的感觉。后一种感觉在我请安娜将手从门把手上挪开时非常明显。她的手部僵硬，手指保持蜷曲，就好像依然握着门把手一样。这对安娜来说也是个奇特的体验。

在安娜结束了上述反应后，她又做了一个烟味的练习。当她报告自己闻到了烟味，并且鼻子觉得难受的时候，我暗示安娜将这些感觉与一本放在桌子上的书联系起来。这样一来，安娜只需要闻到书的味道就能唤起烟味和那种难受的感觉。我还告诉安娜，这个策略也可以用在手臂僵硬练习中，将书的意象与她所描述的感觉联系起来。这次，安娜又成功了，在闻了几秒钟书的味道之后，她报告自己的鼻子出现了明显的难受的感觉，同时也闻到了烟味。这对她来说同样是一个奇特的体验。

接下来，我们尝试通过不同的提示来重复这些练习，例如，触碰一根圆珠笔、一盏灯或一本书，又或是闻一支铅笔、一床被褥、一只手表等。所有过程都是一样的：像在第一个练习中所做的那样，在不断重复的感觉反应和物体意象之间建立联系。随着每个新练习的进行,我暗示安娜的掌控力不断提高。当一个练习开始时,我对安娜说:"你每尝试一次,你都会更容易也更快速地在感觉和物体之间形成联系。每一次达成目标的时间都会缩短,尝试次数也会变得越来越少。那些感觉会变得越来越清晰,你可以快速地再现它们。这是由于不断重复的练习在不断刺激你的感觉反应,就好像你在做心理练习。这个练习使得反应越来越顺畅、快速。很快,你的大脑就可以对直接暗示产生自动化的反应,不再需要想象就能自动重现那些感觉。"

安娜反复做着练习,每一次练习都变得更快,也更有效率和掌控感。当所有的练习完成时,我告诉安娜,练习的目标在于让她能够对直接暗示产生反应,直接再现感觉体验。现在,安娜可以在不使用任何认知策略的情况下,直接再现几乎所有的反应。例如,在手臂僵硬练习中,只给予一个直接暗示指令就已经足够——"当你触碰桌子的边缘时,你的手臂会变得僵硬"。几次尝试之后,安娜发现我的直接暗示能够有效地产生她期待的效果,完全不需要建立心理联系的过程了。 162

第三阶段:反应泛化

这个阶段开始时,我告诉安娜:

> 现在,你已经发现我们练习的所有反应都可以通过暗示直接产生了。重复练习激活了你的大脑皮层,这也提高了你对暗示的反应性,使得你更容易产生治疗室里没有体验到的感觉。这意味着,一个新的暗示(如手感到温暖)将引发大脑中的一个过程,在这个过程中你的大脑将激活相关区域,自发产生清晰的感觉体验。我们将用几个新的暗示来检测这个过程,在此期间,你需要保持先前练习中持有的积极合作的态度,即"让一切自然发生"。

接下来,参考阿米戈(Amigó, 1992)提出的一系列感觉和情绪,在安娜的个案中,我选择了高兴的感觉和选择性遗忘。这两个暗示对安娜来说都是比较有效的。当我暗示安娜觉得高兴的时候,她变得有神采,开始笑出声来,她觉得非常高兴。在选择性遗忘暗示中,我告诉安娜,她在从 1 数到 5 时会忘记数字 4。在整个过程中,她只需要相信这一切会发生,尽量减少各种干扰。于是安娜从 1

数到 5,却没有数 4。在我取消指令之后,她又能够数 4 了。安娜十分惊讶于自己的反应。在数字 3 和 5 之间,她经历了一段“心理真空”。

这些使安娜明白,她可以对新暗示直接进行反应,并不需要将它们与真实的刺激联系起来或通过练习来产生感觉体验。我告诉安娜,在一周后的下一次治疗中,她会开始学习管理治疗性暗示,以此治疗她的痛经。最后,我们建立了一个快速再反应提示,以避免重复前面的练习步骤,这与后续的治疗过程中通过催眠后暗示来产生快速的催眠引导类似。我建议安娜使用手臂僵硬反应作为再反应提示。第二周,我们共同经历了如下工作过程。

163

第二次治疗

在这次治疗过程中,我向安娜演示了几种使用治疗性暗示的方法。首先,根据安娜在首次评估中呈现出来的痛经症状制定治疗目标。其中,首要目标是减轻安娜在经期前以及经期内的心理紧张感、焦虑感和易怒情绪。第二个重要目标是降低安娜在经期的疼痛感。安娜在经期中会间断地体验到来自下腹部、腰部以及大腿内侧的强烈疼痛。此外,胸部的肿胀感和敏感也是她不舒服的地方。安娜很愿意学习从心理上控制疼痛感的技巧,这样一来,她就可以减少甚至不使用止痛药了。最后,安娜还希望能减轻下腹部和背部不可名状的不适感。

在确立了治疗目标之后,我依据上次治疗中设立的再反应提示,暗示安娜的手正在变得僵硬和麻木。几秒钟之后,安娜开始体验到那种感觉,这也说明她受到了暗示。但是,由于这是第一次使用该提示,我进行了几次重复练习,在安娜的手接触不同物体时均暗示她觉得手部僵硬。这些练习花费了约 5 分钟的时间。接下来,我告诉安娜,对于催眠暗示她已经具有较好的反应性,就如同上次治疗结束时一样。

第一个治疗性暗示旨在减轻她的紧张感。我暗示安娜将变得非常轻松、愉快。几秒钟之后,安娜的脸色变得红润了一些,笑意浮现,报告自己感到轻松、愉快。接下来,我暗示安娜,每当她想起“快乐”这个词,都会很快也很容易地体验到此刻经历的好心情。此外,每当她看表至少一分钟的时候,她的愉悦感就会再次出现。这些提示能够帮助安娜在任何情境下重现愉悦的感觉,也包括她经期来临前几天或前几小时的愉悦感。

放松暗示同样能改善安娜的情绪。因此，我暗示安娜，只要她想到“漂浮”这个词，就能想象自己在一个风和日丽的午后漂浮在一望无际的蔚蓝大海上，又或是想象自己毫无重量地飞向月球，使她能很快地完全放松下来（Spiegel & Spiegel, 1978）。这些策略的原理在于，当人体漂浮起来的时候，肌肉系统会完全地放松下来。安娜更喜欢闭上眼睛，舒适地坐在扶手椅上，等待放松暗示的效果自然呈现。当她想到“漂浮”这个词的时候，安娜注意到自己的身体完全放松下来，呼吸也变得平缓。接下来，我暗示安娜，在眼睛睁开且坐姿不舒适的时候也能感到放松，甚至当她站着的时候也能如此。在几分钟之内，安娜便学会了简单、迅速的放松方法。 164

接下来的治疗目标是疼痛控制。我强调了情绪自我控制疗法对此治疗目标的效力，因为它需要治疗师和当事人积极合作，共同寻求最有效的暗示语以改善疼痛症状。疼痛管理本身就比较复杂，因为不同镇痛暗示的个体差异很大。因此，我为安娜提供了一系列疼痛管理暗示以供参考。安娜选择了疼痛温度计和分心暗示，她觉得这两个暗示可能最有效，也更符合她的兴趣。

疼痛温度计技术的具体操作过程如下：安娜按照 11 分制来评估她的疼痛感（0 分表示没有疼痛，10 分表示强而不可抑制的疼痛），并想象它显示在水银温度计上。她的任务是逐步降低水银温度计的刻度，直到降为 0 分，同时也把她的疼痛感降为 0 分。分心技术是指从疼痛状态中脱离出来，安娜需要想象一个让她愉快的场景，在这个场景中，她正和自己的亲戚朋友们划着船。当她完全被这个场景吸引时，疼痛感就消失了。

这次治疗中暗示语的疗效通过使用一系列“次最大运动止血带技术”（sub-maximum-effort tourniquet technique）进行检验（Smith, Egbert, Markowitz, Mosteller, & Peecher, 1966）。其中包括使用血压带缠住安娜的手臂，直到她的血压达到 240 毫米汞柱。接下来，她需要紧握拳头 20 秒钟，再进行 20 秒钟的放松，反复练习 10 次。练习结束后，安娜对疼痛感进行口头报告。以此作为疼痛刺激，安娜检测出，对她而言疼痛温度计技术是最为有效的暗示。分心技术不是特别有效：每练习两次，安娜的疼痛感才可以降低 2 分（从 8 分到 6 分）。于是，我建议安娜改变策略，使用疼痛温度计技术，这带来了更好的效果。在第一次练习时,安娜把自己的疼痛感降低到了 4 分,第二次练习时,她已经能把疼痛感完全降至 0 分了。

最后,我引导安娜体验右手温暖的感觉。开始时,她只能体会到一点点温暖的感觉。接下来,我引导她进行额外的想象。于是,安娜想象自己的手仿佛不断向壁炉靠近,这比先前的直接暗示带来了更强烈的感受,但是这种感受很难转移到她的腹部。安娜把自己温暖的手放在腹部,却无法在这个部位感受到温暖。我并没有继续针对这个暗示作其他的尝试,因为这次治疗的时间已经太长了(一个半小时)。我建议安娜在下周的治疗中(在她下一次月经来临之前)学习如何把温暖的感觉传递到腹部。

165

第三次治疗

由于安娜生了一场病,第三次治疗被安排在她的月经周期结束之后。在这次治疗中,我建议安娜使用能够带来幸福感与放松感的自我暗示和痛觉丧失暗示、温暖感暗示。为了评估这些暗示语的效果,我请安娜再次完成了“经期症状量表”,并依据“痛经症状量表”评估症状等级。

在紧接着的一次治疗中,安娜提到对她来说最有效的暗示是放松暗示,特别是当她闭着眼睛想象自己漂浮起来的时候。痛觉丧失暗示有中等程度的效果,能使她把月经初期的服药量减少一半。安娜在“经期症状量表”上的得分为 43 分(先前一次月经来临时她的测试结果为 57 分)。安娜月经头三天的症状均分见表 8-2。总之,这次安娜在“经期症状量表”和“痛经症状量表”上的得分都比上次月经来临时的评估分数略低。

表 8-2　两次治疗后安娜的痛经症状的平均分数

症　　状	月经第×天		
	1	2	3
痉挛	1.00	2.00	0.00
肿胀	1.60	5.00	1.60
背痛	2.00	4.30	0.60
易怒与消沉	2.00	4.30	3.60
普遍不适感	2.00	4.30	2.00
消化系统问题	0.00	0.60	0.00

在参考了安娜的评估分数之后，我引导安娜继续练习治疗性暗示，尤其是温暖感暗示。当我暗示她觉得右手僵硬、麻木时，安娜使用提高接纳度的线索作为练习的开始。她重复练习了两次，同时接受了提高接纳度及指令反应性的暗示。接下来，她实施了心情转换暗示。我建议她在下次治疗前的几小时开始使用这一暗示。之后，我引导安娜进行放松暗示，尤其暗示她放松感到疼痛的会阴部位。接下来，安娜使用了疼痛诱发和温度计暗示。两次练习中，她都轻易地将疼痛感降为0分。 166

最后，安娜尝试让下腹部和腰部体验到温暖感。虽然她能让手部温暖起来，但没法将这种感觉传递到身体的其他部位。我推荐了另外一种暗示方法，即用颜色标记冷热的感觉：蓝色表示冷，红色表示热。安娜想象她的下腹部是蓝色的、冰封的，但是慢慢地变成了红色，觉得温暖、舒适。当她想象红色时，安娜说自己体验到了一种非常愉悦的温暖感，但那种感觉很微弱，很快消失了。于是，我又提供了另外一种暗示，即想象自己用手快速而有力地揉搓自己的下腹部，直到产生温暖的感觉。为了帮助她更好地进行感觉回忆，我引导安娜记住这种温暖的感觉，以便接下来能够比较顺畅地重现它。安娜能够再现一些温暖的感觉，和揉搓腹部的感觉类似，但不够强烈。在我已经考虑是否放弃这个练习时，安娜建议把两个暗示结合起来：感觉回忆加上想象下腹部的红色。这个新策略对她来说非常有效，在这次治疗结束前，她练习了两三次。

安娜提出的结合两个暗示的建议体现了情绪自我管理疗法中的几个要素，即在治疗过程中，当事人积极合作，学习创造性发展的可能性、应用新暗示的可能性以及为提高治疗性反应练习的重要性。

第四、第五次治疗

在下一次月经来临之前，安娜又进行了两次治疗(一周一次)。在这两次治疗中，我的治疗工作的重点是重复并完善先前治疗过程中的各种反应。在这些治疗过程中，安娜几乎掌握了所有练习过的策略。安娜能够以任何姿势，通过睁眼或闭眼想象“漂浮”这个词进入深度放松状态。不过，闭上眼睛对安娜来说效果更好。她还能通过看表一分钟来改善自己的情绪状态。如果她在看表的同时回忆过去愉快的经历，安娜的正面体验能持续更久。

对安娜来说，疼痛温度计技术的疗效在诸多镇痛暗示中拔得头筹。通过这个暗示，安娜可以把自己的疼痛感降至0分。当她试着想象红色从自己下腹部的中心扩散到整个腰部时，她对温暖感暗示的反应性明显提高了。无论她采用什么样的姿势，无论她是否闭着眼睛，她都能通过这个想象自发产生温暖的感觉。

167

在这两次治疗过程中，安娜想象她的经期开始，练习这些已学到的策略并且对这些策略的效果更有信心，不仅如此，安娜还监测痛经症状是如何减轻、消除或获得控制的。我鼓励安娜在下次月经期间一旦出现症状就试着使用这些学习到的策略。在经期前安娜会注意到嘴巴里不舒服的味道，这对她来说是一个使用治疗性策略的提示，尤其是改变她的情绪状态，放松下腹部、体验温暖感这几个暗示。我与安娜约定在她经期结束后的一周会面，并请她届时带来填好的问卷。

治疗结束和后续

最后一次治疗开始时，安娜报告自己的经期不舒适感比前两次减少很多，腹部胀痛感也明显减少，她现在只需要在经期来临时的头一天服用药物。安娜还报告自己在经期使用装满热水的瓶子帮助自己再现温暖感。她在“经期症状量表”上的得分降到了25分。如表8－3所示，安娜在经期头三天在“痛经症状量表”上的平均得分比前两次也有明显下降。

表8－3　治疗后安娜的痛经症状的平均分数

症　　状	月经第×天		
	1	2	3
痉挛	1.00	2.00	0.00
肿胀	1.60	5.00	1.60
背痛	2.00	4.30	0.60
易怒与消沉	2.00	4.30	3.60
普遍不适感	2.00	4.30	2.00
消化系统问题	0.00	0.60	0.00

在这次治疗中，我们讨论了安娜在上个经期中使用这些技术遇到的困难，也有选择地练习了那些有效的暗示。我鼓励安娜发挥创造力，发展新的暗示方

168

法，并使用其中有效的部分。最后，我请安娜在接下来的三次经期里继续进行自我评估，完成评估量表。

安娜在接下来的三个经期的末尾记录了自己的症状。如表 8－4 所示，治疗效果趋于平稳。月经来临第一天的评估分数比刚刚结束治疗时略高，到第三天则比刚刚结束治疗时更低。安娜还提到，自己再也不服用药物来减轻疼痛感了。

表 8－4　治疗后续阶段安娜的痛经症状的平均分数（三个月之后）

症　状	月经第×天		
	1	2	3
痉挛	1.30	2.60	0.00
肿胀	1.30	2.00	0.00
背痛	0.30	1.30	0.30
易怒与消沉	0.60	2.30	1.00
普遍不适感	1.00	1.60	0.00
消化系统问题	0.00	0.30	0.00

结论

该案例说明了使用暗示法来代替物理干预法治疗痛经的优势。心理暗示法的效益比较高，可以及时使用，有良好的耐受性，整个过程比较愉快，没有医源性效应的影响。在本案例中，暗示语是在情绪自我管理疗法的框架下使用的，这一疗法能够促使当事人及时反馈。同时，也是在共同合作和共同努力的工作氛围中使用的。此外，当事人对治疗持有具创造性的积极态度，而不是在传统催眠治疗中扮演常见的被催眠的被动角色。

情绪自我管理疗法最重要的原则是灵活性，它可以适用于具有不同喜好、需要和类型的当事人。由于当事人能够就某个特定的暗示语或隐喻的效果及时反馈，治疗师就可以调整策略以使治疗效果最大化。这种灵活性使治疗很难真正失败。由于整个过程包括了试误学习和试验性练习，一个没有效果的暗示语并不意味着当事人或治疗师是失败的。相反，当事人和治疗师都从中获得了有用的信息：如果某个感觉唤起指令没有效果，治疗师和当事人应当探索一个新的指令。有时这很值得期待，因为每一位当事人对于同一刺激的反应各不相

169

同，这给治疗工作提供了不同的策略和功能。可以说，灵活性原则以及零失败可能是与治疗过程中相互合作的治疗同盟、当事人的积极参与息息相关的。

通过灵活的治疗过程以及试误学习，情绪自我管理疗法给当事人带来了希望。它让当事人意识到自己能做到很多自认为不可能做到的事情，而那些学习到的新技能可以帮助当事人真正解决问题。正如弗兰克(Frank, 1985)指出的，当当事人相信治疗方法和工作原理保持一致，并有康复的可能时，他们的状况就会有所改善。

当事人接受了对治疗过程的科学解释，并把自己看成引发改变的重要因素，这一点是十分重要的。治疗师仅仅是一位协助者，一位擅长科学探索的专家，他能帮助当事人探索获取和使用相关技能和能力的最佳方法。情绪自我管理疗法为当事人提供了来自体验并经过实证验证的治疗方法，但它并不是对于所有问题、所有病人都管用，也并不是所有治疗师都该使用这个方法——只有那些在催眠治疗方面拥有丰富经验，对于合适的暗示语或隐喻信手拈来，同时能激发当事人掌控感的治疗师才能使用情绪自我管理疗法开展心理治疗。

相关的对照组研究表明，情绪自我管理疗法在减肥、尼古丁成瘾等问题的治疗中也具有显著的效果(Capafons, 1993; Capafons & Amigó, 1995)。在痛经治疗领域中同样需要相关研究的支持。此外，还有一些主题值得进一步探索，比如当事人积极的、创造性的参与态度对疗效的影响，能够从该疗法中获益的当事人类型，治疗效果的持续性(包括为保持长效而进行的支持性治疗的作用)，以及情绪自我管理疗法与传统的催眠疗法、安慰剂、控制组的比较研究等。

参考文献

Amigó, S. (1992). *Manual de terapia de auto-regulación* [*Self-regulation therapy manual*]. Valencia, Spain: Promolibro.

Amigó, S. (1995). Self-regulation therapy and the voluntary reproduction of stimulant effects of ephedrine: Possible therapeutic applications. *Contemporary Hypnosis*, *11*, 108–120.

170

Botella, J. (1978). *Tratado de ginecología* [*Gynecological treatment*]. Barcelona, Spain: Editorial Cientifico-Técnica.

Capafons, A. (1993). Terapia de auto-regulación e investigación empírica [Self-regulation therapy and empirical investigation]. In A. Capafons & S. Amigó (Eds.), *Hipnosis, Terapia de Auto-Regulación e Intervención Comportamental*. Valencia, Spain: Promolibro.

Capafons, A. & Amigó, S. (1995). Emotional self-regulation therapy for smoking reduction: Description and initial data. *International Journal of Clinical and Experimental Hypnosis*, *53*, 7 – 19.

Chesney, M., & Tasto, D. (1975). The development of MSQ. *Behaviour Research and Therapy*, *13*, 237 – 253.

Denney, D. R., & Gerrard, M. (1991). Tratamientos conductuales de la dismenorrea primaria [Behavioral treatments for primary dysmenorrhea]. In J. Gil Roales-Nieto & T. A. Ayllon (Eds.), *Medicina Conductual I. Intervenciones conductuales en problemas médicos y de salud*. [Behavioral medicine 1. Behavioral interventions for medical problems and health]. Granada: Universidad de Granada.

Dorcus, R. M., & Kirkner, F. J. (1948). The use of hypnosis in the suppression of untractible pain. *Journal of Abnormal Social Psychology*, *43*, 237 – 239.

Frank, J. (1985). Therapeutic components shared by all psychotherapies. In M. Mahoney & A. Freeman (Eds.), *Cognition and Psychotherapy*. New York: Plenum Press.

Friederichs, M. A. (1983). Dysmenorrhea. *Women and Health*, *8*, 91 – 106.

Kroger, W. S., & Freed, S. C. (1943). The psychosomatic treatment of functional dysmenorrhea by hypnosis. *American Journal of Obstetrics & Gynecology*, *46*, 817 – 822.

Hilgard, E. R. (1986). *Divided consciousness: Multiple controls in human thought and action* (expanded ed). New York: Wiley.

Hilgard, E. R., & Hilgard, J. R. (1975). *Hypnosis in the relief of pain*. Los Altos, CA: Kaufman.

Larroy, C. (1993). *Menstruación: Trastornos y tratamiento* [*Menstruation: Disorders and treatment*]. Madrid, Spain: Edudema.

Larroy, C., Vallejo, M., & Labrador, F. (1988). Evaluación de tres tratamientos conductuales para la dismenorrea funcional [Evaluation of three behavioral treatments for functional dysmenorrhea]. *Cuadernos de Medicina Psicosomética y Sexología*, *6*, 33 – 34.

Leckie, F. H. (1964). Hypnotherapy in gynecological disorders. *International Journal of Clinical and Experimental Hypnosis*, *12*, 121 – 146.

Sanchez, A., & Moix, J. (1993). Aplicación de la auto-regulación en dismenorrea [Application of self-regulation therapy to dysmenorrhea]. In A. Capafons & S. Amigó (Eds.), *Hipnosis, terapia de auto-regulación e intervención comportamental*. Valencia, Spain: Promolibro.

Smith, G. M., Egbert, M., Markowitz, M., Mosteller, S., & Peecher, H. K. (1966). An experimental pain method sensitive to morphine in man: Submaxim effort tourniquet technique. *Journal of Pharmacological Experimental Therapy*, *145*, 324 – 332.

Sobcyzk, R. (1980). A case control survey and dysmenorrhea. *Journal of Family Practice*,

171

7, 285 - 290.

Spiegel, H. & Spiegel, D. (1978). *Trance and treatment. Clinical use of hypnosis*. Washington, DC: American Psychiatric Press.

Stephenson, L., Denney, E., & Aberger, D. (1983). Factor structure of the Menstrual Sympton Questionnaire: Relationship to oral contraceptives, neuroticism and life stress. *Behavior Research and Therapy*, *21*, 129 - 135.

Warrington, C., Cox, D. & Evans, W. (1988). Dysmenorrhea. In E. A. Blechman & K. D. Brownell (Eds.), *Handbook of behaviour medicine for women*. Oxford, England: Pergamon Press.

CHAPTER 9　第九章　172,173

对边缘型人格障碍患者的催眠治疗

琼·默里-乔布西斯

本章中的个案是一位被诊断为边缘型人格障碍(borderline personality disorder, BPD)的来访者,以下呈现的材料和相关技术有时可简化并用于精神类疾病患者的治疗。但是对于精神类疾病患者,采用的催眠技术往往需要根据个体不同的需要进行个性化的调整。

边缘型人格障碍最本质的特征是一种弥散性不稳定,主要影响三个方面的功能:自我意象、人际关系和情绪。自我认同的混乱往往表现为自我意象混乱、性取向问题以及持久的空虚感。边缘型人格障碍患者的人际关系往往非常紧张与不稳定,对于重要他人的态度总在过度理想化和过度贬低之间转换。此外,他们的情绪通常也不稳定,可能由消沉突然变得易激惹、愤怒或焦虑(American Psychiatric Association,1994)。

治疗边缘型人格障碍患者时可能遇到的特殊问题包括:反复出现的自杀威胁和行为、自残、操纵行为、愤怒爆发等。这些行为模式使治疗边缘型人格障碍患者成为治疗师的一大挑战。一般来说,对边缘型人格障碍患者的心理治疗都是长期的。治疗师需要发展并维持充满关爱的支持性治疗关系,以对抗患者带来的满是混乱和哭喊的治疗氛围。此外,治疗师还需要建立和维持一个框架,这个框架清晰地界定了一些界限,使得患者最终能理解并接纳他们分离的自我认同,并对自己负责,同时也避免他们对治疗关系产生破坏性操作。　174

有时边缘型人格障碍患者也需要服用减轻抑郁、焦虑和愤怒的药物。如果患者能够接受催眠疗法,治疗师也十分乐意使用传统方式治疗边缘型人格障碍患者,催眠疗法就可以整合到边缘型人格障碍患者的治疗过程中。

背景信息

简(Jane)第一次来治疗室见我时是44岁。她在我这里接受了近三年的治疗。她没有结过婚,也从未有过亲密的关系。她是一名获得认证资格的护士,却做着文职护士的工作,以逃避临床护理的压力和需求。

在接受我的治疗之前,简已经接受了多年的治疗,与多位治疗师有过合作。在此期间,她被确诊为边缘型人格障碍。有好几次,简因抑郁和自杀倾向入院治疗。她还曾经有过自我伤害的行为,主要表现为割伤及烧伤自己。因而,简有很高的自我毁灭风险。此外,简表现出典型的边缘型症状,即将周围的世界分为“全好”和“全坏”两个部分。在治疗关系中,她也表现出典型的反应模式,即时常在依赖、需要、理想化的关系和愤怒、敌意、拒绝的关系中转换。

她最早接触精神治疗是在青春期晚期,当时她因情绪不稳定被迫退伍,接受药物治疗。后来,她从修道院离开,结束实习期时又接受了一次短暂的治疗。接下来的一次心理治疗是简主动提出的,她觉得整个过程给了自己很多支持和积极的帮助。但是,当简搬至另外一个州时,治疗也随之中断了。在来见我之前,简最近接受的一次治疗是最长的一次治疗,大约有四年半的时间,她与这位治疗师建立了很深的连接。这次的治疗关系一开始是积极正向、充满益处的,后来却以破坏性的方式结束了——治疗中断了,而且很明显是由于简的边缘型行为造成的,她的愤怒、她过分的依赖需要、她的退行性行为以及缺乏进步的能力都造成了对治疗师的压力。这位治疗师突然拒绝继续见她,这使得简连续几个月处于混乱和绝望中,没有获得任何治疗性支持。

175

在这样的背景下,当简最终来见我时,她的情绪非常低落。很明显,她既渴望一段安全、可信赖的关系,又对其他可能的关系感到愤怒和无法信任,担心自己在这样的关系中再次被拒绝。

我们第一次见面时讨论了治疗的限制和准则。我向简保证,如果我们开始治疗,我不会离开她,我会尽可能在治疗期间保持一致性和可信赖性。但是,我也告诉她有时我会去外地旅行,对她来说这可能是需要克服的困难。我告诉她,有时她可能也会对我感到愤怒,但这些都是正常的。如果她能持续留在治疗关系中,而不是轻易放弃它,我坚信她能从中获益,最终解决自己的问题,过上更美好的生活。我也提到自己在通电话方面的限制：我仅在下班后接听短期支持性的电话或紧急住院治疗的电话。如果她告诉我自己想要自杀，没法控制自己的冲动和行为，我会送她去接受住院治疗。我告诉她，只有当她真的感到自己想要自杀的时候，才能这样说，因为我会很认真地对待这件事情。此外，如果她真的想要自杀或失去控制，我希望她直接告诉我，而不是指望我能"读出"她的感受或把自杀念头付诸实践。

按照我的经验，治疗边缘型人格障碍患者时，如果能在治疗关系的早期尽可能清楚地说明工作的准则和限制，会非常有帮助。虽然这些说明可能略显刺耳，但最终能帮到患者，而不是越过限制，造成混乱。这也让患者在太过依赖治疗师之前能够公平选择某种治疗或治疗师。此外，一个清晰的界限也使治疗师能够澄清他们自己在治疗工作方面的限制，由此他们反而能够不含恶意的与患者相处，不至于抛弃患者。总之，这种说明使得患者和治疗师双方都能意识到治疗师只是助人者，而不是救世主；治疗师可以满足患者的一些需要，却不是所有的需要。

简在童年遭受了严重的忽视与虐待。简对父亲的最早记忆便是他无法控制的暴怒以及对她的恐吓。尽管如此，简与父亲还是建立了某种正性的依恋关系。在她 5 岁的时候，她的父亲离开了家，她当时感到非常害怕，觉得自己被抛弃了。简的母亲努力想为自己和六个孩子维系一个家庭，于是选择了和一个酗酒、虐待孩子的男人住在一起。简记得这个男人十分可怕，对她来说充满威胁。

最终，简的母亲让简和她的两个姐姐去了孤儿院，并把简的一个哥哥送到了亲戚家里，她自己继续和最大的女儿和最小的孩子住在一起。她曾经承诺会回来，把简和其他孩子接走，却从来没有付诸实践。因此，对简来说，她不但觉得自己被父母抛弃了，还觉得自己被背叛了，失去了对他人的信任。简后来在孤儿院里住了四年，孤儿院的院长是一个虐待孩子的人。孩子们在那里经常被打，简经常被院长单独挑出来虐待，只因院长不喜欢她如此顽固，拒绝哭泣。

176

简 10 岁的时候，她的父亲回来了，"拯救"了她和她的姐姐。父亲把三个姐妹带回了他和第二任妻子组建的新家，他们已经有一个孩子。但是，简的父亲的控制欲依然强烈，时常虐待、殴打并且恐吓三姐妹。此外，从简 12 岁开始，直到青春期后期，这位父亲不断对她进行性骚扰，还羞辱她。他与简发生性关系，奚落她的身体，强迫她做出丢人的动作，还告诉她“你属于我”，“我可以对你做任何事情”。简的父亲将她与其他人隔离，恐吓她，让她始终依赖自己。

简如此害怕她的父亲，以至于无法反击，她是如此孤立，几乎无法寻求帮助。有一次，当简直接表达对父亲的愤怒时，他变得异常愤怒，用手捂住她的口鼻，想要让她窒息，很明显，他想杀了她。家庭中的其他成员制止了这件事。几个月之后，在一次口头冲突中，简抓住了一把奶酪刀自卫，威胁父亲如果再碰她就会杀了他。同年，简选择了参军以逃避家庭。由于家庭功能不良，童年饱受虐待，简适应军队生活的能力非常差。几个月之后，她因精神类问题被送离军队。接下来，她想要加入天主教修女会，这次尝试为期很短，也并不成功。最终，她成功地获得了护士资格认证，在经济上能独立了，却依然过着情感上有诸多限制的生活。

简来找我做治疗时，正在为获得保险认证做医学评论员。经济上她可以自给自足，但是在社交和情感生活方面几乎与世隔绝。在工作和接受治疗之余，简没有任何人际交往，她的业余活动就是独自睡觉、散步或看电视。简和我进行了三年的治疗，每周两次。在需要和合适的时候，我们将催眠引入一般性心理治疗过程中，大约占20%的治疗时间。在治疗的早期阶段，催眠的使用频率较高，主要用于减轻简的暴怒情绪，稳定治疗关系。

177

问题概述

从简的成长经历中可以很清晰地看到，她的童年是被忽视的，充斥着身体虐待和性虐待。简在很早之前就被诊断为边缘型人格障碍，我基本上同意这个早期的诊断。简表现出一般性匮乏、对共生性依赖的需要以及对人际距离的矛盾性需要，这些都是边缘型人格障碍的典型特征。对于任何知觉到的人际交往的丧失，她都表现出极大的焦虑和愤怒，同时又对可能产生的亲密关系或人际交往感到焦虑和矛盾。在行为上，简在某一刻对我十分满意，表现出合作性，而在下一刻又变得非常愤怒，对我横加指责。她需要同样强度的亲密感和距离感，始终处于冲突之中。很明显，简需要修通有关分离和个体化的边界问题，以及发展亲密关系中的自主性。

简在成长过程中存在明显的缺陷。虽然她在人生早期得到了足够的养育，使得她能够完成早期的发展主题,发展出独立的自我意识,并能与他人进行交往,但是她与他人之间的连接是非常脆弱的,自我意识在很大程度上也是消极的。她的成长过程混杂着忽视和虐待,因此她的自尊感和自我价值感都很低。简需要积极的重新养育来帮助她建立积极的自我意识,学习自爱、自尊,并发展深刻、积极的亲密关系。

此外,简也表现出分离障碍的症状,这可能来自她长期被严重虐待的经历。她说她的头脑中好像有好几个"人"。她把这些"人"称为"他们"或"它","他们"在她的头脑中并没有特别的名字或性格。简并没有压抑或隔离她早年被性侵犯的经历,她会时常想起那些事情,但简在情感层面将它们锁住了,从来不会去面对那些回忆。因此,尽管简不是一个真正的多重人格障碍患者,却表现出一些非典型的分离症状。此外,关于头脑中的"人",她自述在成年后有非常明显的分离体验,会在一段时间里遗忘所有的事情。特别是在前面一位治疗师中断对她的治疗后的三个月里,她几乎什么都不记得了。在这有分离症状的三个月里,简似乎做了很多自我伤害的事。

因此,除了治疗简的边缘型症状之外,我还需要帮助她面对过去性虐待的经历。简需要形成正确的认知,直面自己的情感而不被击倒,找回她作为成人的力量。基于以上这些不同发展阶段的任务以及性虐待的问题,治疗工作大体可以分为几个阶段进行。 178

治疗过程

在简的治疗开始时,她处于一种依赖、贫乏的状态,在开始时的几周把我视为"全好"的治疗师(自从她克服了先前那位治疗师遗留给她的不信任感之后)。我意识到早期的正性移情是短暂的,就将治疗的焦点放在通过催眠想象进行再次养育上,以减轻她的激动情绪,发展持久、稳定的治疗关系。

通过催眠想象进行再次养育,创造正性的治愈计划,补偿患者早期失去的正性发展环境是我在过去的 20 年中发展出来的用于治疗人格障碍患者、分离症患者以及精神疾病患者的临床工作技术(Murray-Jobsis, 1984,1985,1986,1989,1991,1992,1993)。我也发展了催眠的理论模型,将其视为适当的退行和移情,提供了理解并解释人格障碍或精神疾病患者的接受催眠治疗能力的框架

(Scagnelli-Jobsis, 1982; Murray-Jobsis, 1988)。

在催眠再养育技术中,通过年龄回溯引导患者想象自己回到婴儿或儿童阶段,治疗师为患者创造了一系列养育的画面。这实际上是治疗师为患者创造出一个想象中的治愈计划,并补偿患者当初缺失的养育环境。治疗师和患者都知道,患者在真实生活中的经历与想象中的养育画面大为不同。他们只是在想象中创造一些新的体验,这并不会改变过去,却可以帮助患者决定此刻与未来。

由于简的早期治疗聚焦于再次养育,催眠疗法因其在再次养育中的灵活性而成为治疗的备选方法。催眠体验能够对催眠疗法中的再次养育技术起到促进作用。由于在想象中,患者的情感体验增强,并且在催眠中批判性评价部分暂时搁置,治疗师和患者可以更好地在想象中扮演父母和孩子的角色,促进再次养育的治愈过程。

除了能促进建立治疗同盟之外,对边缘型人格障碍患者使用再次养育技术

179

还能帮助他们重建在人生发展阶段中丧失的重要体验。根据《临床催眠手册》中"人格障碍和精神疾病患者"这一章中提到的理论发展模型(Murray-Jobsis, 1993),早期的养育经历对于婴儿原始的边界形成以及未来的边界发展和人际交往能力至关重要。早期的养育经历是积极自我意识形成的基础,再次养育技术使患者能够填补丧失的早期养育环境,这对于边缘型人格障碍患者的治疗非常重要。在简的早期治疗阶段使用催眠再养育技术旨在帮助简降低兴奋,促使正性移情的发生,发展比先前边缘型依恋模式更长久的关系。再次养育的体验也能帮助简按照"应有"的轨迹去重塑过往,从而为她提供了现实生活中从未经历过的积极人际体验,这类似于埃里克森在"二月人"案例中的做法(Erickson & Rossi, 1979)。这些通过催眠创造的正性体验为简后来建立积极的自我意象、发展积极的亲密关系提供了基础。

早期的再次养育工作持续了几个月。我们对几次治疗的过程进行了录音,这样一来,简就可以保留它们,在她需要的时候可以随时播放。简提到她每天都使用这些录音材料。她觉得这些录音和练习减低了她的兴奋和焦虑,进一步帮助她减少甚至消除了自我伤害的行为。

紧接着早期的再次养育,简的催眠治疗开始聚焦于创造个体化的意象和信

息，从共生的婴儿阶段发展为更具自主性的儿童期自我。这个个体化与分离的过程是特别为简安排的，旨在帮助她修复心理发展阶段的缺陷，因为边缘型人格障碍的病理学假设该类疾病患者在儿童期分离与个体化阶段存在缺陷或病理环境。催眠想象再次成为一个呈现并演练恰当的分离—个体化过程的理想工具。

这两个阶段的治疗持续了几个月。第一阶段的目标主要在于创建积极的连接以及发展积极的自我意象。第二阶段的目标主要在于发展分离的能力和自主性。这种自主性建立在健康的好奇心、探索性和掌控感的基础上，而不是被抛弃的病理感受，以及由此产生的焦虑、愤怒和绝望。

在这两个阶段的工作完成之后，简自发地选择了一个更加复杂、更具冲突性的催眠主题，她开始面对自己遭受身体虐待和性虐待的过往经历。催眠疗法 180 再一次成为理想的治疗工具，促使她在想象中回忆过往经历。虽然简已经回忆起大部分被虐待的经历，但催眠疗法催化了想象，并引发简关于这些经历的感受。[①] 同时，催眠疗法也使得简能够保持一定距离观看这些经历，对自己的情感有一定的觉知和包容，从而避免被鲜明的回忆再次伤害。此外，催眠想象也提供了重构过去创伤经历的技术，促进疗愈与进步。

在治疗的这个阶段，简开始使用催眠直面自己的情绪，谈论过去发生的事情，这在以往是不可能的。虽然简接纳自己被虐待的经历，却从未向任何人分享或表达过。相反，简把这些回忆锁在内心深处，极大的无价值感、羞耻感及孤独感多年以来始终压在这些回忆之上。催眠提供了一种环境，使得这把锁暂时

---

① 一般来说，有关儿童和成人的记忆研究表明，个体大约在三四岁的时候开始产生可靠的回忆(Pillemer & White, 1989)。较少的研究支持有些儿童在两岁左右能形成精确的回忆(Eisenberg, 1985; Nelson & Ross, 1980)。冈瑟和弗雷(Guenther & Frey, 1990)所做的一项有关压抑记忆的研究表明，记忆压抑者记得的创伤性经历与非压抑者同样多，但记忆中包含的细节信息更丰富……积极的重新建构降低了创伤经历的伤害程度(p.257)。

沃特金斯(Watkins, 1989, p.80)有关催眠状态下回忆效度的研究表明，并没有足够的证据显示记忆增强或被催眠的个体可能会产生虚假回忆。纳什、德雷克、威利和哈巴(Nash, Drake, Wiley, & Khaba, 1986)的研究表明，催眠状态下强化的回忆可能不是当时经历的精确重现，可能引发虚假回忆，进而影响被催眠者后来在清醒状态下的回忆。比尔斯(Beahrs, 1988)进一步指出，催眠可能改变认知、知觉和回忆(p.18)。但是，沃特金斯和比尔斯都强调，无论是在催眠状态下还是在非催眠状态下的回忆，都有可能在暗示和情绪的影响下被歪曲。催眠状态下的回忆和非催眠状态下的回忆一样需要进行个体效度评估，以确定其真实性。

安全地打开,促使简第一次和别人分享这些事情,释放自己一直逃避的情绪。这些分享和表达也让简第一次被认为是一个好人,尽管她有着那些“坏经历”。我认可简的善良与接纳,也请她再次解读自己过往的经历,帮助她意识到当年那个孩子是好的,虐待她的成人才是不好的。

总之,早期的治疗工作主要处理了再养育、分离和个体化的主题,解决核心的边界冲突,即有关分离和个体化的冲突,后者引发了愤怒、绝望和焦虑。181 一旦这些主要的边缘型问题得到处理,简就有条件去处理其他问题了。后续的治疗主要处理她早年被身体虐待和性虐待的经历。在这个阶段,催眠被用以引发简对过去经历的感受,促进情绪宣泄,提供和传递无条件的接纳。此外,催眠也很好的引发了她对过去经历的洞察,帮助她正确的认知和诠释过往的经历。最后,催眠提供了很好的治疗环境,引导简以正确、健康的方式重构过去的体验。

再养育

在催眠治疗初期,治疗旨在进行早期再次养育。我使用包含了放松暗示和自我建设信息的引导方法,旨在帮助简获得自信、自我掌控感和自我悦纳感。我使用了下述自我建设的引导方法:

> 现在,我们来到一个放松、舒适的地方,我们可以更为充分地探索和了解我们自己——理解并接纳我们的优缺点。让我们尽全力发展我们的长处,不需要恐惧或悔恨,也不需要担心他人是否会欣赏我们的优点——要知道,我们每个人都有权利做最好的自己。但是,我们也应当了解自身的缺点和不完美,学习区分那些无法改变的缺点和可以通过学习和成长改变的缺点,以及那些作为生存处境存在的无法改变的限制。改变那些可以改变的,接纳那些无法改变的。
>
> 接纳完整的自己——无论是优点还是缺点——也给予自己足够的自由去承担一定的风险,那些成长过程中必要的“失足”风险。在此之后,很多事情开始变得容易,我们开始接受冒险和挑战,享受生活和成长的乐趣,最终发展成最好的自己。

在这些有关自我建设的引导之后，我进行了年龄回溯，暗示简经过时光倒流回到童年的中期。我们在想象中创造出一幅画面，在画面里，治疗师和成年后的简混合，作为一个“母亲”将儿童期的简带出孤儿院，为她和她的姐妹们创造出一个新家，这个新家充满了温暖、阳光和爱。在这幅想象出的画面里，儿童期的简和“母亲”坐在摇椅上一起讲故事、唱歌、谈心。在这个想象出的家里，简每天都能在安全和关爱中进入梦乡。

随着简对再次养育儿童期的自己越来越感到舒适，我们也开始在催眠状态下回溯一些她的“早年(即婴儿早期)真实经历”。我们开始重新养育那个婴儿期的简，首先重新创造一个婴儿以及一种自我意识——如果我们(成年期的简和我)能够做小婴儿简的母亲，我们会怎样对待当年的她。在催眠状态下，我创造了如下养育意象：182

> “妈妈”将会把小婴儿简搂在温暖的怀抱里，冲着她微笑。小婴儿简能够在母亲的臂弯中感受到温暖和保护。在“妈妈”那张微笑的脸上，小婴儿简可以觉知到一个完整又美好的自我，感受到爱与被爱、温暖与安全。这个小婴儿简会听到母亲温和的声音，感受到母亲温柔的抚摸。她可以感受到有节奏的摇晃，听到母亲的心跳是如此稳定、一致。随着母亲的呼吸，她还可以感受到母亲的胸部有规律的起伏，她会吃到暖暖的、甜蜜的奶，感受到那份满足。

在练习想象这些画面之后，小婴儿简开始怀着正性的情感看待自己的身体，也产生了一个完整的、充满爱和安全感的情绪自我。这种自我意识是在一种“联结和边界”的基础上逐渐发展起来的。

分离和个体化

后来的治疗工作转向为积极的分离和自主性打基础。在催眠状态下简退行到她生命中的头几个月。在积极的再养育之后，简和我共同创造了如下意象：

> 小婴儿简去抓玩具，她抓住了玩具又放开手。小婴儿简开始意识到自己身体的边界，意识到自己是和“他人”分离的个体。“妈妈”来了又走，但

总是会回来，小婴儿简开始经历生命中的分离。她已经把“妈妈”的形象内化成内在的意象和感觉，在和母亲分离的时候，这种意象和感觉依然在她心里。即使在分离的时候，她也可以意识到一种寄托和联结。

最后，我们想象这个小婴儿爬过了地板，离开“妈妈”去探索一些新玩具。她会回头看，也知道她随时可以回到母亲身边，但是她对这个正在探索中的外在世界充满好奇。随着年龄的增长，这个孩子会步入更广阔的外在世界，在那里探索、玩耍和征服。这个孩子始终知道自己可以回到“妈妈”身边，即使她看不到“妈妈”，“妈妈”也仍旧在那里，始终如一。就这样，我们通过催眠状态下的想象来建立婴儿和“妈妈”之间的一致感、联结感和支持感，培养小婴儿简内心有关“妈妈”的意象，建立起她记忆中与“妈妈”联结的感觉，而这最终会成为其情绪自我的一部分。

183

早期再养育和个体化的工作旨在帮助简修通以下一些问题：(1) 与早期养育者的正性联结；(2) 建立在该联结以及早期养育基础上的积极自我意象；(3) 在安全、被保护的环境中开始意识到身体的分离（度过共生阶段）；(4) 在联结、支持的环境里意识到情感的分离；(5) 内化有关养育者“妈妈”的意象和情感，内化彼此之间的联结；(6) 在探索和掌控（而不是抛弃与焦虑）的基础上，以积极的视角看待分离与自主性，能够进行正性的独立成长。

这些早期再养育和个体化的治疗过程旨在纠正简过去生活中的发展缺陷，重构健康的心理发展过程。在这一治疗阶段的早期，简有时显得很不安。她有时在治疗室里踱步，从一把椅子走到另一把椅子；有时像胎儿一样蜷曲在椅子上，拒绝说话。在治疗的间隙，她偶尔会有自我伤害行为，如割腕、烧伤手臂。有时她会企图自杀，需要3—5天的住院治疗才能重新获得控制感。

再养育的治疗工作在很大程度上减轻了简的不安和自我伤害行为。通过沟通她的愤怒减轻了，但她的自杀企图依然需要很长时间去修通。尽管想要退缩，但简总会重新回到治疗中来。

我和简逐渐制定出一个合作计划来处理她的自杀念头和冲动。简承诺，当她因自杀冲动而需要短期住院治疗时，会直接而明确地告诉我她的需要。这种直接沟通取代了她之前以威胁或未遂的行动来表现自杀冲动的方式。对于简关于"对自杀冲动失去控制"的口头信息，我总是以提供住院治疗作为反应，这样一来，她就不需要把她想要传递的信息逐步升级。此外，我们与简的住院医师有着不错的工作关系，她的短期住院治疗可以得到很好的安排。在接受住院治疗期间，简可以离开医院来我这里进行心理治疗，一旦她重新获得控制就可以去继续工作。总之，简利用短期住院治疗进行有效的自我保护，控制自己的自杀冲动，同时，她也逐渐脱离对这种保护的需要。简清晰地意识到，尽管住院治疗为她提供保护，但只有心理治疗才能解决长期以来困扰她的问题，而不是依靠住院治疗。

重构创伤经历

184

随着简在自我价值感和自主性方面越来越有力量，她逐渐扩展了我们的催眠工作，在治疗过程中开始回忆、再现过往的创伤经历。催眠促使了这些过往经历的再现，使得那些伴随着这些回忆的情感能够与事件本身连接起来。为了应对过去的创伤经历，简和我使用了催眠疗法对这些经历进行重新解释和认知纠正，并在一定程度上重构了这些体验。

在催眠状态下，简首先回忆起来的是她小时候在孤儿院里与院长发生的事情。她回忆起自己当时是那么孤独、绝望和痛苦。她觉得被自己的母亲欺骗并抛弃了，盼望着能被拯救。

针对这段痛苦的回忆，简和我共同创造了一段积极治愈的想象来进行体验重构。我们再次在催眠状态下，将成年后的简和我想象为混合的"妈妈"，与当时那个小小的简相处，并且从孤儿院出发，重塑一个积极的情景：

> "妈妈"带着当时的简和她的姐姐离开孤儿院，为她们创造了一个充满温暖、阳光与爱的新家。"妈妈"与简可以挤在摇椅里讲故事，可以一起烤饼干，一起散步。"妈妈"会把小小的简送上床并给她一个晚安吻。如果简半夜感到害怕，"妈妈"会去看她，安慰她，驱散她的害怕。

在后来的治疗中，简还回忆起第一次被父亲性侵犯的经历。在催眠过程中，我暗示简回到当时的场景，试着去探索一些目前感到难以处理的情绪，比如"没有被听到"的感觉。简以前曾表达过这种感觉，她说自己害怕"被活埋"，

“没有人会发现她”。

在催眠状态下，简回忆起自己躺在老家黑瓦片做的地板上，在那里她的父亲第一次性侵她。父亲把所有人都送去商铺里，这样一来就只有她和父亲单独待在家里。她记得父亲触摸她的身体，脱掉了她的衣服，与她发生了性关系。他告诉简，她属于他，他可以碰她；他也告诉简，不可以告诉任何人。简非常害怕，此刻的催眠想象对她来说是一个十分艰难的时刻，她回忆起，在侵犯发生时自己好像“出神”了（一种分离的情感，而不是对事件的记忆）。

185

在催眠状态下，简看到自己躺在地板上，仰望着头顶，她看到窗外的树，觉得自己好像“要被埋葬了”。实际上，在现实生活里，没有人知道简的秘密，她太害怕以至于从未直接告诉任何人这段经历。但是她提到自己以间接的方式告诉了她的继母，却被忽视了。此外，在被父亲强奸之后，她去学校上课，而学校里的老师也忽视了她脸上、身上的淤青和伤痕。

我们再一次在催眠状态下创造了一些积极的想象，以重塑和治愈她在现实生活中所经历的被虐待和忽视的体验。在催眠想象中，治疗师和成年后的简依旧作为混合的“妈妈”，在简被伤害之后保护她，安慰她。我们并没有忽略她传递出来的间接信息，注意到她在身体和情感上受到的创伤，我们询问并聆听了一些问题。我们安慰和保护这个受伤的孩子。我们告诉她的父亲，必须终止这样的行为，否则将会被送走，他必须再也不伤害我们漂亮的女儿。“妈妈”一直保持警觉，保护着小小的简，让她在家里觉得安全，感到被爱，慢慢长大，变得强大。

简清楚地了解这种催眠状态下的重新建构只是一种想象，即创造积极的治愈性画面，而不是回忆那些创伤性的真实经历。遭受侵犯的简却可以利用这些重新构建的画面，获得疗愈和成长。

这次治疗的最后，当简从催眠状态中清醒过来，她说自己比以往感觉好多了，尽管回忆这些事情非常艰难。但她提到，她担心在我夏天去度假的这段时间里又会陷入失控状态。简说她和先前那位治疗师的上一个夏天“消失了”，也正因如此，先前的治疗关系灾难性地结束了。简有关去年夏天的唯一回忆是她连续走了好几个小时，走了好几公里。她很明显放弃了沟通，退行到一种隔离状态，这对先前的治疗来说是毁灭性的。

我再次向简确认，即使她重复去年夏天的行为我也不会离开她，但她的确不需要再次“让自己消失”。我提醒简，我们已经开始创造在我外出时她可以用来处理问题的方法，我们也将继续就这些方法努力。我们尝试使用过渡性客体，包括我办公室里的一个泰迪熊和几个摆设。在我离开的这段时间里，简还可以使用纠正认知的方法。这些正确的认知强调简已经不再是一个无助的小女孩，她可以作为一个强大的成人来照顾自己。此外，我为简推荐了一位临时替代治疗师，并且帮助她在生活中发展支持性的朋友关系。我进一步提醒简：“即使我暂时离开了，也总会回来。即使我们暂时分离，也依然彼此连接。”我告诉她我们会一起努力，帮助她不再迷失自己。她说：“可是你的离开让我十分难过。”我赞同她的说法：“是的，这的确让人难过。离开那些我们在乎的人总是让人难过。但生活中总是有分离的时光，因为永远在一起几乎是不可能的。我们知道这会让人难过，但我们需要去面对这份难过，因为这本来就是生活的一部分。”

186

简能够接受这些，也愿意去修通分离方面的问题。

这次催眠治疗结束时，简再次提出她之前提到过的对于“没有人能听到她”的恐惧。这种感觉她在先前的治疗过程中提到过，我们也曾使用这种感觉作为催眠回溯和探索的素材。我向简保证，我会一直试着聆听她、理解她。我也请她继续努力，以帮助我更好地理解她。简同意了。

几个月后，有关聆听和理解的问题被再次提起。简表现出疏远、愤怒和不信任，这种态度已经持续了大约五周。在此期间，她拒绝接受催眠，也很少交流。之后她又突然从这种疏离的状态中摆脱出来，强烈要求进行催眠状态下的再养育。简让我引导她重现之前我为她创造的“妈妈”在晚上安抚小小的简，使其不再害怕的画面。

在这次催眠过程中，简无声地哭了。在这次治疗的最后，当简从催眠状态下清醒过来，简还谈到了她在夜晚的伤痛、孤独和恐惧，从她还是个小女孩开始一直到现在都是如此。她提到自己心里的“其他人”不相信我，抱怨我不够了解她心里的“这群人”，也没有透彻理解她传递给我的信息。也许简是为我无法满足她所有的需要而生气（如她不能在半夜给我打电话让我安慰她，抚慰她在现实生活中的孤独和恐惧）；也许她选择把我的行为视为没有理解她的信息,而不承认我其实没法满足她的所有需要;也许我的确没有真正理解简传递的某些重要信息或情绪;也有可能这是简内心里的“其他人”正经历着某种转变(除了边缘型人格障碍外,简还伴有分离型人格障碍)。但是,简除了笼统地谈到“其他人”,并没有产生具体的变化。因此,尽管她对我不够完美的“母亲”角色有所不满,她依旧把过去几周里的愤怒、退缩搁置一旁,再次尝试投入治疗中。

187 慢慢地,在催眠疗法的帮助下,简回忆起了许多早年生活中经历过却在情感表达上存在问题的创伤经历。她回忆起自己的父亲在暴怒状态下想要掐死她,只因为她叫他“混蛋”。简认为自己还活着仅仅是因为家人的干预,否则父亲一定会杀了她。她还记得,在青春期后期,她想过要杀死自己的父亲,却害怕一旦失败,父亲会反过来杀了她。她记得自己偷听到父亲和她的继母很猥琐地谈论自己的生殖器,也记得第一次月经来潮时她深感恐惧、羞耻、混乱并试图把血迹藏起来。每次回忆这些片段,简都会感觉得到宣泄和解脱。之后,我们试着从今天的简,一个成人的眼光来重新诠释当初发生的事情,引发其正确的理解和认知。只要有可能并且合适,我们都会在催眠状态下用积极治愈的画面重演过去发生的事情。

随着治疗的发展,简对我和她自己越发信任,她开始借用催眠进行更深入的治疗。在治疗过程中,简报告了自己的梦,并通过催眠来探索这些梦。深入的治疗使得简最终再次接近了那些被压抑和隔离的情绪体验。她回忆起上一次治疗结束时她内心深处的痛苦。连续几个月,简强迫性地走路、厌食、自我伤害,这也成为治疗结束的标志。简说,正是这样的痛苦让她选择了“忘记”那段回忆。

另一次,简回忆起她 6 岁时装病,以期从妈妈那里获得一些关注。但作为一个单身妈妈,她的母亲工作回来后已经精疲力竭,什么都没有为她做就上床睡觉了。简后来也回忆起 5 岁时对于父亲突然离家的恐惧。第一次,简把她对失去父亲的恐惧和对我暂时离开的恐惧联系在了一起。很明显,尽管父亲暴躁、愤怒,对她实施了性侵害,简依然将父亲视为一位保护者。他的离去对简来说是巨大的丧失,也为她后来对分离的焦虑提供了解释。此外,父亲的离去其实使简遭受了后续的虐待(倍感讽刺的是,对于简,父亲以一个“拯救者”的角色再次出现,最后却成了另一个施虐者)。

一旦简将自己5岁时失去父亲与我的外出旅行联系起来,就更能以理性的成人视角来看待我们现在的分离,她不再像一个5岁的小女孩那样充满恐惧和绝望。就这样,随着治疗的发展,催眠疗法帮助简进行了自我探索和洞察。 188

移情和反移情

移情对简来说是一个主要问题,也是所有边缘型人格障碍患者的主要问题。正如所预期的,简的移情以及随之而来的行为在两个极端间快速摇摆——有时她对我和治疗持有特别积极的态度,然后在毫无征兆的情况下,她的行为突然改变,对我极其愤怒、无法信任,在治疗中既拒绝交流又拒绝合作。对于边缘型人格障碍患者,修通这些强烈的移情是治疗工作中重要的主题。以上内容涉及具体修通的过程。

一般来说,治疗师需要克制自己太过积极地回应当事人的理想化移情。治疗师需要避免陷入自己是病人的拯救者这一幻觉之中。对于治疗师,更明智的做法是善用这个阶段的理想化移情以提醒患者治疗师本身的缺点以及未来潜在的不满和愤怒。

同样,治疗师也需要避免自己对当事人的愤怒移情的反应太过消极。治疗师需要保持对患者的极大包容,等待愤怒阶段消失。这也许是治疗边缘型人格障碍患者的过程中最为困难的部分。除了对自身的约束,治疗师还需要相信患者有足够的力量留在治疗关系中,在愤怒中依然保持与治疗师的治疗同盟。

治疗效果

简在边缘型情感暴风骤雨般爆发的阶段依然保持与我的治疗关系,她慢慢地修通了自己的愤怒、焦虑和丧失感。她吸收了自己在童年时代被虐待、忽视的痛苦,并将它们留在了过去,开始以更现实的眼光来看待今天的生活,着力于更好地照顾现在的自己。

简最终决定回到家乡,去寻找依然在世的姐妹们。这时候,简的母亲已经因自然原因去世,而她的哥哥和姐姐已经自杀了。她与家中最小的孩子关系较远,对其情况也不怎么了解,而她对于另外两个同在孤儿院里待过的姐姐仍感 189

觉亲密。她的父亲当时依然在世，在她和我开始治疗之前，简曾给他写过一封信，去质问他。然而，她的父亲从未向她道歉，只是说“我没有办法”。

简努力学习，想要通过临床护理学的资格更新考试，为回乡做准备。在治疗过程中，有时我们也会练习一些考试技巧，帮助她建立自信心。目前，简已经在她老家做护理工作了。她与自己的两位姐姐重新联系上，与许多侄子侄女、侄孙子侄孙女建立了不错的关系。一年之中，她也会给我写几封信，告诉我她一切都不错。她依然独身，没有恋爱，也没有性关系，很显然，她也不想去发展这样一段关系。

结论

简的治疗过程说明了催眠和再养育技术可以帮助有发展缺陷的患者重新建立关系，发展自我价值感，并成功地完成分离和个体化的过程。该案例也说明，使用催眠技术可以促使患者修通过往的创伤性经历。催眠疗法主要在以下几个方面发挥作用：(1) 促进情感的宣泄和分解；(2) 以恰当的正确认知对过往的创伤性经历进行再诠释；(3) 营造氛围，帮助患者创造积极治愈的画面和剧情；(4) 促使患者认同并获得作为成人的力量。

此外，简的个案也说明边缘型人格障碍患者可能产生不同水平的困扰和症候群。对于简，她在个体发展早期形成的情感纽带以及在分离和个体化阶段形成的发展缺陷干扰了其积极自我感的形成、建立关系的能力、忍受正常分离的能力以及自主性的形成。在简的案例中，这些发展缺陷还导致了边缘型人格障碍及其相关症候群。除了边缘型人格障碍的临床症状之外，简还经历过严重的身体虐待和性虐待，这引发了她的分离症状，并伴随着分离体验和分裂感。因此，无论是治疗本身还是催眠干预过程，都需要根据简在不同水平上的功能、不同的症状表现以及不同发展阶段的困扰进行调整。简的个案也说明催眠疗法在治疗不同发展水平和不同程度的功能失调时的多功能性。

190

该个案还进一步说明了在心理治疗过程中使用催眠疗法治疗严重心理疾病患者的可行性和功效所在。尤其是再养育技术、画面重塑技术等干预措施，如果没有催眠疗法的辅助，几乎难以实现。

在这个案例中，我的耐心极大地增强了。在治疗过程中，简曾有好几个星期蜷缩在椅子后，一句话都不说。在那个特殊的阶段，我需要保持极大的耐心、信任和内心的平静。我无法确定简是否会选择继续接受治疗，是否会开口说话，是否会彻底逃避我，中断治疗。对我来说，保持对治疗关系的开放态度很重要，不会为了保护自己的情感而放弃在治疗关系中的位置。我必须始终保持耐心和支持，不动摇。在这个充满退缩的阶段，我有时会和沉默的简说话，有时只是陪伴她，一起沉默。但是我一直会传递信息，让她知道我在她身边，告诉她我始终等着她回到治疗中来。

简的个案也引发了一些非常有趣的问题。其中一个问题是关于使用再养育想象技术替代过往创伤经历的。由此带出的一个问题是纠正后的治愈性画面如何修正了过往性侵经历造成的影响。通过再养育和疗愈画面创造出的想象世界的确帮助简修通了过往经历中痛苦的感觉。此外，我通过这些技术还帮助了多名当事人。埃里克森在他的“二月人”案例中同样使用了类似的技术来创造想象中的积极画面(Erickson & Rossi, 1979)。尽管有这些效果良好的临床反馈，我们依然很难解释这个替代或重建的过程如何促成当事人的好转。从表面上看，这个过程安抚了当事人，填补了过往的伤害，也教会当事人以新的方式感受和思考。然而，这个过程究为何以及如何发挥作用依旧难以解释。

另一个问题是简如何在强烈的愤怒、痛苦、焦虑和不信任中，依旧能维持治疗关系。许多当事人确实维持治疗关系，不放弃，并最终修通有关治疗师和整个人生的严重冲突和感受。但是，依然有当事人没法在这个阶段继续停留在治疗关系里，他们为治疗师没法满足他们所有的需求而感到无比愤怒，深陷其中而无法自拔，对于治疗引发的亲密关系感到不信任和焦虑，并被这种情绪击溃。因此，他们中断了治疗，未能通过治疗过上更好的生活。我们有待进一步研究，探索当事人或治疗师的个体差异对于当事人保持治疗关系，进而修通移情以及对过去经历的感受的影响。 191

参考文献

American Psychiatric Association. (1994). *Diagnostic and Statistical Manual of Mental Disorders* (4th ed.). Washington, DC: Author.

Beahrs, J. O. (1986). Hypnosis cannot be fully nor reliably excluded from the courtroom. *American Journal of Clinical Hypnosis*, *31*, 18 – 27.

Eisenberg, A. R. (1985). Learning to describe past experiences in conversation. *Discourse Processes*, *8*, 177 – 204.

Erickson, M. H., & Rossi, E. L. (1979). *Hypnotherapy: An exploratory casebook*. New York: Irvington.

Guenther, R. K., & Frey, C. (1990). Recollecting events associated with victimization. *Psychological Reports*, *67*, 207 – 217.

Murray-Jobsis, J. (1984). Hypnosis with severely disturbed patients. In W. C. Wester & A. H. Smith (Eds.), *Clinical hypnosis: A Multidisciplinary approach*. Philadelphia: Lippincott.

Murray-Jobsis, J. (1985). Exploring the schizophrenic experience with the use of hypnosis. *American Journal of Clinical Hypnosis*, *28*(1), 34 – 42.

Murray-Jobsis, J. (1986). Hypnosis with the borderline patient. In E. T. Dowd & J. M. Healy (Eds.), *Case studies in hypnotherapy* (pp.254 – 273). New York: Guilford Press.

Murray-Jobsis, J. (1988). Hypnosis as a function of adaptive regression and of transference: An integrated theoretical model. *American Journal of Clinical Hypnosis*, *30*(4), 241 – 247.

Murray-Jobsis, J. (1989). Clinical case studies utilizing hypnosis with borderline and psychotic patients. *Hypnos*, *16*(1), 8 – 12.

Murray-Jobsis, J. (1991, April). *Hypnosis with a borderline and a psychotic patient: Two clinical case studies*. Paper presented at ASCH scientific meeting, St. Louis MO.

Murray-Jobsis, J. (1992, August). Hypnotherapy with severely disturbed patients: Presentation of case studies. In Bongartz (Ed.), *Hypnosis: 175 years after Mesmer: Recent developments in theory and application. Proceedings of the fifth European Congress of Hypnosis in Psychotherapy and Psychosomatic Medicine* (pp.301 – 307), Konstanz, Germany.

Murray-Jobsis, J. (1993). The borderline patient and the psychotic patient. In J. W. Rhue, S. J. Lynn, & I. Kirsh (Eds.), *Handbook of clinical hypnosis*. Washington, DC: American Psychological Association.

Nash, M. R., Drake, S. D., Wiley, S., Khalsa, S., & Lynn, S. J. (1986). Accuracy of recall by hypnotically age-regressed students. *Journal of Abnormal Psychology*, *95* (3), 298 – 300.

192

Nelson, K., & Ross, G. (1980). The generalities and specifics of long-term memory in infants and young children. In M. Perlmutter (Ed.), *Children's memory: New directions for child development* (pp.87 – 101). San Francisco: Jossey-Bass.

Pillemer, D. B., & White, S. H. (1989). Childhood events recalled by children and adults. *Advances in Child Development and Behavior*, *21*, 297 – 340.

Scagnelli, J. (1975). Therapy with eight schizophrenic and borderline patients: Summary of a therapy approach that employs a semi-symbiotic bond between patient and therapist. *Journal of Clinical Psychology*, *31*(3), 519-525.

Scagnelli-Jobsis, J. (1982). Hypnosis with psychotic patients: A review of the literature and presentation of a theoretical framework. *American Journal of Clinical Hypnosis*, *25*(1), 33-45.

Watkins, J. G. (1989). Hypnotic hypermnesia and forensic hypnosis: A crossexamination. *American Journal of Clinical Hypnosis*, *32*(2), 71-83.

193 CHAPTER 10 第十章

分离性身份识别障碍的治疗

理查德·霍雷维茨

分离性身份识别障碍(dissociative identity disorder, DID)一直是一个存在争议的诊断。[①] 该领域的许多研究者认为该诊断是虚构出来的疾病(McHugh, 1992; Mersky, 1992),是一种罕见但在很大程度上被过度诊断的疾病(Frankel, 1993; Orne & Bates, 1992),它往往是其他疾病,如边缘型人格障碍(Kernberg, 1975)或躯体化疾病(North, Ryall, Ricci, & Wetzel, 1993)的偶发症状,也可视为非理性和不良风气带来的复杂的社会心理历程的一部分,就像中世纪以来蔓延在西方历史中的巫术恐慌(Spanos & Burgess, 1994; Spanos, Weekes, & Bertrand, 1985)。另一些研究者认为分离性身份识别障碍是一种有效诊断,在 194 同种意义上任何心理诊断都是有效的(Horevitz, 1994; Kluft, 1991; Kluft, Steinberg, & Spitzer, 1988; Putnam, 1991; Steinberg, Rounsaville, & Cicchetti, 1990)。以上结论来自有实验支持的临床研究,如临床观察、患者对有信度和效度的结构化面谈的反馈、人口学研究、治疗反馈以及病史的共性研究等。虽然有很多主题依然存在争议,但该诊断的接纳和合理治疗方案的应用不仅带来了积极的治疗效果(Chu, 1988,1991; Horevitz & Loewenstein, 1994; Kluft, 1988, 1993; Putman, 1989),也极大地降低了治疗的成本和开销(Fraser & Raine, 1992; Ross & Dua, 1993)。

---

① 在《精神障碍诊断与统计手册(第四版)》(American Psychiatric Association, 1994)中,多重人格障碍被重新命名为分离性身份识别障碍。这种转变避免了多重人格带来的概念混淆,具有重要意义。主观经验和相关行为成为更明显的指标,多重人格不再是难以理解的概念。分离性身份识别障碍的症状不仅包括主观认同体验、分离症状、情感和认知方面的无法统合以及分离的相关行为——该术语不再以此假设为前提了。虽然这种转变非常有价值,但大众的确需要一段时间接纳这个新概念。有时因为更熟悉,临床工作者依然将个案的诊断命名为多重人格障碍,而我反对这种风气。但是,在有更合适的术语出现前,我对将某种分离的人格称为"替代者"(alters)持保留意见。

分离性身份识别障碍目前被认为是儿童期创伤经历导致的发展障碍，多见于成年患者(Horevitz，1994；Kluft，1993)。虽然分离性身份识别障碍的临床表现着重于个体在面临压倒性的创伤或无法接受的心理环境时产生的自我“分裂”或碎片，但更新的观点认为，分离性身份识别障碍是失败的正常统合过程，而这一统合过程对于促进个体的充分发展是必需的(Putnam，1989，1992)。破碎的家庭生活、创伤性经历造成的混乱与恐惧、儿童期养育的缺失以及其他不明因素共同引发了分离性身份识别障碍的症状，患者无法统合自己的行为，也没法在回忆、觉察整个事件的基础上调节自己的情绪状态(Putnam，1992)。发展同一感的先天趋势往往伴随着行为的连贯性和对内在状态的控制感，如果个体在某种程度上无法有意调控或掌控自己的行为，也就意味着正在经历同一性的起伏或不连续性。

分离性身份识别障碍患者的典型表现为自我同一性的严重不连续，用以连接不同的分离个体的情感或认知不能发挥作用。分离性身份识别障碍患者存在失认症状，即对自己在某一人格下的行为、想法和情感产生遗忘，以致不同人格状态下的信息无法传递(如学习的技能)。患者自我同一性的不连续性如此深刻，以致他们体验到的是完全不同的人格状态(Kluft，1991)。这种分裂表现为患者在不同的人格状态下使用不同的名字或称号。对于许多分离性身份识别障碍患者，这种不同的人格状态大多限于内心世界，偶尔表现出不同人格状态下不同的外显行为。另一些人在不同的人格状态会有不同的生存方式(如行为、选择、体验、角色扮演、喜好、人际交往、态度和信念的不同)。当这一现象发生时，不同人格状态带来的感受非常真实，甚至在某种程度上形成一种错觉，从而在年龄、性别、身体形状、性取向等方面形成区别。

195

导致这些症状的原因尚不清楚，但有些人可以直面这些不同的人格状态，如治疗师。其他过程，如使用幻想和想象，也有可能在不同人格的分离状态和次级特性方面发挥作用(如年龄、性别、个人风格、自我想象、视觉化的自我想象；Young，1988)。很明显，人格的分离症状受到多种因素的影响，以下将以福斯特的案例为例进行说明。

背景信息

福斯特(Foster)是一个中产阶级家庭的第二个儿子，从小住在加利福尼亚州南部，他的父亲是一家金融机构的经理，母亲是家庭主妇。他的哥哥只比他大 13 个月。他第一次来接受心理治疗时已经 57 岁，是某大型制造企业的一位成功的主管，负责管理工程和科学生产研究部门。福斯特已婚，有三个孩子，其中一个孩子当时刚刚结婚，另两个孩子仍住在家里。他的妻子是一位教育工作者。

福斯特是由先前的治疗师推荐来这里的，该治疗师身患重疾，治疗因此中断，此前治疗持续的时间不到一年。最初，他去寻求心理治疗是因为太太的坚持，当时他的酗酒问题变得越来越严重，有时会有冲动性的、不受控制的行为，他感到愤怒，情感压抑，生活方式具有危险性（如酒后驾车或酒后与妓女乱交等）。福斯特的情感压抑的典型表现是他无法对自己的孩子（虽然不包括他的太太）表达温情，以及缺乏社交。儿子是他的主要愤怒对象，特别是有学习困难和情感障碍的二儿子。当福斯特开始治疗时，他的儿子已经有了物质滥用的行为，并且进行了双重诊断治疗。从积极的角度来说，福斯特通过锻炼释放了不少愤怒。他每天去健身房锻炼，工作之余在家里做大型木工活。因此，福斯变得非常强壮，脾气也随之增长。

福斯特和太太的关系很好，甚至有些依赖他的太太。他们能够开放的交流，他非常爱她。他的太太就像他和孩子以及外在世界之间的缓冲器。

196

在与前一位治疗师合作之前，福斯特没有接受过治疗。他与前一位治疗师建立了不错的治疗关系，很快就有了进步的迹象——他的酗酒程度降低了，自我伤害行为也减少了。一天晚上，他结束治疗回家时，听到内心有一个非常清晰的声音说，他曾经被自己的母亲性侵犯。他开始剧烈颤抖，伤心地哭泣起来，这吓到了他自己和他的太太。他们给当时的治疗师打了电话，并在第二天安排了一次紧急治疗。

这次紧急治疗之后，他的治疗师向他介绍了催眠疗法，包括催眠状态下的年龄回溯技术以及如何使用意识运动（ideomotor）的信号在催眠状态下进行沟通。福斯特在催眠的恍惚状态下回忆起几段被母亲、外祖母以及母亲的几位女朋友性侵犯的经历，其中一部分回忆发生在某种女性恶魔的宗教仪式上。宗教仪式上的侵犯发生在 8—15 岁，直到他的父亲发现他身上有严重的瘀伤——父亲殴打了自己的妻子并以离婚和坐牢相威胁。自此之后，他再也没有受到过性侵犯。福斯特还回忆起他好像“听到”自己被隔离的早期时光，从5岁开始他就被母亲和外祖母侵犯。

很明显，该治疗师接受了福斯特所描述的发生在宗教仪式上的性侵犯经历，相信这些回忆是精确的、真实的，并没有证实福斯特的说法。很难确定先前的这位治疗师在工作过程中是否使用了具有引导性的问题，从而引发了这段有关宗教仪式的回忆，也很难确定该治疗师发现的福斯特的12个不同的人格是否由暗示过程引发（有关虚假记忆和记忆回溯的相关注意事项将在本案例的讨论中详述）。

无论如何，该治疗师发现的福斯特的多个不同的子人格包括：年幼的孩子（“小福斯特”）；几个8—13岁的男孩；“火星人”，他把这些记忆扔进了外太空；“愤怒者”；“爱人”，去找妓女的人；“杀手”（比“愤怒者”还要愤怒）；“毁灭者”，这是福斯特成年后真正意识到的一个人格。福斯特说，这个“毁灭者”首次出现在他企图自杀的过程中，当时他23岁。很显然，这个“毁灭者”阻止了福斯特的自杀行为，让他愿意继续活下去。

福斯特还提到他遇到自己的太太时，他对女性既暴怒又害怕，以致他不敢同她交往。但是，他发现自己开始追求她，看着自己的一部分身陷其中，并向她求婚了。当时，他觉得自己不再是自己，他好像从身体中脱离出来，以第三者的视角观察自己的行为，他尝试主动控制自己的行为，却办不到。虽然福斯特在刚接受治疗时并未表现出对这两次人格转换的清晰觉知，但他在治疗过程中轻而易举地辨别了出来。另一次人格转换几乎是在催眠状态下呈现出来的，这让他既吃惊又震惊。此前他并没有意识到这些人格的存在。 197

随着这些不同的人格在治疗过程中出现，“愤怒者”在他太太在场时出现了好几次。他很快意识到，当他试着控制自己的行为时，“爱人”好像在拉着他，就好像内心有个声音让他去喝酒、找妓女。虽然很羞耻、很痛苦，也十分骇人，但福斯特最终接受了分离性身份认同障碍的诊断。

福斯特的接受诊断实际上是脆弱的假象，在整个治疗过程中，他对自己回忆的精确程度有诸多怀疑，甚至怀疑这些回忆是不是他过去生活的一部分，其他人格是不是一种错觉。作为一名科学家，福斯特所接受的训练在整个治疗的多个方面都为他提供了帮助，使他能保持科学的批判性态度，同时不影响他投入治疗的能力。他严肃的管理风格使得他在坚持治疗的过程中很少出现偏离或混乱。一旦他确定治疗过程对他来说是有帮助的,他就很愿意利用自身的资源来获得治疗的成功。

当我开始对福斯特展开治疗时,我确信分离性身份识别障碍的诊断对他来说是有意义的。但是,我也担心治疗这样一位壮硕的男人会不会存在安全方面的问题,因为我们必将在治疗过程中面对他强烈的愤怒情绪。当我了解到他的过往经历并尝试对他进行治疗后,我觉得我们可以合作。当然,在治疗的开始阶段,我们做了彻底的心理评估,这非常重要(治疗后的评估结果将在本章后文中呈现)。①

198

问题概述

对福斯特的治疗自开始就着力于他的分离症状以及和母亲乱伦的创伤。当然,前一位治疗师也可能做了错误的诊断和治疗。但是,福斯特对前一位治疗师非常信任,自述仅接受短期治疗之后就获得很大提高,确信自己有分离体验和创伤性的经历。不过,他对情绪的掌控力很弱,他依然压抑、否认、回避自己的情感以及那些可能激发他情绪反应的情境,依赖激烈的体育锻炼来减弱他汹涌的情绪。随着他酗酒和外出猎艳行为的逐渐减少,福斯特对愤怒的控制力也下降了。当他找我寻求治疗时,其他人格已经会时不时出现,并在某些情况下要求获得控制权。

福斯特的分离症状造成的影响很大,代价也很高。他的症状危及他的婚姻

---

① 这次我进行的常规心理评估包括一系列结构化的诊断面谈、一整套心理测试、自我报告测试、催眠感受性测试以及记忆筛选。结构化的诊断面谈包括《精神障碍诊断与统计手册(第三版修订版)》中的结构化临床诊断面谈(Spitzer, Williams, Gibbon, & First, 1990),针对《精神障碍诊断与统计手册(第四版)》中分离障碍的结构化临床诊断面谈(Steinberg, 1993),“分离症状面谈量表”(Ross, Heber, Norton, & Anderson, 1989),“临床工作者创伤后应激障碍症状评估量表”(Blake et al., 1990);此外,我还选择了“情感障碍和精神分裂病量表(焦虑症终生版)”(Spitzer et al., 1985),其中有些症状是《精神障碍诊断与统计手册》的结构化临床诊断面谈不包含的。常规心理评估包括“罗夏墨迹测试”(Rorschach, 1921)、“主题统觉测试”(Murray, 1938)、“明尼苏达多相人格问卷(第二版)”(Butcher, Graham, Dahlstrom, Tellegen, & Kaemmer, 1989),以及“米隆临床多轴问卷(第二版)”(Millon, 1987)和“韦克斯勒记忆量表修订版”(Wechsler, 1987)。自我报告包括“分离体验量表”(Bernstein & Putnam, 1986)、“儿童期回忆和想象调查”(Wilson & Barber, 1983),“负面评价恐惧量表”和“个人价值观调查”(Persinger, 1982)、“贝克量表”(如 Beck, Ward, Mendelson, Mock, & Erbaugh, 1961;抑郁量表、无望量表、焦虑量表和自杀风险量表)、“贝特心理意象问卷”以及其他所需的量表。

和家庭生活，限制他在工作场合的社交，干扰并毁坏了他的情感生活，最终导致他回避一切引发分离症状的场合（他逃避去教堂，拒绝看暴力的电视节目，拒绝融入人群和参加聚会）。但是，与其他的分离性身份识别障碍患者相比，福斯特过着非常稳定富足的生活。虽然他的分离症状强烈影响生活，却并没有损伤他的基本功能，也没有造成长期、严重的心理压力。因此，作为一名分离性身份识别障碍患者（见 Horevitz & Braun, 1984），尽管福斯特在第四轴（心理社会压力：2—轻度）和第五轴（功能的整体性评估：65）上的诊断很少见的处于中等水平，他表现出来的主要问题却与分离性身份识别障碍患者的临床症状相一致。

治疗过程

分离症状带来的负面影响无所不在，需谨慎地接受病人表现出来的临床症状，在治疗情境下承认患者在儿童期经历的长期创伤带来的复杂的心理后果（Donovan & McIntyre, 1990；Kluft, 1993；Loewenstein & Ross, 1992）。不幸的是，许多证据表明，简单的考古学治疗模型（如发现创伤经历，找出隐藏的分离状态，让爱和信任治愈创伤）虽然有理论支持，被大部分治疗师认可，但据此设计的治疗过程有时反而会带来破坏性变化，使患者难以康复（Chu, 1988；Fine, 1989,1991；Greaves, 1988；Kluft, 1988）。临床工作者必须将分离性身份识别障碍患者视为最复杂、最脆弱的心理疾病患者，因为从定义上来说，他们的所有基本的情绪、认知和行为模式都被碎片化了，这些人格碎片的整合需要整个自我的发展（American Psychiatric Association, 1994, p.477）。 199

无论分离性身份识别障碍患者表现出多么好的适应性，又或表现出多么完善的自我功能，它们都极有可能误导治疗过程。治疗往往是长期而艰苦的，治疗师必须耗费大量的精力保障患者的健康和功能水平。[①] 因为该疾病与生俱来的困难和治疗过程中的风险，有时专业的关注并不管用，建议接诊此类个案的临床工作者都能定期寻求有效的分析或督导。值得一提的是，很少有其他治疗情境需要这样的警告。

① 对福斯特的治疗持续了四年半，每周一个小时，最终他的不同人格实现了整合。接下来的一年时间中，我们继续巩固了这种统合。在这个阶段，变成了每三个月一次治疗。治疗中断后我继续追踪了一年半的时间。

尽管“融合”或“整合”分裂的人格经常被视作治疗的目标，但实际上并非如此。治疗的最终目标是在最大程度上整合患者的认知功能、情感体验、过往的经历以及对环境的觉知（包括信念与价值取向）。帮助理解分离性身份识别障碍患者的治疗目标的具体架构见表 10－1。

表 10－1　治疗目标

正视并解决分离性防御机制的使用。

- 通过增加共享的经历，促进内在沟通和合作以解决不同人格之间的分离幻觉。
- 直面过去经历中隐藏的部分、否认的行为和儿童期的创伤。
- 正视任何对当前行为的遗忘并以此拒绝承担责任的行为。无论有多少个人格，人只有一个。
- 正视患者目前使用的分离性行为，比如转换到不同的人格状态以避免面对不愉快的情绪或回忆。

正视并解决弥散性的自我毁灭企图。

- 自杀念头和动机始终伴随着患者，认为这也是一个可能的人生选择。
- 时常沉迷于自我伤害、自我惩罚和通过类似自杀的行为来释放压力、减轻痛苦或对抗自己内在麻木的空洞感。
- 正视患者可能威胁到治疗关系的行为。
- 正视患者自我毁灭式的生存模式，包括物质成瘾、毁灭性的生活方式或人际关系、冲动性行为或主动寻求被他人主宰或诽谤。

提供情绪管理的技巧，澄清患者的认知偏差。

- 可能与治疗相关的情绪包括：
  恐惧、害怕、痛苦和焦虑的状态；
  带来自我毁灭行为的羞耻、羞辱感；
  无法控制的暴怒感和无能为力的愤怒感。
- 认知偏差：
  觉得人际关系都是人为操控的；
  在充满恐惧时，丧失对时空的感知；
  典型的抑郁型思维，贝克、拉什、肖和埃默里（Beck, Rush, Shaw, & Emery, 1979）以及法恩（Fine, 1991）提到的其他认知偏差。
- 提供忍耐痛苦、冲动管理以及自我行为控制的技巧（Linehan, 1993）。

一个完整的、前后一致的、稳定的心理治疗过程关注前三个工作目标，同时能处理好患者每天遇到的各种危机情况。对于这些主要目标的关注也是治疗目标之一。

表中的治疗目标对应于不同程度的分离性身份识别障碍的治疗。幸运的是，福斯特自身良好的适应能力使得他能处理自己的许多问题，而不需要经过额外的训练以发展他在认知和行为方面的技能，也不像大多数分离性身份识别障碍患者那样需要药物治疗的干预。

治疗过程中的催眠

和其他心理问题不同，催眠疗法在针对分离性身份识别障碍的治疗中不是一种备选的干预方法或治疗策略，而是基本的治疗方法。实际上，在临床催眠技术的使用历史中一直交织着多重人格障碍的诊断与治疗，也是让分离性身份识别障碍作为一种诊断而倍受抨击的原因(Horevitz, 1994)。催眠可以成为治疗过程中切实可行的一部分正是因为它相信在分离症状和催眠体验之间存在某些共通之处。这已经不再仅仅是个假设，研究普遍证明，相比患有其他心理 200 疾病的个体，有分离症状的个体的催眠感受性更高(Frischholz, Lipman, Braun, & Sachs, 1992)。

在福斯特的个案中，催眠疗法已经成为整个治疗工作的基础，患者被催眠的能力也很完备。催眠疗法旨在辨认患者过去的创伤经历，了解其内在的分离状态。考虑到当事人的过往史，我决定，除了使用催眠技术进行情绪控制或统合工作以外，在大多数情况下放弃使用正式催眠引导或深化技术。我认为，福斯特的治疗过程中已经引入了太多可能引起混淆的催眠体验，如果 201 继续使用回溯技术或不成熟的技术(如手指信号技术)，他原有的自我稳定性可能会遭到破坏。因此我选择借用他过去的经历，简化引导过程，仅仅是“闭上你的眼睛，做一个深呼吸，回到你内在的世界里……现在，告诉我发生了什么”或是“你的某个部分试图待在这里”。这些简单的干预是为了暗示福斯特进行催眠状态下的回应，这些用以引导过去经历的方法参考了埃里克森的先驱性工作。

催眠疗法贯穿了整个治疗过程，虽然它通常很难与其他包含自我觉知成分的技术区分开来(如聚焦体验疗法)。许多使用催眠技术的案例都是非正式的，它们依赖过去的反馈。催眠疗法主要用于实现表中列出的四项治疗目标。

与福斯特进行的其他心理治疗的部分信息，将按照治疗的脉络，依据时间和主题，分别在下文中进行介绍。

治疗大事记

正如上文中提到的，最初的六次治疗主要用于评估治疗的可行性。福斯特谈到，他能意识到“其他人”的存在，却很难真正体会到他们的情绪。通常，身体的疼痛对他而言是细微的，但很小的麻烦都会让他感受到强烈的痛苦。他感觉不到自己，不过在头几年的治疗过程中，他开始体会到和妻子之间温暖的感觉。

福斯特没有关于人格转换过程的感知,没有出现幻觉(除了内在声音之外),没有躯体化症状,没有记忆空白,除了肌肉紧张和害怕未来之外,也没有焦虑症状。福斯特和女人在一起时从来就不曾感到舒适,他很少约会,在与妻子结婚之前没有任何性关系。正如前文提到的,他们进入婚姻的过程伴随着福斯特的分离体验,他好像进入了转换的人格状态。

我仔细地收集福斯特过往每一年的回忆,在搜集的过程中发现了一些记忆缺失的部分。比如,福斯特对幼儿园的记忆比他小学一二年级时的回忆清晰得多,后来的回忆变得模糊。他明明记得自己的母亲是一位冷酷的纪律奉行者,然而,当整个家庭一起出去度假或母亲没有和外婆待在一起时(外婆与他们同住),她却是非常温暖、充满关爱的,这也让他困惑不已。

第四次治疗时,在一阵面部扭曲和身体弯曲之后,福斯特的分裂人格"毁灭者"自发地出现了。这个人格告诉我,他是35年前福斯特企图自杀时被创造出来的,他的出现是为了照顾福斯特。他告诉我还有另一个"大盒子",这个"大盒子"也是多年前出现的,里面装着所有被虐待的痛苦经历。"毁灭者"想要告诉我的最恐怖的事情是,盒子里装着一段记忆,它是痛苦的根源。这段记忆是福斯特不得不参与对女管家的谋杀,而这位女管家正是福斯特的保姆。其中,他被胁迫在邪恶仪式上切掉女管家的乳房尤其可怕。我一直静静地听他讲完,没有做任何评论。然后我告诉福斯特,我了解这段经历给当时的他带来了极其痛苦、混乱的感受,而这些感受至今仍旧困扰着他。我感谢他冒险告诉我这个故事。当信息传递出来之后,"毁灭者"消失了,留下福斯特看似正常的坐着,却浑身抽搐着哭泣。

202

自从"毁灭者"第一次出现之后,我便在治疗结束时使用深度催眠引导帮助福斯特抚平治疗过程中引起的情绪上的混乱,同时为他在两次治疗间隙里创造一个安全稳定的内在情感氛围。自上述治疗开始,差不多持续一年的治疗里,我都用以下"仪式"结束我们的工作,整个过程如下:

> 福斯特,以及你们每个人,请听好了。我想请你们闭上眼睛,同时整个人也慢慢回到你的内心世界,你能感觉到你的背部靠在椅背上,你的腿被椅子支撑着。你的双脚放在地面上,你感到那些紧张、痛苦都顺着你的腿和脚流淌进地面,就好像一道电流通过,很安全,很舒适。

你可以听到我的声音，随着声波传入你的耳朵，透过你头发的间隙进入你的内耳，你觉得这声音是如此熟悉。这声音的确传递给了你，你的内耳会把它传递给你的大脑，你身体的正中心。

就这样，我的声音流向你，你可以看到它，体验到它，就好像这声音本身具有治愈的作用，如同水流流过岩石，它流过你内心的每个部分，流遍你的全身。你的每一个部分都开始觉得越来越放松，越来越舒适。你开始变得越来越平静，越来越深入。治愈的声音一层一层流过你的整个身体。

现在开始数数，同时体会到更深、更深的放松和疗愈，你会把所有的痛苦暂时掩埋，直到我们下次见面。1……越来越彻底……2……越来越深……3……你身体的每一个部分都舒适地在一起休息……4……没有冲突，没有痛苦……5……更深的休息，没有人会打搅你……6……福斯特越来越在这里，其他人越来越安静……7……更深……8……更深，直到你体会到一种全然的平静……9……更深的疗愈……10……保持安静和平静，准备回到完全清醒的状态，并且保持这样的平静去继续生活、工作。10……9……8……7……6……5……4……3……越来越清醒……2……1，完全清醒过来，平静且稳定。

每次暗示语都会根据本周发生的事情或治疗过程中的特殊事件进行调整，将这些素材作为重要部分纳入意象中。　203

我还使用闭眼暗示来引导福斯特内心准备好在治疗中出现的转换的人格状态，这些不同的人格会进行自我介绍，告诉我他们各自的经历。直到治疗的最后，当我试图进行深度的催眠探索，引导福斯特呈现那些隐藏的“其他人”时，我都仅仅使用“闭上眼睛”这个简单暗示，让那些需要出现（或被要求出现）的人格自然呈现。

可以预见的是，简单的闭眼暗示对于控制治疗过程中出现的强烈情绪并非总能奏效，但是这个暗示的作用在于传递给患者一致的、可预期的信息。在整个治疗过程中，以下原则都发挥了积极的作用：引发深度的催眠状态仅仅用于控制情绪、稳定行为或促进统合过程的产生。我们并未使用任何类似年龄回溯的技术来唤起记忆或修复过去的创伤。虽然转换的人格状态往往伴随着轻微的“恍惚”,但福斯特总能意识到发生了什么。即使他并没有真的体会那些情绪,却会对所听到或看到的事情产生强烈的情感反应。我从未使用催眠后遗忘技术来控制这些情感的自然流露。

处理治疗过程中逐渐增加的痛苦

分离性身份识别障碍患者常常因为以下三种不同类型的原因感到痛苦:(1) 与强烈的、痛苦的、可怕的、羞耻的经历有关的情感再现或回忆;(2) 目前有关记忆、技能、知识的认知不连续所带来的痛苦;(3) 多重人格的影响,这些人格往往产生冲突,在动机、行事风格和意图方面全然不同。

与其他分离性身份识别障碍患者相比,福斯特在其他人格状态下对行为的控制力相对较好。随着治疗的推进,那些痛苦的情感逐渐浮出水面。虽然使用了上述催眠干预技术,但是福斯特的记忆和情感可能被一系列无法预期的“点”所激发,而且其中的一些“点”尚不可识别。

在上述一次治疗之后,我们因为圣诞节放假而暂停了两周的治疗。在那个阶段(进入治疗后六周),福斯特在与家人一起看电视时看到了一个猫粮广告,这让他突然想起自己的外祖母在他六七岁时杀死了他的猫。这段回忆引发了他强烈的情感,他随即进入了另一人格状态,这也让他的家人吓坏了。实际上,这是他第一次在孩子们面前展现其他人格。

204

在我们的下一次会面中,他谈到了这一插曲。我询问福斯特是否真的记得这段经历,福斯特说他不记得了,但是他的确记得小时候自己有这样一只猫。当我继续询问他后来又发生什么的时候,他坦言自己不记得这只猫后来怎么样了。但是,毫无疑问,福斯特记得自己被一个孩子般的人格取代了,他用孩子的声音说,“他们杀死了我的小猫,我想要我的小猫”,然后号啕大哭了 10 分钟。我请福斯特试着闭上眼睛,告诉我到底发生了什么。福斯特用孩子一样的声音告诉我家人杀死了他的猫以及他作为一个孩子的感觉。“毁灭者”称这个人格为“小福斯特”,“小福斯特”经历了最早的创伤,并导致了其他人格的产生。

接下来,我请“小福斯特”再谈谈当初这些事情是在哪里发生的,怎么发生的。除了当时巨大的恐惧感之外,他是否还能谈谈房间里都有哪些细节——谁在那里,正在发生什么?这是福斯特先前的回忆浮出水面之后,他第一次把现实生活里发生的普通事情与过往的经历联系起来。[①] 他甚至想起，那次虐杀发生在一栋归属于基督教科学派教会的房子的二楼。当然，这并不能证明事实的确发生过。但是，当福斯特能够把不同人格的声音和创伤经历与回忆起来的事情联系起来时，由此引发的情感是压倒一切的。我请福斯特闭上眼睛，进入更深的恍惚状态。然后，我暗示福斯特将那间房间放进一个盒子里，就好像放在心灵世界的橱柜里，在橱柜前挂着窗帘。在窗帘的背后，在橱柜的深处，在这个盒子里，装着这件事带来的所有的情绪和含义。

> 所有的感受，你所害怕的一切，都被锁在盒子里，被窗帘掩盖了。但是，当你准备好一点一点去看它的时候，你会知道它就在那里。因此，在这个星期你会很安全，到下星期我们见面为止，你都不需要去想这件事情。你还可以把那些出现的念头记在纸上，把它们锁在保险箱里，在我们下次碰面之前，它们都会待在那里。[②]

205

接下来的24个小时对福斯特来说特别艰难。他想起在仪式现场，另一位罪犯曾是他外祖母的一位好朋友，一个真实存在的女人。他还记得这个女人曾对他进行性骚扰，而他的母亲非常害怕这个女人。正是这种记忆与现实的联系，使得福斯特确信这些分离的回忆是真实的、精确的。

在下一次（第七次）治疗中，又出现了几个新人格。其中，有一个看上去极具暴力性的人格，他有着凸出的下巴和皱起的、怒视的眉毛，浑身肌肉隆起，就像一个野人。这个人格充满愤怒，急需被聆听。他谈论的第一件事便是对女人的咆哮和暴怒，而且这种愤怒迅速转变为一种痛苦的、悲惨的情绪。这个人格说众多人格处在极大的痛苦之中，充满了羞耻感和无能感，“小福斯特”和其他青少年福斯特之所以无法出现，正是因为他们感到非常羞耻。

我再次引导福斯特闭上眼睛，进行催眠引导：

---

① 知道一件事和记得一件事对于当事人区分现实发生之事的主观感受非常重要。虽然当事人觉得事情是“真实的”这一觉知非常重要，但它并不能保证事情本身的真实性。有研究证据表明，花言巧语加上重复的自由回忆有很高的风险会引发根本不存在的记忆（参见 Schachter，1996）。

② 在本章中，我对治疗过程进行了内容上的压缩以呈现我的干预风格，而不仅仅是呈现几段治疗师的谈话。这些干预过程发生的时候，除了闭上眼睛的放松仪式之外，对话几乎是所有催眠工作的组成部分。我倾向于积极调动患者参与讨论和决定。毫无疑问，这会限制催眠体验的深度，但根据我的经验，这有利无害。

所有人都闭上眼睛，听我说。我知道你们的内心充满了羞耻、愤怒、受伤等感受。我知道你们觉得自己不得不独自面对这些，也不知道该做些什么，因为你们长久以来都被这些事情困住了。但你们每个人都知道，缪尔（福斯特的妻子）在那里，她已经在那里30年了，她很爱福斯特，她爱每个部分的福斯特，爱你们每个人，过去发生的所有事情对她来说并不算什么，并不会改变她对你们的爱。因此，你们每个人都能以自己的方式感受到伤痛、羞耻、恐惧和愤怒之外的其他一些东西。你们作为整体的一部分都能感受到爱，感受到爱进入你们的内心，让你们平静下来，滋养着你们，安抚着你们。

你们每个人也都知道，我在这里。你们希望我在这里，也正因为如此，你们和我交谈，告诉我这些事情。这也提醒你们，你们不必再独自面对这些事情，孤立无援，无人倾诉。因此，你们每个人都可以放心地睡去，放心地休息，得到疗愈。你们完全可以放松地休息和休养。让福斯特每天都在那里，让缪尔每天都在那里。你可以安静地休息，直到我们再次交谈。

在接下来的五个月里，我们的治疗过程经历着前所未有的困难。尽管如此，福斯特却只在家里出现过一次人格转换，而且他从未停止工作。他不断在绝望无助与放松和保持希望之间转换状态，这使得他不断反思（却拒绝）自己对家庭以外的社会交往和结交朋友的需要。实际上，仅仅谈到结识朋友，就已经让福斯特出现了强烈的情绪反应。

在进入治疗后的第七个月，有关谋杀女管家（奶妈）的回忆再次出现了，这段回忆栩栩如生，它激起了福斯特强烈的情感，他还想起自己一直被殴打，直到他加入这场谋杀。下一次治疗时，福斯特又清晰地想起自己对这位女管家非常依恋。他没办法承受这段突然涌现的回忆所带来的情绪，也没办法通过催眠或其他行为训练学会忍受如此汹涌的情感。不巧，他的太太在这段时间正好去了另一个州看望她的母亲。在她走后的第二个晚上，福斯特喝了几杯酒，人格开始在无法控制的“小福斯特”和暴怒的“杀手”之间转换。在这两个人格转换的间隙，福斯特很明智地给自己的太太打了电话，而他的太太给我打了紧急电话。当我试图联系福斯特时，电话已经打不通了，因为他已经把电话从墙上扯下来了。我打了急救电话，福斯特被送到了本地的急救中心照看了整夜。在此期间，虽然受到了一定的限制，他仍几次试图割伤自己。第二天，福斯特接受了专业评估，以决定他是否需要入院治疗，但评估专家觉得他已经平静了很多，不必住院治疗。在整个治疗过程中，这是福斯特唯一一次入院经历，也是他仅有的两次自残中的一次。

每次，在转换的人格出现时，福斯特或他的太太都会给我打电话，通过使用以下类似于催眠的引导过程，福斯特可以重新获得自我控制感。在电话里，我通常是这样说的：

> "杀手，我是霍雷维茨医生，你知道我是谁，你也听得出我的声音，你还可以记得我曾对你说过的话。当你变得更平静、更清醒时，你可以试着告诉我现在到底发生了什么。"

接下来，我引入了一场关于这些突发事件、想法或情绪的讨论，并和福斯特商量合适的计划和对策以控制这些情境。通常情况下，福斯特在几分钟之内就能重新获得控制感，因此一旦转换的人格出现，他总会觉得我足够理解福斯特，能够帮助他解决问题。按照以下方式进行暗示往往非常有效：

207

> 现在，你已经告诉我所有发生的事情，你深深地知道，我能理解你的感受，理解你为什么有这样的感受。你可以感受到自己逐渐平静下来，并且觉得闭上眼睛是多么舒适。让你自己去我们创建的安全之所沉睡吧，让福斯特来重新掌控。你只要闭着眼睛，紧紧地闭着眼睛，甚至你内在的眼睛也闭上了。当我从 5 数到 1 的时候，你可以完全地休息了，让福斯特回到这里，5……4……3……2……1，福斯特！

按照我的经验，这个简单的策略能够很好地平复分离性身份识别障碍患者危机状态下的情绪，福斯特对该策略的反应很快，甚至不需要更复杂的暗示。

这种无法控制的人格转换对治疗分离性身份识别障碍患者来说是个非常困难的问题，但是此类患者更容易被无法处理的内在冲突所困扰。这些内在冲突常常表现为一系列内在的声音或伴随着"人格暗杀"行为的一系列挑战（如负面的自我评价），而此类患者并不觉得这些是自身发起的。显然，这些内在冲突的外显表现也是福斯特症状图谱的一部分。

虽然这些过程被视为认知扭曲（Fine，1989，1991），但我将他们视作一种

“家庭”系统的扭曲，在这个系统中缺乏必要的沟通途径和解决问题的方法。为了更好地理解这个人格系统，许多专家认为获得患者内在世界的“图谱”非常重要。这些图谱可能有不同的形式，但通常都是由一系列内在分离的人格、各个人格的特点、彼此之间的关联以及其他重要信息组成的。这个图谱常常会以图画或表格的形式呈现。福斯特不太愿意做这件事，但使用催眠想象的技术可以达到同样的效果。该技术引导患者想象自己在电影院里，看着眼前像七巧板一样的屏幕，辨认其中的每一个部分。我记下了福斯特所描述的场景。

为了促进不同人格之间的沟通，帮助福斯特真正解决他的困扰，在治疗福斯特的过程中，我更多使用了来自结构式家庭治疗和系统式家庭治疗的方法，而不是使用认知疗法去解决他的内在冲突。按照我的经验，这能有效促进福斯特不同人格之间的交流。这需要每个人格换位思考，从他人的角度看待问题，并且能预期他人行为的结果和符号化沟通的内容。通常，这种合作解决问题的经验和成功的共同体验有效地减少了分离性身份识别障碍患者内心分离的屏障。

208

例如，福斯特一个转换的人格自称“撒旦之子”，残酷地惩罚另一个人格“小福斯特”。大多数情况下，这个迫害他人的人格通过惩罚、羞辱、指责的方式扮演“保护者”的角色（如“纠正”他的行为）。“撒旦之子”确信在福斯特某次差点窒息时自己已经死了，后来又按照外祖母的期望重生，成为了撒旦的儿子。这个人格看起来非常愤怒，实际上却充满害怕和混乱。如果福斯特死了，所有这些人格到底是谁？如果“他们”都已经死了，为什么他还需要惩罚“他们”？他是否想对其他人做那些别人对他做过的事？在催眠状态下，“撒旦之子”简短地再次体验了自己重新作为一名没有痛苦的“奴隶”出生的感觉。通过分享该人格的意识体验，我请他试着识别自己和“小福斯特”在感受上的类似之处（如共同意识的部分）。也正是通过这种方式，“撒旦之子”才有可能意识到，相较撒旦和撒旦的欲望（如鲜血、杀戮和死亡），自己和“小福斯特”更为相似。

下一个福斯特需要面对的痛苦回忆是被母亲性侵犯的经历，最早这段回忆的重现是因为福斯特听到一个声音告诉他，母亲性侵犯了他。在回忆这段经历的过程中，福斯特通过不同的儿童人格表达自己是如此害怕受到惩罚，同时他的成人人格也试图安抚他。福斯特说，这是他第一次在日常活动中体会到乐趣。在此之前,他从来没有提及过去经历带给他的恐惧,这些经历让他难以释怀,他无法原谅自己所做的事情,也无法原谅别人对他所做的事情。我们有一次治疗过程是和福斯特的妻子一起完成的,在这次治疗中福斯特极尽所能呈现出所有的人格,每一个人格都拉着妻子的手,接受妻子的保证,即无论如何都会爱他,并且原谅他的过去。

这次和妻子沟通的经历,尽管原意只是再次确认妻子的爱,却激起了福斯特内心的恐惧,他害怕自己那些愤怒的人格会把妻子和过去那些可怕的女人混淆,从而对妻子实施报复。当他试图控制这种恐惧时,连续几个星期产生了快速的人格转换。许多愤怒的、受伤的人格希望福斯特能感受到他们的痛苦,让福斯特知道他们是怎么过的。

在这个阶段,我向福斯特介绍了几种催眠技术以减轻他的恐惧和痛苦,所有这些技术都遵循一个逻辑:暗示福斯特的各个人格产生更深的连接,缩小隔绝彼此的鸿沟。因此,心惊胆战的儿童人格可以试着去体验成年人格强大的、有力量的部分。这些人格按照时间顺序逐渐成长,可以试着了解他们长大之后将会变成谁,福斯特的力量将保护他们,以避免受到更多伤害。

我还邀请福斯特内心中那些遗忘了痛苦的人格(如"火星人")和受伤的成人人格坐在一起,抱着他,安慰他。总是处于极度痛苦中的"杀手"说自己好像每一根神经都暴露在外面,每一种感觉都会伤害他,痛苦和快乐对他来说没有区别。以下是为了安抚"杀手"而采用的减轻痛苦的暗示语: 209

> "杀手",你知道福斯特一生之中曾发生过很多愉快的事情。尽管过去曾经发生了那些事情,他依然拥有很多爱,依然被人关心,他的妻子爱他,他的孩子爱他。这些快乐的事情和我们的治疗,还有很多其他的东西都不曾伤害他。
>
> 所有这些可以放在一起,混合在一个巨大的"没有伤害"的水罐里,当你饮用这甘甜的水时,这些"没有伤害"的清泉会减轻你的痛苦,流过你的身体,为你暴露的神经提供一层保护膜,包裹着那些让你如此敏感的部分,你会因此得到自在和舒适的放松,越来越自在和舒适。

在这次治疗及后来他妻子加入的治疗中,以上引导语重复过很多次。我们使用了同样的握手过程让“没有伤害”的清泉从福斯特的妻子流向“杀手”，直到他和妻子在一起的感觉更好，更加平静。在这次治疗中，“杀手”觉得可以把妻子的爱和30年以来来自妻子家庭的爱统合起来了。以下暗示语用于减轻福斯特内在的焦虑，以便让他在治疗结束时保持放松和平静：

> “杀手”，你可以在想象中自然地漂浮起来，漂浮在“没有伤害”的海洋上。你可以感受情绪的潮起潮落，感受到那些情绪如潮水一般涌来，又如潮水一般退去。只需要让自己漂浮在海面上，让所有的感受如潮水一般涌来，再如潮水一般退去。你不必害怕，只是让它们来来去去。

在这个阶段，福斯特又回忆起很多对他来说非常重要的创伤性画面。这些回忆发生在上文所描述的简短的催眠引导之后，这些引导过程非常简单，只是让福斯特闭上眼睛，告诉我“现在发生了什么”。一个浮出水面的核心回忆是他的母亲试图在他5岁时溺死他，那时候他很明显已失去了意识。他再次躺在床上醒来时，甚至确信自己已经死了。

随着痛苦不断加深，福斯特开始对这些痛苦感到麻木，我暗示福斯特，他的痛苦就好像压在神经末梢上的小刺针，不可避免地造成更广泛的疼痛和麻木。在催眠状态下，我们隔离了这些痛苦，通过“手术”将它们取出，用纱布把它们包扎起来，并用液态氮使之冷却降温，从而将它们固定在某些区域。这次“手术”非常成功，我们在其他情境下也试着用该技术帮助福斯特管理疼痛。这时候，我们已经花费了两年的时间来减轻他的痛苦。我更加推动各个人格分享他们的体验，共同创造治疗效果。所有人格的经历都在一定程度上被重新定义和构建了，没有一个人格可以真正逃脱痛苦或让自己不感受到痛苦。我们一起回顾了福斯特采用的防御策略，直到他意识到，无论他做了什么，都没法彻底地躲避自己的情绪和感受；即使让自己麻木，也无济于事。因此，福斯特内心里所有年长的、重要的人格结成了联盟，他们围坐在火堆旁边，相互讲和，每个人都有机会来谈自己的看法，寻找共同的问题解决策略。

210

这个阶段治疗出现的主要僵局是其他所有人格都开始因自己的痛苦“埋怨”“小福斯特”——如果“小福斯特”没有在浴缸中“重生”，他们就不必被创造出来承受这些痛苦。除了福斯特和妻子的关系之外，所有人际关系都伴随着极大的痛苦,因此这些不同人格的同感能力,包括福斯特本身的同感能力,在很大程度上受到了限制。这也影响了福斯特外在的社会关系和内在人格彼此之间的关系。

在这时候,催眠想象和认知重构并不能打破僵局——有太多的愤怒和暴力了。因此,我暗示福斯特为自己准备一双厚重的拳击手套和一套泡沫塑胶护甲来保护自己,他照做了。福斯特坐得离我很近,这样一来,他的运动范围受到一定限制,他可以自由使用可观的力量来攻击我,释放他的暴怒情绪,这为他提供了一个安全而有建设性的发泄途径。在接下来五次"戴着手套"的治疗过程中,他的痛苦和愤怒明显减轻了。每次他表现出强烈的、令人疲倦的愤怒时,我都主动接纳并吸收了他的情绪。福斯特会开始哭泣,我会抱着他直到他停止战栗和抽泣。由此,那些愤怒的情绪不仅可以安全表达,也可以统合成福斯特内在的一部分。

接下来的几个月,我们开始试着处理福斯特几乎被溺死的回忆,以及当时他的母亲告诉他自己已经死了并在巫术活动中重生的目的。经过商谈,所有的人格都同意通过催眠回到那个时刻,他们会把"小福斯特"的身体抱出浴缸,抱出房间,回到现在。这一催眠状态极具戏剧性,经历紧张、困难之后最终得以释放,突破情绪化的时间屏障。自此之后,"小福斯特"再次坐在火堆边时,他可以把手搭在"杀手"的肩膀上了,"小福斯特"可以从他们的眼睛里感受自己目前的生活状态。

在 1990 年的圣诞节上,我们就"爱人"迫切的性需求进行了讨论。看起来,福斯特的猎艳行为其实是他试图遗忘及减轻自己被性侵犯的回忆和感受的表现,那些回忆是非常邪恶的乱伦事件。由于猎艳的体验与"爱人"这一人格有关,因此"爱人"的行为是被严格监控的(也是被鄙视的),他是整个人格系统中被遗弃的人。一旦这些主题得到澄清,"爱人"也将得到认可,加入了人格系统的联盟之中。几个星期之内,福斯特的人际关系就发生了明显的改善,他加入了一个运动协会,成了一名积极的会员。所有愤怒的人格都放弃了他们对"小福斯特"和"爱人"的仇恨。 211

在接下来的四个月里,我们讨论了更多福斯特遭受性虐待的经历以及与母亲的乱伦。我们采用了特殊的催眠过程,包括移除插入的物体,以及通过想象中的旅行去看他母亲和外祖母的坟墓，确定她们再也不能伤害他了。所有被虐待的经历都再次重现，以便让不同的人格从不同的角度看待这些过去的回忆，讨论这些经历可能还带来怎样的后果，以及在整个过程中当年的福斯特其实有多大程度的可控性。这引出了一个此前我们不了解的人格，这个人格非常认同实施虐待并充满攻击性的母亲和外祖母。以下过程是在非催眠状态下发生的：这些不同的人格仔细地讨论了彼此的观点，开始出现不协调和冲突。我通常更加关注认知矛盾的部分，直到每个人格不得不承认他们努力维护的虚无的、毁灭性的世界观实际上具有不确定性。很快，他们转变了观点，开始强烈拥护“三个火枪手”的治疗模式：整体就是个别，个别就是整体。

在那年春天，我们使用催眠帮助“小福斯特”从一个 5 岁的小男孩成长到 8 岁，又逐渐成长为一个 12 岁的大男孩。

小福斯特，“杀手”和“愤怒者”共同帮助你从浴缸里爬出来，爬出那个房间，而当时你躺在那里，以为自己死了。现在，你知道自己并没有死，也并没有作为附属于别人或某个宗教组织的个体而重生。

看看你周围那些不同的人格，没有一个是当初那些折磨你、威胁你、对你生气的人，他们都和你在一起。试着一个个看着他们，看着他们的脸，他们看上去怎么样？他们会说些什么？他们会愤怒吗？（摇头）他们在笑吗？（点头）好，现在，“杀手”和“愤怒者”将要走向你，带你去旅行，同时“毁灭者”也会在那里。首先，“毁灭者”，我希望你能帮助“小福斯特”感受一下如果他长大了会是什么样子，而不是迷失在过去。让他感受你的肌肉，感受你的整个身体……就好像穿上一件衣服一样感受长大的状态。露出你的肌肉，让他感受那份力量，没有人会再次伤害你的身体了。

很好（当“毁灭者”露出肌肉，摆出姿势时），现在，他知道长大是一件非常自然、美好的事情。每个人齐心协力，向前走，每一年过去了，所有年轻的人格都会取得进步，把他们的感觉、回忆和经历统合起来。

“小福斯特”，你慢慢地长大了，变强壮了，有越来越多的空间让其他人带着他们的回忆和感受、防御与保护进入。你走在时间的长廊里，就好像秋日的一天，秋风吹起了你脚下的落叶，它们在风中打着转，空气中的各种颜色也随之旋转起来，直到你们每个人变成一个整体，你们所有人都成为“小福斯特”，因为你们可以记得所有的事情，可以分享所有的事情，“杀手”“毁灭者”和“愤怒者”都会在那里保护你。

在接下来一段时间的治疗中，我们检验了不同人格片段融合的坚固程度，用于应对福斯特的抱怨，他觉得我们的治疗进展还不够快。但是，在几个星期里，福斯特一直不断地谈到他体验到的新感觉和经历的新环境。他可以容忍更多的情绪，很少对外在的情境刺激过分敏感或脆弱，陷入低落、抑郁的状态。同时，先前他不了解的一些人格出现了，同样伴随着被外祖母虐待的经历。这些人格包括一个与外祖母非常相似的愤怒女人（可以视为施虐的女性形象的内投射）和一个相应的“小女孩”，这个“小女孩”显然是福斯特外祖母把他作为一个小男孩进行性虐待的结果。这种施虐伴随着激烈的言辞侮辱——福斯特是个多么难看又糟糕的小男孩，如果他是女孩的话就不用遭受这些痛苦了（但如果他的确是女孩，没有她的保护，福斯特同样会被男性虐待）。

我们把那个和外祖母非常相似的人格命名为“老女人”，并用了五个月的时间就福斯特的被虐待冲动和对于统合的恐惧展开治疗，更多的内在冲突呈现出来。随着治疗的进展，“老女人”不再需要展现她的可怕，实际上，她更倾向于成为一名隐秘的保护者，而不是外祖母原型的重塑。此外，“火星人”和“老女人”作为彼此的镜像，成为福斯特最后的保护伞，阻止福斯特长大独自面对自己的世界。他们每个人隐藏的创伤都经过了伪装，在催眠状态下，我们使用了一个类似于纸牌游戏的技术，他们轮流帮助彼此以某种方式重构、重新诠释、理解和统合那些隐秘的回忆。随着这个过程的推进，在某个特定的时候，这两个人格不同的体验开始减少了，每个人格都同意他们所保护的“小福斯特”和“小女孩”应该得到成长，应该去经历他们想要的人生，去发现生活的宝藏。

这个阶段的统合为福斯特第一次带来了真正的内在平静感，可以观察到他在大多数时候都是放松的，他会自发地微笑，与我和他的家人开玩笑。过去他很难和他长大的女儿待在一起，也很难去教堂参加礼拜活动，现在他可以充满热情地做这些事情。困扰他许久的愤怒与仇恨再也不去打搅他了。

213

下一个治疗目标是统合“小福斯特”和福斯特。在 1992 年 1 月，我们准备好去实现这项目标。我们使用了催眠想象进行暗示——“小福斯特”可以看到他自己走在乡间小路上，在小路的尽头是一面很大的镜子。当我们逐渐走近镜子的时候，他会发现镜子里的自己变得越来越大——不仅身体变大了，也伴随着年龄的变化，“小福斯特”慢慢变成熟了，成长为一个真正的男人。最后，当他走到镜子前面时，镜子里的人变成了福斯特，也就是“小福斯特”最终会长成的样子。当“小福斯特”看着镜子里自己的样子时，我暗示他用手指触摸镜子，当他这样做的时候，镜子会变成一层完美的水膜，他感受到的不是放在镜面上的手指，而是镜子里福斯特的手指。他们会穿越这层水膜融合在一起，成为一个人。在完成这个想象练习后的几周里，我鼓励“小福斯特”在保持一定距离的同时，尝试这种融合的感觉，试着看着福斯特的眼睛，感受他的皮肤，和他的身体一起运动，通过他体验性的快感等。在很短的时间之后，他们便不再需要分离了：“小福斯特”自发地成为福斯特的一部分。

当月，“小女孩”观看了发生在“小福斯特”身上的事情之后，可以接受自己的男性角色了，她和其他尚未融合的人格都重复练习了上述“看穿彼此”的过程，与福斯特一一融合。

先前没有提到的一个主要困难是，在福斯特的经历里，他并没有度过那段充满恐惧、绝望与自杀念头的二十几岁的时光，他在企图自杀时创造出来的人格“毁灭者”却经历了这些时光。他们的人格在很大程度上是互相混淆的：在治疗中“毁灭者”的声音是低沉的、沙哑的、充满抱怨的，福斯特的声音虽然和他平时很像，却更加柔弱、没有把握，充满了不确定感和恐惧感。

1992 年深冬，在接下来的两个月里，我们用了很多时间让福斯特作为一个伙伴与“毁灭者”相处，就像我们对“小福斯特”做的一样，这使得很多关于性、快乐和痛苦的话题浮出水面。在象征含义上，通过让“老女人”重新进行自我定位，把她和外祖母区分开，并与“火星人”融合，之后福斯特内心有关施虐和受虐的痛苦和混乱感已经降低了很多。到了第二年春天，福斯特和“毁灭者”之间的区别不再明显，福斯特第一次可以对妻子采取主动行为，去享受性爱，去拥抱他的孩子了。在治疗过程中，我们分享和探索了越来越多的相互融合的内在体验和解决问题的经验。

214

6 月时，福斯特有一个自发的催眠想象，他想象自己在一个充满电流和痛苦的房间里。在治疗过程中，他发现所有的痛苦、电击和混乱都是他作为“野兽”的自身体验，即那些他所做过和经历过的可怕的事情，他被迫经历的所有羞耻，以及他内心深处的所有暴怒情绪。我们花费了大约一个月的时间在催眠状态和非催眠状态下处理这些情绪。到了7月，他的妻子说福斯特经历了症状的突然爆发，但是在此之后，福斯特告诉了她，也告诉了我那个阶段到底发生了什么。原来，他的不同部分的人格决定相互融合，统一成一个整体。这发生在福斯特和他的妻子看了一部影片《关于亨利》(又译为《意外的人生》)之后，福斯特觉得这就是他和“毁灭者”之间的故事。在这个阶段之后，福斯特很快在感受情绪和触觉方面有了极大的提升，他不再讨厌身体的接触，也听不到内心深处一些分离的声音了。虽然他依然觉得自己是各个部分组合起来的，但这些部分之间不再是分离状态了。

在接下来的四个月里，我们进入了人格融合后阶段的治疗，我们讨论了许多人格融合后面临的复杂问题，如人生选择、未来的计划等。平均每个月两次，我们使用催眠检验人格融合的稳定性。我们还做了很多努力去引发那些已知的或未知的人格，而所有这些努力都失败了。福斯特的心理状态随着时间的流逝越来越稳定，到了9月份，我们的治疗工作减少为每两周一次。随着他越来越能够处理与妻子的争执、对工作的失望以及与孩子的冲突，治疗的次数逐渐减少了。到了1993年1月，福斯特差不多每三个月才来一次。当年的7月份，我们的治疗结束了。后来，福斯特和他的妻子都退休了并离开了加利福尼亚州，但我们一直通过电话和信件保持联系，直到1994年年底。自此之后，他偶尔隔几年会来一次，告诉我他的新鲜事，以便我了解他的近况。

后续

正如上文提到的，我继续通过电话追踪福斯特的后续进展情况。在治疗结束时，福斯特也接受了一系列完整的心理测试以评估他的状态。不巧的是，我们没有治疗前的数据与这批治疗后的数据进行比较，因此这批数据只有表面价值，不够缜密，也不够有趣。

215

当福斯特62岁时，正值1994年春天，我对福斯特施测了“罗夏墨迹测试”(Rorschach, 1921)、“主题统觉测试”(Murray, 1938)、“明尼苏达多相人格测验

(第二版)”(Butcher, Graham, Dahlstrom, Tellegen, & Kaemmer, 1989)、“米隆临床多轴问卷(第二版)”(Millon, 1987)、“分离体验量表”(Bernstein & Putnam, 1986)、“贝克抑郁量表”(Beck et al., 1961)、“明尼苏达多相人格测验创伤应激障碍分量表”(Schlenger & Kulka, 1989)、“临床定式访谈D”(Steinberg, 1993)和“临床定式访谈P”、“斯坦福催眠感受性量表C”(Weitzenhoffer & Hilgard, 1962)、“维克斯勒记忆量表修订版”(Wechsler, 1987)和一系列自我报告量表。

简单来说,结构化的访谈并未发现福斯特有任何符合临床诊断标志的心理疾病。他通过了“斯坦福催眠感受性量表C”中12项暗示语中的6项,这说明他有中等程度的催眠感受性,虽然他在测试过程中也表现出明显的年龄回溯,回到了小学二年级的时候(并没有回到小学五年级的时候)。这个分数对分离性身份识别障碍患者来说是偏低的。“临床定式访谈D”的测试结果也不能提供证据说明福斯特目前仍然患有分离性身份识别障碍,他在“分离体验量表”上的得分为3.75分,这个分数与常规的精神类疾病患者和分离性障碍患者群体相比是偏低的。此外,福斯特没有表现出任何抑郁症状(“贝克抑郁量表”得分为3分),在“明尼苏达多相人格测验(第二版)”中也未表现出明显的疾病症状,但他在L量表上的得分为70分。后续的评估结果说明,福斯特的症状正在减少,出现明显的好转趋势。这些测试结果与福斯特当时的外显表现相一致。“临床定式访谈P”的测试结果表明,福斯特过去经历的焦虑、酗酒、抑郁和创伤后压力已经不再出现。“临床定式访谈D”的测试结果表明,过去的分离症状也消失了。整体治疗后的评估显示,福斯特目前无明显临床症状。

在“主题统觉测试”中,福斯特对图片的反应是常规性的,虽然他也表现出对图片中人物的明显分离和无兴趣,而这些人物的性格在福斯特的描述中往往是相对禁欲和顺从的,经历了人际关系上的丧失与失败。在“罗夏墨迹测试”中,福斯特仅仅出现13个反应,这些反应是不足以诠释他的状态的。于是我邀请他再次进行测试,对图片刺激再作出一些补充反应,通过引导,他出现了19项反应。其中,他的投射反应模式较为贫乏(常规解释认为,这种现象与他的自恋需要有关)。在第二张卡片上,福斯特看到了一只受伤的小猫(让他想起小时候失去小猫的经历);在第三张卡片上,他看到了一张露齿而笑的猫脸。这些都是不同寻常的反应,投射出福斯特内心特殊的知觉和信息组织模式。虽然他在管理方面有很好的经验,也取得了成功,但"罗夏墨迹测验"的结果显示,当他没法和情绪保持距离时,他应对情绪压力的反应模式是相当贫瘠的。测试还显示出一些创伤性的内容,但主题转变成创伤对核心自我感的伤害。然而,在各项指标上,福斯特都未表现出明显的症状或获得二级水平以上的分数,也没有抑郁、强迫、过度警觉、思维障碍或明显的病理问题。 216

总之,福斯特不再表现出持续的主要症状(第一轴)或严重的人格障碍(第二轴)。虽然过去的创伤及其残留的影响依然存在,这表现在他谨慎的反应模式上,但是测试结果表明,福斯特具备了治疗开始前的评估中未曾显现出来的对经验保持开放的能力。因此,对于福斯特的治疗可以说完全成功了。以上治疗过程提供了治疗分离性症状的标准模板,以下将进行简略的总结。

结论

本案例介绍了普遍认可的治疗分离症状患者的基本模式(Horevitz, 1993; Kluft, 1993)。首先,患者表现出来的人格分离状态是被接纳的,而不是被劝阻的,治疗师始终鼓励这些状态的呈现,关注每个人格的独特性。其次,治疗过程围绕着初始的稳定性保持了结构化,在催眠或非催眠状态下,治疗师和患者一起面对过去的经历和象征性的事件。治疗师不但鼓励不同的人格一一呈现不同之处,也促进他们之间的合作,认同彼此,作为一个整体存在。再次,创伤经历与这些人格的自我定义关系紧密,与症状的呈现也有千丝万缕的联系。处理这些创伤经历的方法不是转向发泄,而是通过整合式的重温过去的事情来帮助患者了解创伤在塑造他们现有体验中所起的作用。最后,治疗师还需要选择合适的时机正视并修通患者采用的分离性的防御机制,这些防御机制在患者的治疗过程及每天的生活中都会出现。

为了达成这些目标,治疗师还需要额外使用隐喻、象征和戏剧化的工作方法作为有效的工具来治疗分离症状,甚至还需要使用其他的干预方法,包括认知治疗、动力取向洞察、药物治疗、住院治疗等,对其他病灶进行治疗。本案例较少依赖药物治疗,更多采用的是家庭治疗和夫妻干预。虽然整个持续时间比较长,经历了四年的时间,治疗的进展却是谨慎而高效的。就治疗开始时列出的核心问题和治疗结束时取得的进展而言,其评估结果显示,这个阶段每周 45 分钟的治疗不仅是必要的,也是相当有价值的。

217 与许多分离性身份识别障碍患者一样,福斯特也经历过被某些人格突然取代,并且控诉那些他从未意识到的重要生活事件。当这些生活事件被回忆起来时,它们并不像普通的记忆,它们是令人痛苦和心烦意乱的。在四年的治疗过程中,福斯特都在讲述他长期以来的创伤和痛苦,这些回忆的浮现带来回忆的真实性问题,即这些回忆到底是福斯特过去经历的精确再现还是他的想象,又或是暗示的产物。虽然我们的治疗工作开始于心理治疗界有关虚假记忆的大规模研究与争论爆发之前,但这些可能的问题在治疗的一开始就显现出来了。实际上,我也告诉福斯特,应当对所有浮现出来的回忆保持谨慎的批判态度。

不过,在大多数情况下,一旦福斯特可以谈论他的回忆,面对他认为过去真实发生过的事情所引发的情绪,这些创伤性事件就不再困扰他了。还有一部分原因是,福斯特的妻子能够再次向他保证自己对他的真爱和奉献,这给了福斯特相当大的支持。无论如何,福斯特并没有让自己沦为一个受害者。他需要面对很多痛苦和羞耻感,然而随着这些情绪的修通,福斯特的自我功能也增强了,这是他的妻子和孩子有目共睹的。

值得注意的是,与其他类似的治疗工作一样,无法证实本案例中先前的性侵犯经历是否真实。此外,那些宗教仪式上的性虐经历虽然没有我们今天听说的邪教仪式那么严重,却同样是无法证实的。在"罗夏墨迹测验"中出现的"猫"的意象没法证明任何事情,只能说明这对福斯特本人来说是一个重要的主题。我在上文中已经写到,包括宗教仪式上的性虐回忆在内,对福斯特的创伤经历进行诊断和挖掘发生于前一次治疗中。治疗过程是否被污染,污染的程度如何,我们无从得知。

很明显,如果福斯特是在暗示的作用下产生了某些回忆,那么虚假记忆产生的机制与催眠感受性或想象力无关。例如,福斯特在"童年记忆与想象问卷"(Wilson & Barber, 1983)和"贝蒂想象鲜明度量表"(Sheehan, 1967)上的得分非常低。虽然并没有证据表明他被预先安排相信诸如宗教仪式之类的东西,但他的确非常信任先前的治疗师。如果福斯特报告曾听到声音告诉他小时候曾被母亲性侵犯时,先前那位治疗师以搁置的方式处理,事情会如何发展就无从得知了。

在治疗分离型障碍患者时有必要对暗示的作用保持高度警惕，其实对于其他患者也是如此。自从我与福斯特开始治疗工作后，暗示可能引发负面影响的论文越来越多(Ganaway, 1989; Loftus, 1993)。现在，这些研究已经得出较为可靠的结论(见 Lynn & Nash, 1994)——越容易被催眠的人，越容易受暗示的影响。不过，福斯特的催眠感受性仅为中等水平，远远比不上分离性身份识别障碍患者群体平均具有的较高的催眠感受性。此外，那些对过去经历充满不确定或记得很少的人更容易屈从于暗示的作用。分离性身份识别障碍患者的治疗师在使用任何有关挖掘记忆的催眠技术之前，需要与患者讨论引发虚假记忆的可能性。治疗师也需要避免强迫患者回忆过去的经历，或将患者回忆起来的过去经历理所当然的视以为真，同时，也别忘了深深地同感患者过去的经历。

218

治疗师需要小心谨慎地接纳患者想象中的或象征化的现实，这与真实发生的现实有所不同。危险潜伏于治疗师进入了患者象征化的心理世界——那个世界只是栩栩如生地象征了患者真实经历的世界。一旦发生这种情况，治疗可能转向处理一种危险的、复杂的、系统性的感应性精神病。在这种情况下，每个人格都被当成单独的病人来处理，每个人格都有各自的问题。

对于分离症状的治疗还有许多问题需要面对，治疗师需要理解患者呈现出来的越来越复杂、可怕的虐待经历。社会原因在其中发挥的作用存在许多争议，但还没有相关研究。此外，除了一些缺乏变量控制的成功个案报告，该领域尚缺乏严谨的实证研究(Coons, 1986; Coons, Bowman, & Milstein, 1988)。由于缺乏确定的工作手册，也未设置控制组来评估疗效，福斯特的个案报告和其他成功的案例报告一样无法证明诊断的效用或治疗的效果。也许同样使用时间线记录的单个个案报告可以排除不可控因素的影响，如个体的自然成长和心理治疗本身一般性的正面影响(见 Nadon & Laurence, 1994)。在福斯特的个案中，治疗效果很大程度来自妻子在整个治疗过程中对福斯特的长期支持。

但从另一个角度来说，我认为福斯特的成功治疗也说明了一个长期以来的论点：患者承受的漫长的痛苦、磨难和莫可名状的恐惧可以通过心理治疗的技术进行转化，这些技术包括象征化、戏剧化的再扮演和重构。这些新石器时代的远祖和全世界范围内的萨满曾经使用过的技术在今天依然切实可行，今天我使用的治疗模式只是改变了形式，加入了医疗的部分。不过，整个治疗过程不是一个墨守成规的工作，在很大程度上依赖治疗师以真诚、灵活的专业态度构建稳固的治疗同盟。该个案的成功并不能为我们指明任何明确的原因，却能告诉我们何种治疗工作会真正帮到患者。

参考文献

219 American Psychiatric Association. (1994). *Diagnostic and statistical manual of mental disorders* (4th ed.). Washington, DC: Author.

Beck, A., Rush, J., Shaw, B., & Emery, G. (1979). *Cognitive therapy of depression*. New York: Guilford Press.

Beck, A. T., Ward, C. H., Mendelson, M., Mock, J., & Erbaugh, J. (1961). An inventory for measuring depression. *Archives of General Psychiatry*, *4*, 561 – 571.

Bernstein, E. M., & Putnam, F. W. (1986). Development, reliability, and validity of a dissociation scale. *Journal of Nervous and Mental Disease*, *174*, 727 – 735.

Blake, D. D., Weathers, F. W., Nagy, L. M., Kaloupek, D. G., Klauminzer, G., Charney, D., & Keane, T. M. (1990). A clinician rating scale for assessing current and lifetime PTSD: The CAPS-I. *Behavior Therapist*, *18*, 187 – 188.

Butcher, J. N., Graham, J. R., Dahlstrom, W. G., Tellegen, A. M., & Kaemmer, B. (1989). MMPI-II *manual for administration and scoring*. Minneapolis: University of Minnesota Press.

Chu, J. A. (1988). Ten traps for therapists in the treatment of trauma survivors. *Dissociation*, *1*(1), 24 – 32.

Chu, J. A. (1991). On the misdiagnosis of multiple personality disorder. *Dissociation*, *4*, 200 – 204.

Coons, P. M. (1986). Treatment progress in 20 patients with multiple personality disorder. *Journal of Nervous and Mental Diseases*, *174*, 715 – 721.

Coons, P. M., Bowman, E. S., & Milstein, V. (1988). Multiple personality disorder: A clinical investigation of 50 cases. *Journal of Nervous and Mental Diseases*, *176*, 519 – 527.

Donovan, D. M., & Mclntyre, D. (1990). Healing the hurt child: A developmental-contextual approach. New York: Norton.

Fine, C. G. (1989). Treatment errors and iatrogenesis across therapeutic modalities in MPD and allied dissociative disorders. *Dissociation*, *2*, 77 – 82.

Fine, C. G. (1991, September). Treatment stabilization and crisis prevention: Pacing the therapy of the multiple personality disorder patient. *Psychiatric Clinics of North America*, pp.661 – 675.

Frankel, F. H. (1993). Adult reconstruction of childhood events in the multiple personality literature. *American Journal of Psychiatry*, *150*, 954 – 958.

Fraser, G. A., & Raine, D. (1992, November). *Cost analysis of the treatment of multiple personality disorders*. Paper presented at the ninth International Conference on Multiple Personality/Dissociative State, Chicago.

Frischholz, E. J., Lipman, L. S., Braun, B. G., & Sachs, R. G. (1992). Psychopathology, hypnotizability, and dissociation. *American Journal of Psychiatry*, *149*(11), 1521 – 1525.

Ganaway, G. K. (1989). Historical truth versus narrative truth: Clarifying the role of exogenous trauma in the etiology of multiple personality disorder and its variants. *Dissociation*, *2*, 205 – 220.

Greaves, G. B. (1988). Common errors in the treatment of multiple personality disorder. *Dissociation*, 1, 61 – 66. 220

Horevitz, R. P. (1993). Hypnosis in the treatment of multiple personality disorder. In J. W. Rhue, S. J. Lynn, & I. Kirsch (Eds.), *Handbook of clinical hypnosis* (pp. 395 – 424). Washington, DC: American Psychological Association.

Horevitz, R. P. (1994). Dissociation and multiple personality: Conflicts and controversies. In S. J. Lynn (Ed.), *Dissociation: Clinical research and theoretical perspectives* (pp.434 – 462). New York: Guilford Press.

Horevitz, R. P., & Braun, B. G. (1984, March). Are multiple personalities borderline? An analysis of 33 cases. *Psychiatric Clinics of North America*, 69 – 88.

Horevitz, R. P., & Loewenstein, R. J. (1994). The rational treatment of multiple personality disorder. In S. Lynn & J. Rhue (Eds.), *Dissociation: Clinical research and theoretical perspectives* (pp.289 – 316). New York: Guilford Press.

Kernberg, O. F. (1975). *Borderline conditions and pathological narcissism*. New York: Jason Aronson.

Kluft, R. P. (1988). The postunification treatment of multiple personality disorder: First findings. *American Journal of Clinical Psychiatry*, *42*, 212 – 228.

Kluft, R. P. (1991). Multiple personality disorder. In A. Tasman & S. Goldfinger (Eds.), *American psychiatric press review of psychiatry* (Vol. 10, pp. 161 – 188). Washington, DC: American Psychiatric Press.

Kluft, R. P. (1993). Basic principles in conducting the treatment of multiple personality disorder. In R. P. Kluft & C. G. Fine (Eds.), *Clinical perspectives on multiple personality disorder* (pp.53 – 73). Washington, DC: American Psychiatric Press.

Kluft, R. P., Steinberg, M., & Spitzer, R. L. (1988, March). DSM-III-R revisions in the dissociative disorders: An exploration of their derivation and rationale. *Dissociation*, pp.39 – 46.

Linehan, M. M. (1993). *Cognitive-behavioral treatment of borderline personality disorder.* New York: Guilford Press.

Loftus, E. F. (1993). The reality of repressed memories. *American Psychologist*, *48*(5), 518-537.

Lynn, S. J., & Nash, M. R. (1994). Truth in memory: Ramifications for psychotherapy and hypnotherapy. *American Journal of Clinical Hypnosis*, *36*, 194-208.

McHugh, P. R. (1992). Psychiatric misadventures. *The American Scholar*, *61*, 497-510.

Mersky, H. (1992). The manufacture of personalities: The production of multiple personality disorder. *British Journal of Psychiatry*, *160*, 327-340.

Millon, T. (1987). *Millon Clinical Multiaxial Inventory-II: Manual for the MCMI-II* (*2nd ed.*). Minneapolis, MN: National Computer Systems.

Murray, H. (1938). *Explorations in personality.* Fairlawn, NJ: Oxford UP.

Nadon, R., & Laurence, J-R. (1994). Idiographic approaches to hypnosis research (Or how therapeutic practice can inform science). *American Journal of Clinical Hypnosis*, *37*, 85-94.

221 North, C. S., Ryall, J. M., Ricci, D. A., & Wetzel, R. D. (1993). *Multiple personalities, multiple disorders: Psychiatric classification and media influence.* Oxford, England: Oxford University Press.

Orne, M. T., & Bates, B. L. (1992). Reflections on multiple personality disorder: A view from the looking-glass of hypnosis past. In C. Pierce, M. Greenblatt, & A. Kales (Eds.), *The mosaic of contemporary psychiatry in perspective.* New York: Springer Verlag.

Persinger, M. (1982). *The personal philosophy inventory.* Unpublished manuscript, Laurentian University, Sudbury, Ontario.

Putnam, F. W. (1989). *Diagnosis and treatment of multiple personality disorder.* New York: Guilford Press.

Putnam, F. W. (1991). Recent research on multiple personality disorder. *Psychiatric Clinics of North America*, *14*(3), 489-502.

Putnam, F. W. (1992). Discussion: Are alter personalities fragments or figments? *Psychoanalytic Inquiry*, *12*(1), 95-111.

Rorschach, H. (1921). *Psychodiagnostik* [*Psychodiagnostics*]. Bern, Switzerland Bircher.

Ross, C. A., & Dua, V. (1993). Psychiatric health care costs of multiple personality disorder. *American Journal of Psychotherapy*, *47*, 103-112.

Ross, C. A., Heber, S., Norton, G. R., & Anderson, G. (1989). Differences between multiple personality disorder and other diagnostic groups on structured interview. *Journal of Nervous and Mental Disease*, *179*(8), 487-491.

Schachter, D. L. (1996). Memory distortion: History and current status. In D. L. Schachter, J. T. Coyle, G. D. Fischbach, M. M. Mesulam, & L. E. Sullivan (Eds.), *Memory distortion* (pp.1 - 65). Cambridge, MA: Harvard University Press.

Schlenger, W. E., & Kulka, R. A. (1989). PTSD *scale development for the* MMPI - 2. Research Triangle Park, NC: Research Triangle Institute.

Sheehan, P. W. (1967). A shortened form of Betts's Questionnaire upon mental imagery. *Journal of Clinical Psychology*, *23*, 386 - 389.

Spanos, N. P., Burgess, C. A., & Burgess, M. F. (1994). Past life identities, UFO abductions, and satanic ritual abuse: The social construction of memories [Special Issue: Hypnosis and delayed recall: I]. *International Journal of Clinical and Experimental Hypnosis*, *42* (4), 433 - 446.

Spanos, N., & Burgess, C. (1994). Hypnosis and multiple personality disorder: A sociocognitive perspective. In S. Lynn & J. Rhue (Eds.), *Dissociation: Clinical and theoretical perspectives* (pp.136 - 157). New York: Guilford Press.

Spanos, N. P., Weekes, J. R., & & Bertrand, L. D. (1985). Multiple personality: A social psychological perspective. *Journal of Abnormal Psychology*, 94(3), 362 - 376.

Spitzer, R. L., Endicott, J., Fyer, H. A., Mannuzza, S., and Klein, E. F. (1985). *The schedule for affective disorders and schizophrenia-lifetime version* (*Modified for the study of anxiety disorders*). New York: New York State Psychiatric Institute.

Spitzer, R. L., Williams, J. B., Gibbon, M., & First, M. B. (1990, August). The structured clinical interview for DSM-III-R (SCID): I History, rational, and description. *Archives of General Psychiatry*, pp.624 - 629. 222

Steinberg, M. (1993). *Structured clinical interview for DSM-IV dissociative disorders* (SCID-D). Washington, DC: American Psychiatric Press.

Steinberg, M., Rounsaville, B., & Cicchetti, D. V. (1990, January). The structured clinical interview for DSM-III-R dissociative disorders: Preliminary report on a new diagnostic instrument. *American Journal of Psychiatry*, pp.76 - 82.

Wechsler, D. (1987). *Manual for the Wechsler Memory Scale-Revised* (*W. M. S. -R*). San Antonio, Texas: The Psychological Corporation.

Weitzenhoffer, A. M., & Hilgard, E. R. (1962). *Stanford hypnotic susceptibility scale: Form C*. Palo Alto, CA: Consulting Psychologists Press.

Wilson, S. C., & Barber, T. (1983). The fantasy-prone personality: Implications for understanding imagery, hypnosis, and parapsychological phenomena. In A. Sheikh (Ed.), *Imagery: Current theory, research and application* (pp.340 - 387). New York: Wiley.

Young, W. C. (1988). Observations on fantasy in the formation of multiple personality disorder. *Dissociation*, *1*(1), 13 - 20.

223 CHAPTER 11 第十一章

认知行为取向的催眠治疗在团体戒烟方面的应用

约瑟夫·P. 格林

据美国卫生及公共服务部估计,大约 5 000 万美国人在明知吸烟的危害性的情况下依然选择吸烟(U. S. Department of Health and Human Services, 1990)。实际上,吸烟是一种影响非常大的成瘾性行为(American Psychiatric Association, 1994),它有害健康。此外,吸烟本身是自愿行为,这使得它带来的死亡风险及对健康的负面影响显得尤其可悲。虽然大量吸烟者希望戒烟,但令人气馁的是,真正能通过个人努力成功戒烟的人少得可怜。具体来说,几乎 80%的吸烟者都表达过戒烟的愿望,大约 35%的吸烟者每年都试图戒烟(U. S. Department of Health, Education, and Welfare, 1990),仅有不到 5%的人在没有专业协助的条件下成功戒烟(American Psychiatric Association, 1994)。

一个令人鼓舞的事实是,目前有很多工具、策略、治疗方法可用来帮助个体戒烟。其中包括厌恶刺激、教育、支持性团体、尼古丁替代、药物治疗、行为训练、催眠疗法和角色扮演(见 Lynn, Neufeld, Rhue, & Matorin, 1994)。越来越多的研究证据表明,使用高暗示性的干预能够有效达成戒烟的目的(见 Cornwell, Burrows, & McMurray, 1981; Crasilneck, 1990; Frank, Umlauf, Wonderlich, & Ashkanazi, 1986; 224 Williams & Hall, 1988)。林恩及其同事(Lynn et al., 1994)汇总了 1980 年之后出版的实证研究的结果后发现,使用催眠疗法的戒烟成功率在 14%—61%之间。该证据说明,催眠疗法和非催眠式干预方法至少在戒烟成功率上区别不明显(Hunt & Bespalec, 1974; Lynn et al., 1994),而催眠疗法是否比其他非催眠式干预方法更加有效依然有待进一步研究(Wadden & Anderton, 1982)。

来自俄亥俄州立大学的林恩及其同事发展出了认知行为取向的多模型催眠戒烟项目,旨在通过教育、动机激发、自我管理、自我监视等方法逐步降低个体的香烟使用量并阻止复吸(具体操作技术和支持性研究结果见 Lynn et al.,

1994)。一般来说,参与者需要参加两次活动,但整个项目的设计是有弹性的,允许临床工作者根据参与者的特殊需要量身定制合适的干预计划,既可用于个体戒烟,也可用于团队戒烟。

以下治疗过程是林恩的戒烟项目在团体中的应用,我们会发现,整个治疗的核心是学习、练习和发展自我催眠的技能。为了说明与该项目有关的各种认知、行为和催眠技术,我将首先说明与该个案有关的过往经历和人际环境。

背景信息

杰米(Jamie)女士是一名已婚的高加索白人妇女,时年37岁,被她的心理治疗师推荐加入戒烟团体。她谈到自己从14岁开始吸烟,烟龄已有24年。此前,她有差不多五次不成功的戒烟经历,这五次经历都是没有专业协助的。尽管在那几次戒烟过程中,她曾取得过短暂的成功,却没能坚持下去,在几周之后又开始复吸。她平均每天抽大约一包半的烟。

杰米很清楚吸烟带来的健康风险。她之所以想要戒烟是因为最近刚被诊断为慢性阻塞性肺炎。当她得知吸烟最终毁了自己的肺时,杰米并不吃惊。她说:"我很早就知道自己吸烟吸得太多了,我需要戒烟,但我停不下来。"杰米的医生告诉她,如果她不停止吸烟,她很可能在10年之内死于肺癌。健康原因是杰米戒烟的首要原因,来自工作场合的社会压力成为杰米戒烟的次要原因。她所在的公司最近对所有员工颁布了禁烟令,杰米通过提高休息频率来遵守这项规定。她会在休息期间溜到外面,快速吸一支烟来满足自己对尼古丁的依赖。除了一位同事曾举着"禁止吸烟"的牌子走过杰米的办公桌,杰米说其他员工和同事都能适应并忍受她的尼古丁依赖。 225

过往治疗经历

杰米在因戒烟寻求治疗前,曾接受过近一年的个别咨询。她最早寻求心理咨询的原因是"惊恐发作"和失眠症状。当时,她被诊断为广泛性焦虑,并表现出依赖型人格障碍的部分症状。在接下来6个月的治疗过程中,杰米的焦虑症状有中等程度的改善。她的治疗工作聚焦在婚姻问题上,据杰米描述,她的家庭里存在着严重的冲突。她的丈夫是酒鬼,情感极度压抑,很少表达自己的情绪。杰米承认自己有离婚的打算，但目前不打算付诸行动。6个月之前，她17岁的儿子被控告未成年饮酒和非法持有可卡因。审判的结果是她的儿子被送往医院，强制戒除物质依赖，这场审判给这个家庭带来极大的压力。最后，杰米提到她的儿子公开吸烟其实已经有大概3年的时间，而她的丈夫在15年前已经戒烟了。

主要问题和治疗目标

迫于医生的戒烟要求，杰米主动向她的心理医生寻求帮助。于是，她的心理医生推荐了我，希望通过短期的辅助治疗帮助她戒烟。我和她通了电话，并邀请她进行一次非正式的会谈，在会谈中，我们讨论了她的问题并共同制定了最初的治疗计划。在电话中杰米有所保留，对于是否要戒烟仍有些犹豫。她最终还是愿意参加这个会谈，并用很职业化的口气说："我必须做些什么，我不得不戒烟了。"

在第一次治疗中，我们谈到了杰米以往吸烟和戒烟的历史。她看上去是个聪明且有吸引力的女人，对吸烟的危害非常清楚，她也知道自己长期以来的肺部感染是由吸烟造成的。尽管她清楚这一切，也一直打算戒烟，却仍旧在吸烟。当我询问她觉得这次戒烟会有多大概率成功时，杰米谈到了她的烟龄（23年）和她不成功的戒烟经历（至少5次），以此来证明她"不可能戒烟"。

226

当我们商定治疗目标时，我十分小心，以避免支持了她不能戒烟的信念。我向她指出，大多数吸烟者在最终实现长期戒烟之前都会经历暂时戒烟和再次复发的循环过程。我鼓励杰米制定一个目标，这个目标既能反映她目前严峻的健康状况，又能帮助她了解最终达成长期禁烟的目标对她来说有多么困难。

当杰米详细描述自己过去的戒烟经过时，她说外部环境的困难造成自己前几次戒烟的失败。通过强调环境因素对于她过去戒烟经历的阻碍，我试图强化杰米的信念，让她确信自己会在这次治疗中获得成功。例如，过去她的每一次努力都缺乏专业协助；她也没有把自己的戒烟目标告诉她的家人、朋友或同事，这让她失去了潜在的社会支持和鼓励。此外，过去她是想要戒烟，现在却是需要戒烟了，因为长期吸烟已经直接威胁到她的生命。当我们把话题从她以往"没有能力"戒烟转向她以往所采用的无效的禁烟策略时，杰米看上去对自己更有期望。杰米说以前若能有人支持或监督，她也许就可以抵抗吸烟的诱惑了。

听她这样说，我很受鼓舞。

我强调了几个杰米在生活中通过自己的坚持和决定取得成功的例子。一次是她在面对工作压力的同时坚持取得了本科学历，这让我印象很深。同样的事情还有，杰米曾有两次被很出色的公司解雇，她通过自己的努力完成了职业再教育，重新找到了不错的工作。此外，我还赞赏了她在解决自己的婚姻难题的尝试中所做的努力，她尽可能维系了她的家庭。因此，我们觉得，杰米过去获得的成功和成就应当归功于她的主动、努力和坚持不懈。然后，我把她过去的这种成功和成就与戒烟这一新目标联系了起来。

在我们谈话的过程中，杰米重新评估了自己得出的没法戒烟的结论。她认可自己过去没有目标的戒烟计划的确削弱了成功的可能性。此外，她也意识到自己至少在前三次戒烟尝试中有连续两周左右的戒烟成果。我们重新定义了她所说的"没有能力戒烟"，把这个断言转变成"不够努力"，也就是说，她原先把失败归因为个人限制或个性缺陷，而今她觉得是由于戒烟策略不合适和情境变量的限制造成了先前的失败。通过这次面谈，我强调了正性期望的重要性，并在积极的个人预期和成功的行为改变之间形成了连接（Bandura，1977；Bandura，Adams，& Beyer，1977）。

杰米的烟瘾已经有好多年了，除掉牢固的顽疾需要个人不断努力。从行为学习者的角度讨论她的成瘾行为，而不是从人格特质的角度进行剖析，这使得杰米相信自己能够戒烟，从而提高了她达成目标的自信心。在一小时的谈话接近尾声时，杰米对我们的治疗更加乐观了，但是她的整体自我效能感（Bandura，1977，1978）处于中等水平，她对彻底戒烟这一治疗目标的自信是薄弱的。因此，我们决定把"显著降低吸烟量"作为我们的治疗目标，即在治疗后的6个月里，至少把吸烟量减少90%。 227

在这次谈话结束时，杰米预约了我的下一次戒烟治疗（10天之后），另外还有四人也加入了这个团体。

治疗过程

林恩和他的同事发展出来的工作方法是一个多维度的戒烟项目，重点在于发展认知行为技巧和掌握自我催眠的方法（见 Lynn et al.，1994）。

第一次治疗

第一次治疗按照计划如期进行。作为自我介绍的一部分,我首先简单地介绍了我在戒烟领域的临床工作经验,并且强调我在林恩的戒烟项目中承担了辅助性工作。为了建立团体凝聚力,每个团队成员也做了自我介绍,并一一讲述了他们参加这个团体的原因。杰米是最后一个说话的成员。她说她"不得不参加"这次治疗,并且提到她之前有几次不成功的戒烟尝试。我注意到杰米并没有说自己没法戒烟,因而觉得她很有希望全身心地投入该治疗团体中。

在15分钟左右的自我介绍之后,治疗正式开始。我首先就整个治疗做了概述:

> 我坚信这个项目对于你们每个人都将是有教育意义的体验。谈到教育,自然也就需要学习。让我们把注意力放在当初你是怎样学会吸烟上,因为吸烟不是一个不学就会的行为,而是一个后天习得的行为。当你第一次吸烟的时候,心里多大程度上觉得难受?你是否觉得恶心、想吐?通常你需要几个星期甚至几个月的练习,坚持不懈地让你的身体去适应,才能最终学会接受烟草中的有害成分。你们中的许多人也许是通过吸烟来满足某种特殊的需要(例如,融入你的朋友圈,保持清醒或让自己别睡着)。那么,你吸烟的理由是什么呢?

228

团体中的每个成员都分享了至少一条当初选择吸烟的理由。通常,没有人会说他们开始吸烟是因为享受这个过程。杰米记得她发现自己的姐姐和她们共同的一位朋友在家里的仓房里吸烟。当时,她14岁。她们邀请杰米一起吸烟,并让她承诺不会告诉她们的父母。当她吸进第一口烟的时候,杰米只感到一种燃烧的感觉一直冲到她的咽喉里。为了掩藏她的不适应,并且告诉她的姐姐自己已经长大了,那天下午,杰米强迫自己吸了三根烟。当天晚上,杰米觉得自己的胃难受极了,她的晚餐吃得很少,很早就上床睡觉去了。

我鼓励整个团体把他们吸烟的行为看成一种"习得的习惯",为了说明每个团体成员习惯的强度,以便寻找方法把"吸烟的习惯"改掉或替换为"不吸烟的习惯",我又进行了如下工作:

> 开始时,你们中的很多人只会在很少的情况下吸烟。但是,随着时间

的流逝，你的习惯变得越来越稳固，你开始把吸烟这个习惯带到其他场合里，包括打电话的时候、看报纸的时候、工作的时候或吃完饭之后。每次你把香烟送到嘴边，都会强化你吸烟的习惯。试想一下，你有多少次把香烟送到自己的嘴边？为什么我们不计算一下具体次数呢？（在治疗室里的一块黑板上，我写下了计算公式。）如果你每天吸一包烟：(a) 每包烟有 20 根，每根烟可以吸 10 次；(b) 20×10＝200；(c) 每年 365 天×你吸烟的年数；(d) 现在用 b 乘以 c，其乘积就是一个每天一包烟的人，把香烟送到嘴边的总次数。现在，你会发现这就是习惯！

接下来，每个团体成员都按照上述方法计算了自己把烟送到嘴边的总次数。杰米在过去的 20 年里差不多每天吸一包到一包半烟，如果不计算她在 14—17 岁时把烟送到嘴边的次数（她估计自己在刚开始吸烟的三年里每天仅仅抽 5—10 根烟），杰米强化了她的吸烟行为超过 200 万次！杰米几乎不敢相信，她要求重新计算次数，于是我们重新计算（每天 30 根烟×每根烟吸 10 次×一年 365 天×20 年＝2 190 000）。她长叹一声："唉！"

该治疗方法的重点在于林恩及其同事提出的"边界"。"边界"是指一系列技巧和中肯的信息，这些技巧和信息能够强化参与者打破固有习惯模式的能力，帮助他们面对那些退缩性症状，并保持治疗效果。 229

我们将教会你很多方法，帮助你找到"边界"，这是打破原有习惯所需的能力。大约有 4 000 万美国人成功戒烟了，你也可以做到。我们的项目将帮助你把可能性变成现实。

我们将教会你使用打破固有习惯模式的技巧，处理任何你可能面临的不适，并保持你获得的戒烟效果。我们希望你能有很多选择。你的任务就是发现最适合你的方法。我们不仅会指出吸烟付出的代价，也会让你更清楚地意识到戒烟的好处：如果你不吸烟，你会为自己保护并保持身体健康而感到自豪，你会在运动中更有竞争力，更加让人想要亲吻你，你房间里的空气也会因此更加清新。每周你需要的香烟都会变少，你会逐渐把尼古丁从生活中去除，你也会因此更加轻松地处理人生的不如意，成为一名尼古丁摄入较少的吸烟者。

当然,催眠也是本项目的一部分,是一种帮助你找到“边界”的好方法。通过这个项目,我们坚信你会成功戒烟。虽然我们没法代替你做这件事,但我们能让你更容易摆脱吸烟的陋习!

该方法强调了正性的自我预期,借用了有关自我效能感的理论(Bandura,1982),认为高动机水平对于成功戒烟至关重要(见 Perry, Gelfand, & Marcovitch, 1979; Perry & Mullin, 1975)。按照本项目的使用指南,我获得了每位成员的动机水平指数。

我们发现动机在戒烟的过程中发挥着最重要的作用。如果你并不想戒烟,即使世界上最好的催眠师也没法帮到你。现在我会给大家发一张 3×5 规格的索引卡。正如你看到的,卡上会列出从 1 到 5 的戒烟动机水平: 1 表示完全没有动机,3 表示有些动机,5 表示相当有动机。我希望你在我们首次治疗结束时完成这张表。如果你的动机并不强(小于 3 分),你也许可以考虑下次不过来了,我会给你全额退款。以往的研究表明,戒烟成功的成员在该量表上的自评分数通常为 3—5 分。

如果你希望戒烟,如果你准备完成整个戒烟项目,我会请你签署一份合同,并请其他团队成员见证。这份合同还需要你的配偶、伴侣或最好的朋友签上他们的名字,如果你还在工作的话,还可以请你的雇主签名。我们希望你获得他们的支持和帮助,希望你能够向大家宣布你的戒烟计划。我们也希望他们能够理解你付出的努力,知道你已经尽了全力,我们还希望他们能够尽其所能帮助你。他们会怎么帮你?我们为何不头脑风暴一下?你可以和身边的人分享这些建议。

230

签署行为合同并获得社会支持也是该项目的一个辅助部分。参与者与自己的配偶或其他重要个体签署合同,并将自己的戒烟计划通知家人、朋友、同事。为了与治疗计划的草案保持一致,我们还在干预的过程中引入了“同伴系统”。所有参与者都需要配对,交换电话号码。在下周,同伴们需要互相打电话,询问彼此戒烟的情况。特别是在无法克制吸烟冲动的时候,尤其应当给自己的同伴打电话以寻求支持;如果他们成功抵制了这一冲动并且想要分享成功的喜悦,也可以给同伴打电话。

杰米尤其渴望能有一位同伴。根据我们这个团体的人数，我们将这个团体分成了两组，一组两人，一组三人。杰米要求加入三人小组，她觉得这样可以得到更大的帮助。当团体中的其他两位女士邀请她加入时，杰米看上去很高兴。

我们的讨论很快聚焦在退缩症状上：

> 为了帮助你克服吸烟的陋习，很重要的是你需要放下自我指责，放下对自己的一些成见，比如“我很脆弱，没有意志力”。如果你每天吸 15 根以上的烟，那么你多半对尼古丁有生理上的依赖。当你无法摄入足量的尼古丁时，你有可能出现退缩症状。如果你出现这种症状，我们将会教你一些方法去面对它。
>
> 但是你需要记住一件事：即便是最严重的吸烟者，也不一定会出现退缩症状，退缩症状也并非总是很严重。实际上，大约 20%—45% 的戒烟者完全不会出现退缩症状。我们的目标是帮助你面对戒烟过程中任何可能出现的情况。此项目旨在帮助那些严重的烟草成瘾者戒烟，同样也能帮助你成功戒烟。
>
> 随着逐渐减少尼古丁的摄入量，然后逐渐减少每天吸烟的根数，你所经历的退缩症状在强度上也会有所下降。但需要记住的是，退缩症状只是暂时的，你可以学习抵抗再次吸烟的冲动。想一想，一个月之后，多达 66% 的戒烟者并没有表现出强烈的吸烟的冲动，实际上，几个月之后，相较吸烟时，大多数戒烟者将体会到更少的焦虑或抑郁。
>
> 现在，让我们关注那些退缩症状。这是身体传递的信号，告诉我们身体正在应对戒烟的决定。这是一个短期的反应，你完全可以处理。其中一些反应其实是身体自愈的直接反应。让我们来看一看，一些人可能体会到的不适感以及我们能做些什么。
>
> 231
>
> 如果你开始咳嗽，这是一个健康的信号，说明你的肺部在进行自我清理。注意力不集中只是一个短期反应，意味着你的身体正在适应体内尼古丁含量的减少。你也有可能感到抑郁，因为你会误以为自己失去了一位好朋友，而实际上，你战胜了一位死敌。你也有可能感到焦虑，因为你已经把吸烟和那些让你觉得焦虑的情境联系起来了，但是这种反应同样是短暂

的，过一段时间之后，你会比吸烟时更加平静。为了更好地面对戒烟后虚脱无力的感觉，你可以考虑通过恰当的饮食和锻炼来满足自己的需要。还有一个老问题是关于睡眠的，你可以在睡前喝一些牛奶帮助入睡。牛奶中含有促进睡眠的天然成分——色氨酸，可以帮助你放松神经。我们对易怒感没有特别的救急方法，这就是我们让你生命中重要的人在戒烟合同上签字的理由——让他们更好地理解你正在经历什么。无论如何，易怒感都会在一到两周之内消失。

必须牢记在心的是，任何不舒服的感觉都是暂时的，吸烟带来的影响却是长期的。好消息是，你的身体从你停止吸烟的那一刻起便开始自我修复。在戒烟一年之后，你患上癌症或心脏病的风险都会大幅下降，回到当初不吸烟的水平。这对你来说是选择戒烟的重要动机。

在这里，我向团队成员展示了一系列医学研究的结果，这些研究指出了戒烟带来的健康方面的益处（这里引用的事实和数据来自美国卫生及公共服务部，1990）：

戒烟 10 年之后，患肺癌的风险降低 30%—50%。此外，戒烟后患上咽喉癌的风险也显著下降。在戒烟 5 年之后，患口腔癌和食道癌的风险降低大约 50%。胰腺癌、膀胱癌、子宫颈癌的患病风险均有所下降。对于不同年龄阶段的人群，戒烟都显著降低了患冠心病的风险。在戒烟 5—15 年之后，中风和蛛网膜出血的风险下降到与不吸烟者一样。吸烟还与溃疡、皮肤老化、骨质疏松等问题密切相关。在 50 岁之前戒烟的吸烟者在接下来 15 年内丧生的风险与继续吸烟者相比降低 50%。吸烟者在戒烟 15 年之后的死亡率与从未吸烟的个体几乎相同。

232 一个团队成员问到了吸烟和怀孕的关系，我回答说：

怀孕期间吸烟会导致婴儿体重较轻以及一系列复杂结果。怀孕后停止吸烟的妇女生出来的婴儿的体重与从未吸烟的妇女生出来的婴儿的体重相似，戒烟是其中的关键因素。初步研究表明，只减少怀孕后的吸烟量并不能降低生产体重偏轻儿的风险。

杰米询问戒烟后是否会有体重增加的副作用。我告诉她大约有 75%的人在戒烟之后体重会增加,但是仅有不到5%的人体重会增加5 磅以上(见 Lynn et al., 1994; U. S. Department of Health and Human Services, 1990)。体重的增加在很大程度上是由食物摄入量增加和休息时新陈代谢减缓引起的。与吸烟带来的健康风险相比,增加几磅体重的影响微乎其微。林恩的戒烟项目的确提到,轻微的体重增加可能是戒烟的副作用:

有些人在戒烟之后增加了几磅体重,他们对此感到沮丧,有可能因此复吸。对此,我们有一些简单但有效的建议。首先,确定你摄入的食物来自四类主食,并能保持饮食均衡。其次,增加诸如散步、慢跑、游泳、运动之类的体育活动。最后,逐渐减轻体重,但每周体重的减少不要多于 2 磅。

戒烟卡

我把卡片发给每一位组员:

想一想作为一个不吸烟的人,这对你来说意味着什么? 我会给你们每个人发一张卡片,请大家在卡片上写下至少五条最重要的戒烟理由。现在,想象你的面前有两条路: 一条高处的路是你戒烟成功之后的未来,想想那些社会回报、金钱回报和健康回报;另一条低处的路是你没有戒烟后的未来。(停顿)选择权在你手中,你会选择走哪一条路?

如果你没有真正戒烟,会有多少顾虑或恐惧? 如果你觉得自己没法戒烟,请举手。

在五位团体成员中,有四个人举起了手。吉米耸了一下肩膀,消极地四处张望,慢慢地举起了手。

举着手的人,试着继续保持你们现在的姿势。现在,如果戒烟一年,你就能够得到 100 万的话,你会戒烟吗? (所有人都同意他们会这么做。)但我想问你们的问题是,你的健康值 100 万吗? 现在闭上眼睛,告诉自己所有必须戒烟的理由,想象自己沿着那条幸福和健康的不吸烟之路走下去。 233

(停顿)这周我希望你们做的事情就是时常回顾你想要戒烟的理由,随身携带你的戒烟卡。我还希望你们这周去发现那些可能引发吸烟的线索,这些线索包括地点、情境、时机,所有会让你吸烟的触发点。此外,想要吸烟的冲动也可以视为内在的线索或提示。吸烟的冲动往往和特殊的经验有关。当一个特殊的情境与吸烟的感觉或冲动联系起来时,我们把这个情境称为触发情境。

引发你吸烟的触发点是什么?

我们识别了各种各样的触发点。杰米说自己每天早上为家人做早餐时会吸两到三根烟。她发现自己好几个行为都和吸烟的冲动有关,比如看报纸、缝补衣物、看电视、开车、付钱或做文书工作、在电脑前工作等。我们进行了头脑风暴,试着去发掘能够帮助团体成员应对吸烟冲动的策略。我们讨论的结果包括使用分心法或做点其他什么事,或等着"冲动自己消失",以及使用身体聚焦技术。

本戒烟项目鼓励参与者发展自己的应对方式。我们提供的备选策略包括运动、冲个澡、打一场球、伸展一下身体、触摸自己的脚趾头、擦玻璃、乱写乱画些东西、深呼吸、想象、骑车、嚼一嚼无糖的口香糖、使用手部握力器或挤压橡胶球、玩排忧珠串、吃些胡萝卜或芹菜茎、等待冲动自己消失、喝点水、使用自我对话或自我催眠技术等。接下来,我们继续引入了以下内容:

现在,请在你们的戒烟卡的背面,写下当你们面对触发情境时可以选择的应对策略。

在我们的工作坊中,有一个许多人都觉得有效的方法,我们称之为"冲动遥控器"。第一步,试着对自己说:"我意识到自己有想要吸烟的冲动。"第二步,对自己说:"不!我并不需要吸烟,我是一个不吸烟的人。"当然,你也可以使用其他对你来说有用的关键语。第三步,阅读你的戒烟卡,上面写着你要戒烟的理由。第四步,使用戒烟卡背面列出的某个应对策略。

在戒烟的第一周,甚至以后很长一段时间内,尽可能地回避那些高风险的触发情境。想想那些你能回避的情境,以及这周将如何减轻压力。当然,依然有一些情境是你无法回避的。我希望你这周参与这样一个场景,现在就可以试着想象,看看自己如何有效地应对这个场景。

我们建议你在这周之后再也不把香烟送到嘴边。有些人可能会偷偷地给自己塞根香烟,这并不是说你彻底失败了,你应该就此放弃自己的戒烟计划。相反,这可以成为一次学习的经验,你可以意识到自己有选择权。一次偷偷尝试意味着吸烟习惯的影响力还在,但要记住:一次失误并不意味着故态复萌,并不意味着你又回到原先的行为模式中了。此外,有些人觉得自己有足够的克制力,可以"偶尔吸一会儿"——这是在玩火。当你的身体确定你真的想戒烟,你就会感觉更好。认真对待你的决定!现在就这样做!

234

意外情况管理和自我强化

为了帮助你保持已经取得的重要进步,你需要做的一件重要的事情是奖励自己。列出你喜欢并且能够轻易得到的一系列东西,其中的一些可以是昂贵的,但并非所有的奖励都得是物质形式的。现在,在纸上写下你的奖励品。你可以做的一件事是,把过去你用来买香烟的钱放在一个透明的储蓄罐里,当钱累积到一定程度时,用这些钱去做让你开心的事情。

介绍自我催眠

自我催眠法是本项目中的一个重要部分。它是一种可以学习的技能,它通过引导放松、强化戒烟动机、改变自我意象(从一个吸烟的人到一个不吸烟的人)来帮助戒烟。同时,它是一个很好的工具,使戒烟者可以利用那些有效的自我暗示,让生活变得更好。

该计划的第一部分来自戈拉西尼和斯帕诺斯(Gorassin & Spanosi, 1986)的催眠感受性改进项目,该项目旨在提高当事人的催眠感受性,林恩等人(Lynn et al., 1994)的戒烟项目中引用了该部分内容。首先,参与者需要纠正他们对催眠的误解,包括觉得催眠就是类似睡觉的恍惚状态,完全被催眠师控制等。其实,催眠是一种积极想象技术,任何人只要有恰当的动机,经过合适的引导和练习都能学会催眠。具体介绍内容如下:

我只是你的引导者,而你将创造属于自己的一种名为暗示的体验。从这个角度来说,我们今天所做的工作正是"自我催眠"。

接下来，你会为自己创造自我催眠的体验……因此，如果你愿意的话，让我们从简单的闭眼开始。请闭上你的眼睛，做一个深呼吸，当你吐出气时，可以感觉到一种平静，感受那种平静的感觉传递到你的全身。你并不会睡着，虽然你会注意到自己比睡觉的时候还要放松。

235

当你聆听着我的声音，你会进入更深的平静、放松之中，因为你发现，没有什么会打搅你，没有什么会烦扰你，有很多时间，很多很多的时间。也许你会发现时间变慢了……时间放慢了速度，这个速度让你觉得非常舒适。当你注意到这点时，你也会发现自己的呼吸随之变慢了，以满足你身体对休息的需求，或者，你会发现自己的呼吸变得有些快，因为你很期待接下来发生的事情，你将会变得非常放松和舒适，你会投入到很深的自我催眠之中。然而，这实际上并不重要，重要的是你觉得舒适，因为你的呼吸会照顾它自己，此刻，你的意识和无意识共同发挥着作用。

现在，想象你站在华丽的楼梯上，从上到下共有十级。底层是一个非常棒的地方，让你感到安全舒适。也许你已经猜到了，过一会儿，我会请你走下楼梯，每数一个数字，你就会走下一级楼梯。好好做一次深呼吸。好，再做一次深呼吸。每当你下一级楼梯，你的身体会越来越放松，越来越放松，越来越放松，但是你我都不知道你究竟有多放松。这并不重要，重要的是你觉得舒适，没有什么会烦扰你，也没有什么会打搅你。好，我要开始数数了，引导你走下楼梯，进入越来越深的内在舒适里，越来越深的舒适，没有什么会打搅你，没有什么会烦扰你。你不需要做任何事情，只需聆听着我的声音，让我的声音如影随形。

一，试着走下一级楼梯。当你走下楼梯时，让你的脚放松，感受那份平静传递到全身。你有足够的时间。

二，让你的腿部放松，你是否比睡觉的时候更加觉得放松或什么都不想思考？越来越深的平静，同时感到很安全。

三，走下第三级楼梯，你能感受到你的大腿放松了吗？随着每次呼吸，你能感受到自己越来越自在吗？你能感受到那种轻柔的放松的波动吗？或者，你是否什么都没有想，只是保持开放和接纳？你是否会觉得越来越重、越来越温暖或体会到一种自在飘浮的感觉？

四,你可以让自己骨盆附近的肌肉放松下来吗?有充足的时间。你是否感到放松,就好像劳累后陷入睡眠中。你是否感受到如同从深沉的睡眠中醒来的放松?

五,走下第五级楼梯。已经走了一半了。你能感受到腹部的平静吗?你是否想体验更深的催眠状态,对观念保持开放,以及保持对想象的感受性,同时感到有控制感?你是否想体验无限的可能性?或者,你现在已经感到非常舒适了,你只想自然地继续保持这种轻松自在的感觉?你知道自己不需要做任何事情,除非你的确想做些什么,比如调整你的身体姿势,让自己更加舒适。

六,继续走下楼梯,走下第六级楼梯……你能感受到那种平静、自在的感觉传递到你的胸部吗?你能感受到自己身体的某些部位比另一些部位更放松吗?

236

七,继续走下楼梯。你能感受到自己的手臂放松了吗?没有什么会打搅你,没有什么会烦扰你,你能感受到时间变慢了吗?你是否准备好进入更深的催眠状态?你是否希望自己内在更平静、更安全?你觉得自己进入多深的催眠状态并不重要,甚至你是否觉得自己被催眠也不那么重要,只要你觉得舒适放松就好。

八,走下第八级楼梯。已经接近底层了,你很快就要到达那个让你感到如此放松、安全又自在的地方了。你是否能感觉到自己吸气、呼气时寂静无声?你是否能感受到自己的内在宁静无声?我并不清楚,但这也不重要,因为很快,你就要到达那个对你来说很特别的地方了,在那里,你将完全回到自己的内心深处。

九,走下第九级楼梯,你是否可以意识到自己的脸和眼睛是那么放松,你仿佛进入了梦境,也许什么都没有想?我很想知道,当你到达那个安全舒适的地方,你的感受是怎样的……也许你觉得自己已经到了那里……也许你是一个人,也许你有一位特别的同伴……也许你在沙滩上、在水边,或是在森林里、草地上,也许你在家里那张最喜欢的椅子上,或是某个诱人的地方,或是过去你曾经去过的地方,又或是未来你想要去的地方。有很多时间,活着真好!你是否能听到这里的声音?你是否能感受到这里微风拂面,令人愉快?或是感受到你所待的地方是如此安全可靠?时间会自己照看自己,你的呼吸也会自己照看自己。如果你还没有到达那里,很快你就会真正到达那里。

十!走下第十级楼梯,你到了!全身心地、深深地体会这个地方,感受你内在的平静。你越来越准备好去接纳我将传递给你的信息,你会让它们进入你的内心深处,按照你自己的期望来使用它们。现在,进入你深层的无意识,它对你有着深刻的、重要的、意义非凡的影响……想象一个词或一个关键性短语来表达你现在的感觉……比如“清醒和平静”,又如“温暖和放松”……任何对你来说有帮助的提示都可以,只要它们能让你记住自己是谁,你可以进入多么深的催眠状态;只要它能提醒你,你所拥有的无限可能性和自我创造的能力;只要它能告诉你,你是一个不吸烟的人。但是你并不需要这样想,因为这些想法现在都在你的大脑深处,在你的无意识里。你正在路上……你正在移动,向着你所希望的现实……当我与你内在开放的、接纳的、健康的部分对话时,当你对新的思维方式和生存方式保持开放时,你开始在很深的层面上学习并理解它们。你可以在任何时候、任何地方使用这些关键词,你可以在任何时候、任何地方想象一个属于你自己的特殊的地方,创造你现在正体会着的感受。通过练习,你将变得越来越擅长这件事。我也会给你一盘录音带去练习你已经学到的部分,也许,你还会学到一些新的东西……当你开始行动时,你正在变成不吸烟者的路上。

237

但你现在甚至不需要去想这些,因为你正在学习以另一种方式来锁定这些美好的感觉……锁定这些掌控的感觉、安全的感觉、内在充满自信的感觉,以及想要成功戒烟的动机。你的内在真我放大了这些掌控的感觉、安全的感觉、充满自信的感觉和想要成功戒烟的动机。试着感受它们,在你内心很深很深的地方牢记这些感觉。深吸一口气,对自己说那个关键词。屏住呼吸,屏住。当你慢慢吐气时,再次说那个关键词。现在就试试看。很好,感受内心汹涌的力量和自信。

现在,一只手握拳,握紧。感受那份力量、自信以及想要成为不吸烟者的动机变得越来越强烈。握紧拳头,当你准备好放松拳头时,你可以感受到一种平静、放松的感觉传遍你的全身,而你的大脑会觉得清醒、自在和轻松。很好,任何时候你想要觉得自信、安全,想要提高你戒烟的动机都可以使用这个关键词。

你们中的某些人可能很快就会使用这个锚定技术,甚至在一次治疗之后就可以学会,并且立即从中获得帮助。另一些人则需要更多的练习。你可以通过磁带进行练习,学习自我催眠的技巧,成为一个自我催眠的专家。你们每个人都拥有这种潜力。练习还可以帮助一些人以更加自动化的方式使用该技术。你可以学习如何有技巧地管理你的任何冲动。自我催眠技术是重要的应对技巧之一,你会在今天和下周学会这个方法。你会变得越来越好,越来越好。

还有一些事情我想要告诉你,那就是,如果你想的话,你可以使用另一个不那么明显的关键词。来,深吸一口气,说你自己的关键词。屏住呼吸,屏住。当你吐气的时候,再次说你的关键词。现在就这样做。好,感受你内在汹涌的力量和自信。把你的拇指和食指或拇指和无名指触碰在一起,成为一个环,现在就这样做。很好,这个环将同样作为一个提示帮助你触及自己内心希望放大的感觉。很好,当你松开拇指和其他手指的触碰时,当你准备好的时候,你就可以感受到内心的平静、放松、安全感传遍你的全身,而你的大脑觉得如此清醒、自在和轻松。很好。

现在,试着思考所有你不得不戒烟的理由。你决定戒烟的所有理由。当你这样做的时候,想象自己作为一个不吸烟的人去不同的地方,和不同的人相处。想象你是一个不吸烟的人。那时候所有吸烟的冲动都会消失了,消失了,消失了。吸烟的冲动就那样消失了,消失了,消失了,就好像云在天空中散开了,那些想要吸烟的冲动就这样消失了,消失了,消失了。当你看着自己作为一个不吸烟的人去不同的地方,处于不同的情境,和不同的人相处时,你也就越来越懂得如何控制和管理你自己的生活,那些吸烟的冲动消失了,散开了,你掌管着自己的生活,你为自己感到骄傲,并有一种成就感。 238

现在,你会看到自己用一些小小的方式给予自己奖励,奖励自己成为一个不吸烟的人,当你的感觉成为现实时,那本身就是最大的自我奖励,现在最重要的事是你觉得舒适,没有什么会打搅你。当你觉得有希望、有价值并且为自己感到骄傲时,你的身体正在自愈。当你体验到这些感觉时,深吸一口气,说一遍你的关键词,屏住呼吸,屏住,当你慢慢吐气时,再说一遍你自己的关键词。现在就这样做,很好。感受你内在汹涌的力量和自信。轻轻地把你的大拇指和食指或大拇指和无名指触碰到一起,现在就这样做,很好。

制作一个环、一个锚或一个提示来帮助你唤醒内心中作为一个不吸烟者的美好感觉。很好,当你松开手指时,当你准备好的时候,你可以感受到一种平静、放松、安全的感觉传遍你的全身,你的大脑觉得清爽、自在和轻松。

当你准备好了,就可以停止这个练习了。你可以慢慢地从5数到1,引导自己从自我催眠的状态中清醒过来,就像待会儿我会为你做的一样。数到2的时候,你的眼睛会睁开;数到1的时候,你会完全清醒过来,整个人焕然一新,完全恢复你本来的控制感。在你站起来之前,你可以动一动你的身体,放松一下你的肌肉。

随着你的不断练习,这个过程会变得越来越容易,也能越来越有效地帮助你达成目标。最后,值得注意的是,这一技术不仅可以用于想象世界里,在家里、在你觉得舒适的地方都可以使用这个技术。你也可以在日常生活中使用它。

现在,我将引导你逐渐清醒。我会从5数到1,你会慢慢地清醒过来。当你醒来的时候,你会觉得焕然一新,神清气爽。好,5……4……3……2…… 睁开眼睛……1。完全清醒过来,任何不舒服的感觉都会很快消失。

布置家庭作业

家庭作业主要关注以下几个方面。参与者需要完成:

(1) 管理自己的吸烟情况,记录所吸的每一根烟。除了记录吸烟的频率,还需要记录吸烟的时间、情境(如看报纸时、开车上班时)以及当时的情绪状态(如沮丧、疲倦、焦虑、有压力)。以往的研究(Abrams & Wilson, 1979)发现,自我管理可以帮助高动机水平的个体有效地减少吸烟量。

239

(2) 每日回顾新写下的戒烟理由,把戒烟卡与香烟放在一起,在吸烟之前阅读戒烟卡上的戒烟理由。

(3) 一次买一包烟,而不是一条烟。

(4) 买一个烟蒂罐,将剩下的烟蒂放在罐子里。

(5) 每天练习自我催眠。

(6) 当症状复发时使用冲动管理技术。

除了以上任务之外,我还详细写下了一个七天戒烟计划,供团体成员下周使用:

第一天,开始记录吸烟的行为,回顾自己戒烟的原因,在吸烟前阅读戒烟卡。

第二天,通过回顾昨天吸烟的时间和环境来分析自己的吸烟习惯。记录一系列诱发情境,并列出自己可以选择的其他行为。选择吸焦油和尼古丁含量比较低的香烟品牌,并计划第二天的吸烟量减少10%。

第三天,继续对诱发吸烟的情境进行分析,回顾或列出自己可以选择的其他行为。减少吸烟量10%,并且和昨天一样吸的是低焦油和尼古丁含量的香烟。计划第二天的吸烟量继续减少10%。

第四天,减少吸烟量,并计划第二天再减少20%的吸烟量。开始为自己准备奖励。

第五天,再次更换香烟品牌,减少20%的吸烟量,并准备在第二天再减少20%的吸烟量。回顾自己戒烟的理由。列出计划给自己的奖赏。

第六天,更换香烟品牌,降低20%的吸烟量。

第七天,戒烟日! 接受第二次治疗的日子。参与者需要带来他们最后抽的一包烟(也许是空的)

在结束第一次治疗之前,我给每位参与者发了戒烟合同,让他们完成第八部分的引导语。我也再次强调了动机的重要性,鼓励参与者在下周(第九级楼梯的引导语)通过电话与自己的伙伴保持联系。我还给每位参与者发了自我催眠的磁带,要求他们至少每天练习两次本次治疗中学到的自我催眠的新技术(第十级楼梯的引导语)。我们商定下周再见。

第二次治疗

第二次治疗开始时,每个成员都讲述了自己上周的经历。当时,除了一位成员,其他所有参与者都报告自己那天没有吸烟。杰米说自己那天早上嚼了两包无糖口香糖来抵抗吸烟的冲动。她发现咀嚼肉桂味的牙签也能帮助她“等待240冲动过去”。虽然她每天都按照计划降低了吸烟量，却对自己能否坚持抱怀疑态度。她说：“我没法再这样度过一星期了！”我向杰米指出，第一周往往是最难的一周。出于对杰米的尊重，考虑到她对尼古丁有生理依赖，我向她解释，随着时间的流逝，她的身体对尼古丁的依赖只会越来越少，她不吸烟的每一天都会使她感到更有力量，更容易抵抗吸烟的冲动。

杰米还说，直到上次治疗后的第三天，她才让她的丈夫签署戒烟协议。令她吃惊的是，她的丈夫非常支持她，不仅在协议上签了字，还在上周多次询问她戒烟的情况。她的同事也很支持她，她的雇主还给了她很大的帮助，他鼓励杰米每隔一段时间就休息 5 分钟，出去走走，给她的“同伴”打电话，或在烟瘾上来时做一些伸展运动。

戒烟典礼

按照本项目的计划，第二次治疗以戒烟典礼活动作为开始：

> 欢迎参加第二次治疗！你能到这里来，说明你的确希望做一个不吸烟的人。今天我们将首先举办戒烟典礼。我们每个人都需要走到房间的前方，把你的最后一包烟揉成一团，扔到那边的垃圾桶里。如果你愿意，也可以自由发挥，告诉大家当你把最后一包烟扔进垃圾桶的时候，你对戒烟的积极想法。如果你愿意，试着在整个团队面前宣告“我是一个不吸烟的人”，我们会为你鼓掌，表达我们对你的支持。
>
> 在我们做这些之前，让我们简单地回顾一下自己的戒烟理由。让我们做一些分享，谈谈你这星期所发现的、意识到的东西，当我们戒烟之后，生活如何变得更好。我知道扔掉烟对某些人来说意味着失去了一位好朋友。但是，正如我们上周讨论的，香烟并不是你真正的朋友，而是一个死敌。回顾我们戒烟的理由可以帮助你坚定你的决定。现在，让我们先花些时间回顾一下。

每个成员都轮流走到了房间的前面，扔掉了他们的最后一包烟。有些滑稽的是，杰米在把香烟盒扔掉之前还在上面踩了几脚。她叫嚷着：“再也不会了，再也不会了!”我们都情不自禁地为她鼓掌。

成为一名非吸烟者的催眠暗示

我想邀请你再次体验催眠。你已经做过一些练习,我会给你一些建议帮助你更深地进入你熟悉的恍惚状态之中。现在,闭上你的眼睛,开始放松,什么都不用担心,也没有什么会打搅你,试着进入你熟悉的感觉里,进入你的个人经验世界里……你的催眠状态里……你可以闭上眼睛,是的,你可以闭上眼睛……如此容易……如此轻柔……你的眼睛闭上了,闭上了,闭上了。

241

我想知道你是否能带领自己进入更深的内在经验里,你的头脑和身体一起合作,你的意识和无意识一起合作,以它们自己的方式,为你提供最好的帮助……它们是你的伙伴……保护着你的健康、你的幸福、你的人生……你的呼吸。随着每一次呼吸,你都会进入越来越深的状态,尽管你并不清楚这是怎么发生的。但我可以告诉你,你不用做任何努力……实际上,你甚至不用做任何事情,除了聆听我的声音……让我的声音如影随形般跟随着你,你的直觉会告诉你什么是对你好的……什么是你需要的。你可能已经准备好感受这些体验……你是否愿意想象一个你最喜欢的地方,那里让你觉得如此安全和专注……我想知道你是否能做到……我知道你可以。你会发现自己陷入沉睡……你在保持清醒的同时又十分放松,处于睡与不睡之间,同时与我保持着最深层的沟通,在那个层面上,也许是无意识的层面上……你会从自己的内部汲取所需的力量……成为你所期望的人……做你需要做的事情……成为一个不吸烟的人,就像吸第一支烟前的你。

好……你开始觉得内在越来越满足,充满力量……你来到了自己的内心世界里……在你想象的世界里……在你内在的世界里……一个让你觉得安全、专注的地方……任何时候你都可以选择来这里……任何时候……来到这里,来到这里,来到这里……飘浮着,飘浮着,飘浮着……任何时候你都可以改变自己的姿势,更深地进入你想要保护健康和戒烟的渴望里……你触碰到自己的戒烟需要……没有什么会打搅你……没有什么会烦扰你……你可以这样做……你可以不吸烟……你可以这样做……是的……学习这样做……越来越……越来越……在许多层面上……你的头脑既平静又清爽……全身的肌肉都以它们自己的方式放松了……我想知道你的哪一块肌肉更加放松……你的脖子还是眼皮……现在,这并不重要……一点都不重要……一旦你来到这里……或你已经来到这里……我并不清楚……你的呼吸变慢了吗?……当你放松的时候……当你自然呈现的时候……你是否感到沉重或轻松、飘浮或下沉……也许是一种放松的、沉重的、飘浮的感觉……你能感受到那种舒适安全的感觉环绕着你,就好像一块舒适的毛毯吗?……或者,当你的意识四处徘徊时,你的无意识进入更深的层面,了解到你最深层的需要,即做一个不吸烟的人……或者,你是否已经准备好进入更深的放松状态?

现在,让我们进入更深更深的恍惚中……或者,你已经非常放松,对你来说只需要继续待在你所在的地方?……如此舒适和放松……你的内在充满力量……你正在去那个地方,或是已经到了那个地方……你正在迈出每一步……学习……你正在迈出每一步,去往你将要去的地方……你可以注意到头脑中自然出现的画面或语言吗?……治愈的画面和语言……净化的画面和语言……情感的画面和语言……也许有一个关键词冒了出来……任何时候你都可以说的一个关键词……任何你希望的时候……这个关键词触及你内心最深的地方……让你安静下来……支持着你……也许,那是一个意象……我不知道……但任何时候只要你想,就可以说这个关键词,或让这个意象浮现出来……现在试着说出来……把它作为一个帮助你戒烟的好帮手。

当你这样做的时候,想一想你要戒烟的所有理由。你可以看到一个黑板吗?……它是黑色的还是绿色的?……我不知道……请在黑板上写下你要戒烟的理由,把它们念出来……聆听你对自己说的每一句话……你对自己说的每一句话,告诉你自己,为何要戒烟……想想戒烟带来的所有好处……你可以得到那么多……健康……节约开销……那么多好处……你还可以想出更多的理由……让它们带领你进入更深、更深的内在世界……

让它们增加你的自信……让它们帮助你迈向你的目标,你的人生对你来说意味着什么……你盼望的是什么。

现在,你的手比脚更加放松了吗?……你的呼吸变得轻松自在了吗?……也许你可以感觉到你的头轻微地移动……轻微地上下移动着……它在说,是啊,是啊……你的无意识在与你的意识沟通,告诉它你想要戒烟的打算……是的……是的……但你不需要做些什么让这些发生……让你戒烟……是的……是的……你不需要动,虽然如果你想,这很容易……你很容易为自己创造某些感觉,也许是一个你自己的戒了烟的意象,你是一个不吸烟的人……你可以看到自己和别人在一起吗?……或是你自己一个人?……你觉得自己可以对你的健康说是……对你的身体说是……对你不吸烟时的轻松感觉说是……对你自己说是……是……花几分钟时间看看自己,作为一个不吸烟的你……看看那种图景……对你来说,它开始变得越来越真实……我们注意到这微妙的改变,但我不知道这是怎么发生的……我想知道你是否感受到自己内在的力量……你能感受到它吗?……或者,它已经成为你的一部分,你甚至没有意识到它?

此刻,你只觉得如此舒适……你想要吸烟的冲动消失了……那些冲动原先曾是你的一部分,现在都消失了……它们就那样烟消云散了……离开了你……散开了……就好像风中的白云……云散雾开,太阳露出来了……阳光四射……微风拂面……如此柔和与平静……这些都帮助你意识到除了吸烟,你还可以做很多事情……你可以看到自己在以前选择吸烟的场景下做着其他的事情……你知道你拥有力量……你有力量抵制那些吸烟的冲动……那些冲动会消失……消失……就像风中的白云……现在你可以使用自己的关键词……你知道力量在你心里……你把自己当作一个不吸烟的人……那个图景变得越来越清晰……阳光照在你身上,你选择戒烟的理由在那里……你会这样做……力量在你的心里……你知道吸烟如同吸毒……你重视你自己……你会保护自己的身体……你需要你的身体……它也需要你……你的力量……你坚定的意志。

243

除了吸烟,你还可以想想自己能做点其他事情……许多事情……你的意识与无意识共同协作,帮助你决定做哪些事情……你知道你有能力照顾……很好地照顾……照顾他人……和你自己……你可以触及你内心的善良……关爱……你可以把善良和关爱带给自己……你感觉很好……你可以掌握管理冲动的艺术……你也可以学会忽视它……通过承认它的存在,同时记住自己曾承诺要尊重自己的身体……你把那些冲动锁在一起……如果你关注了一个冲动,你就会忽略其他的东西,你也会伤害自己的身体……关注你对自己身体的承诺,忽略那些想要吸烟的冲动……你会觉得如此放松,充满控制感……你的身体如此重要……你是身体的主人……当你忽略吸烟的冲动时,你可以做很多其他的事情……你会注意到这个冲动自己消失了……消失了……就像风中的白云……你可以想一想如何作出不吸烟的选择……你也的确会这样做……这增加了你的力量……你的骄傲。现在就这样做……感受……体验……学习了解你自己……你是一个不吸烟的人……以这种方式看待你自己,体验你自己。

看看那个在社交场合中的你……以这种方式看你自己……你发现别人都在支持你……注意到你再也不吸烟了……你能感受到他们对你的尊重……你觉得宁静……冷静……舒适……没有什么会打搅你……没有什么会烦扰你……这种感觉在不断增加……现在,你不需要做任何事情……但是今天稍晚的时候……以及明天……以及明天后的每一天……你会越来越清晰地意识到,你正在掌控着自己的生活……你也会回避一两个或更多的情境,那些过去你将它们与吸烟联系起来的情境……你会这样做……你的确会这样做……为了照顾你自己……放松……更深、更深地放松……戒烟是你关爱自己的一种方式……对自己好的一种方式……是的,你肯定这一切。

现在,你的自我感觉很好……奖励你没有吸烟的行动……你正在省钱……你正在保护自己的健康……你正在抵抗那些冲动……你的体重并没有增加……你在进行锻炼……吃得不多不少……你正在照顾着自己……你为自己感到骄傲……你可以给自己一些奖励……你值得拥有这些奖励……你是如何做到的?你想要这样做,你想要对自己好……你可以想一想你能为自己做的一些事情……会是什么呢?……现在就想一想会是怎样的奖励……你无须拒绝给自己的奖励……你对自己所做的一切感觉很好……来这里也让你感觉很好……你如何才能表达对自己的喜欢……是的……说你喜欢自己……把自己看作那个自己希望成为的人……现在就试试看……唤醒你内在的力量……成为自己希望成为的那个人……看着那个人……你觉得那个人的确很重要。

你是否感受到那些感觉变得更真实？让你的感觉真实起来……你的触觉……嗅觉……你可以有更好的嗅觉……你开始品尝……真正品尝……你闻到清新的气味……你再也不吸烟了……你再也不依赖它了……你是全新的……你开始重新获得你的感觉……你开始变得清醒……就像一个新生儿……在你的感觉变得迟钝之前……你的身体开始自愈……自愈……你是全然开放的……你开始品尝食物……你会慢慢咀嚼……充满愉悦……你正在运动……如果你愿意,你从今天就是一个不吸烟的人……从此刻开始……对自己说,是的……对自己说是!

试着进入更深的催眠状态……越来越深、越来越深……学习让你的决定更加坚定……同时感到舒适……现在,你的头脑非常清晰和冷静,随着自己的体验飘浮……随着你进入更深、更深、更深的恍惚之中,没有什么会打搅你,你知道你是什么,你会变成什么样……你将如何利用你过去的学习经验……你将如何利用你已经学会的自我催眠技巧……你将如何帮助自己,坚持做一个不吸烟的人……当你看见自己在过去会吸烟的场合不再选择吸烟时,你发现自己在做一些更加健康的事情……你看到自己选择了健康和快乐……你感到了不同……你的感觉是如此真实……你为自己感到骄傲……你充满了控制感……你这样做了……你给予了自己积极的暗示……你使用了你的关键词……你发明了很多方法来增强自己的成就感……在那些过去会产生吸烟念头的情境里……你意识到自己可以控制,可以选择做什么或不做什么……你不再是香烟的奴隶……是的……你掌控着你的人生……你可以坚定地对自己这样说……我掌控着……我控制着……我的力量在我的心里……我是一个不吸烟的人……直到你对自己所做的事情感觉更好为止……是的……你有能力这样做……也许现在你可以接纳这个事实,那就是,在你每天的日常生活里,你是一个不吸烟的人……当你睡觉的时候你当然不会吸烟……此外,一天工作八个小时你也不会吸烟……也许更多……也许更少……虽然你不再吸烟,但并没有觉得失去些什么……你在应对……你的意识和无意识共同协作……你的身体放松了……你的身体在自我治愈……现在,当你不吸烟的时候……你的身体会更加健康……你也会更加放松……你学习到了很多东西,很多。

245

也许,你还可以尝试更多……此刻,你觉得时间变慢了……时间减缓到一个最舒适的节奏……你的感觉非常好……好像整个人飘浮起来了……慢慢地向希望和平静靠近……你觉得自己是有价值的……当你体验到这些感觉时,我希望你能把大拇指和食指碰在一起……你还可以触碰一个对你来说有特别意义的戒指……作为你的心锚……只是轻轻触碰着……感觉如此放松自在……越来越……越来越……觉得越来越有自信……更好……温和地放松……当你觉得平静、自在、安全的时候,放松的感觉也会波及全身……深入……深入……感觉非常好……你可以感受到整个身体的放松吗?……更深的放松……更深、更深……你创造了这些感觉……你的力量……你的安全感……都在你的内心深处……让你自己创造这些感觉……让所有这些感觉和你成为一个非吸烟者的需要融合在一起……放松……有效地面对你的生活……你的这个心锚……是一个信号,告诉你,你的意识和无意识正在共同协作……你的头脑和身体正在共同协作……帮助你有效控制自己的想法和感受……它对你很有帮助……对你的健康很有帮助……对你的自尊也很有帮助。

你练习得越多……就会越熟练,感觉就会更好……清晨可以做一些练习……每天都做一些练习……就像你日常生活中所做的每一件事情一样……就像你学习到的每一件事情一样……慢慢地,你可以对自己进行积极的暗示……掌控你的思想……成为一个不吸烟的人……你可以调整自己……调整你的感受……就好像调节精密的乐器一样……你会仔细照顾乐器……每天早上……一天中的很多时候……你使用自己的心锚……使用你的关键词……回顾你戒烟的理由……如果你有任何冲动……你会使用学习到的东西更多关注你所忽视的健康和幸福……记住,力量来自你的内心……你可以使用心锚……深吸一口气,从1数到4,屏住呼吸,当你慢慢吐出气时,说出你的关键词……为你带来那些美好的感觉……你是一个不吸烟的人！

现在，进入更深的状态……更深的宁静之中……时间变慢了……平静和安详的感觉……围绕着你，聚集在你的内心……你看到自己在一个以前可能会吸烟的场景里……你确定自己是一个不吸烟的人……感受到自己是一个不吸烟的人……你可以带着很好的感觉做一个不吸烟的人，这本身让你对自己很满意……任何有关吸烟的念头都会烟消云散……在这些念头消散之后，你感觉很好，很统一……你的身体……你的无意识……与意识很好地协作……你所有的感觉都在很好地协作，帮助你做你真正需要做的事情。

这便是我们工作的重点，催眠暗示的基础(停顿)。

催眠的结束

246

过一会儿，我会引导你们完全清醒过来。在你们醒来之前，我还有些话想对你们说。我想鼓励你们每个人继续练习自我催眠。在上周你所学习到的技能的基础上，加上一些新的暗示语，暗示你自己成为你想要成为的人，成为一个不吸烟的人，你知道你可以做到的。在你的日常生活中，坚持练习所有这些技术，所有你在这里学到的东西。你有力量抵抗吸烟的诱惑，你会成为一个不吸烟的人……为了你自己的人生！

过一会儿，我会从 10 数到 1，你会慢慢地清醒过来。当我数到 5 的时候，你会睁开眼睛，数到 1 的时候，你会完全地清醒。在你醒来之后，你会感觉很好，没有任何不适感。

好，10……9……8……7……6……5……睁开眼睛……4……3……2……1……完全地清醒过来。任何头晕的感觉都会立即消失。

治疗结果

在第二次治疗结束时，杰米表达了她的感激之情，对她自己的戒烟计划更加有信心了。她尤其喜欢自我催眠的磁带，承诺会定期使用它。我鼓励所有团队成员在他们的“同伴”许可的前提下，继续给对方打一段时间的电话以获得阶段性支持。我还告诉大家,我会在治疗后6个月和12个月时用电话和他们联系,以评估他们的戒烟情况。当杰米走出房间时,我向她表达了我的期望,我希望她不仅能达成减少90%的吸烟量这一目标,还能彻底戒烟。她朝我笑了笑,走出了房间。

疗效

6个月之后,我给每个团队参与者发了一份问卷。杰米报告自己在治疗结束之后一共吸了10根烟。在一天晚上和丈夫争执之后,她吸了超过5根烟。幸运的是,她给自己的同伴打了电话,制止了自己的行为。第二天,她还听了好几遍催眠录音磁带。在接下来的四个半月里,杰米完全没有吸烟!她写道:“我为自己感到骄傲。”此外,她还对自己完成目标的能力更加自信了,成功戒烟显然增强了她的整体自我效能感。在反馈表格的背面,杰米写道:“我一直知道治疗的最终目标是彻底戒烟。”她感谢我在治疗开始时没有坚持要求她彻底戒烟:“……我的某个部分,我猜想,是希望在我们第一次见面之后,你会觉得我没法戒烟,让我退出项目的。渐进的治疗方法和你对我的信心给予我很多帮助。”在12个月后的跟踪问卷中,杰米报告自己完全戒烟了。她已经有10个月完全没有吸烟了。尽管我不知道之后杰米是否依然保持戒烟的状态,但很明显,她超越了自己原来要达成的在6个月里减少90%吸烟量的目标。

247

其他团队成员的后续结果是这样的:一个团队成员在治疗结束后的12个月里完全戒烟;两个团队成员显著地减少了他们的吸烟量;还有一个成员在治疗刚结束时变化很小,回到了原有水平上。所有团队成员都很享受催眠的过程,觉得治疗过程很有用,对他们有所帮助。

结论

这两次认知行为取向戒烟项目的临床应用是在小团体中进行的,整个过程不仅采用催眠暗示的方法帮助当事人控制吸烟冲动,也引导他们将自己作为一名非吸烟者的意象视觉化。这两次干预达成的戒烟率与该项目的创始人所报告的结果一致(见 Lynn et al.,1994)。本章详细介绍了针对其中一名多次戒烟失败的当事人的治疗过程。通过治疗师的鼓励和渐进式的治疗方法,当事人成功实现了她的目标，即在6个月里至少减少90%的吸烟量。此外，在最后一次问卷调查中，当事人已经有10个月完全不吸烟了。

参考文献

Abrams, D. B., & Wilson, G. T. (1979). Self-monitoring and reactivity in the modification of cigarette smoking. *Journal of Consulting and Clinical Psychology*, *51*, 226 - 233.

American Psychiatric Association. (1994). *Diagnostic and statistical manual of mental disorders* (4th Ed.). Washington, DC: Author.

Bandura, A. (1977). Self-efficacy: Toward a unifying theory of behavioral change. *Psychological Review*, *84*, 191 - 155.

Bandura, A. (1978). The self-system in reciprocal determinism. *American Psychologist*, *33*, 344 - 358.

Bandura, A. (1982). Self-efficacy mechanism in human agency. *American Psychologist*, *37*, 122 - 147.　248

Bandura, A., Adams, N. E., & Beyer, J. (1977). Cognitive processes mediating behavioral change. *Journal of Personality and Social Psychology*, *35*, 125 - 139.

Cornwell, J., Burrows, G. D., & McMurray, N. (1981). Comparison of single and multiple sessions of hypnosis in the treatment of smoking behavior. *Australian Journal of Clinical and Experimental Hypnosis*, *9*, 61 - 76.

Crasilneck, H. B. (1990). Hypnotic techniques for smoking control and psychogenic impotence. *American Journal of Clinical Hypnosis*, *32*, 147 - 153.

Frank, R. G., Umlauf, R. L., Wonderlich, S. A., & Ashkanazi, G. S. (1986). Hypnosis and behavior treatment in a worksite cessation program. *Addictive Behaviors*, *11*, 59 - 62.

Gorassini, D. R., & Spanos, N. P. (1986). A social cognitive skills approach to the successful modification of hypnotic susceptibility. *Journal of Personality and Social Psychology*, *50*, 1004 - 1012.

Hunt, W., & Bespalec, D. (1974). An evaluation of current methods of modifying smoking behaviors. *Journal of Clinical Psychology*, *30*, 431 - 438.

Lynn, S. J., Neufeld, V., Rhue, J. W., & Matorin, A. (1994). Hypnosis and smoking cessation: A cognitive-behavioral treatment. In S. J. Lynn, J. W. Rhue, & I. Kirsch (Eds.), *Handbook of clinical hypnosis* (pp. 555 - 585). Washington, DC: American Psychological Association.

Perry, C., Gelfand, R., & Marcovitch, P. (1979). The relevance of hypnotic susceptibility in the clinical context. *Journal of Abnormal Psychology*, *89*, 598 - 603.

Perry, C., & Mullin, G. (1975). The effects of hypnotic susceptibility on reducing smoking behavior treated by an hypnotic technique. *Journal of Clinical Psychology*, *31*, 498 – 505.

U. S. Department of Health and Human Services. (1990). *The health benefits of smoking cessation: A report of the surgeon general*. Rockville, MD: Public Health Service, Centers for Disease Control, Center for Chronic Disease Prevention and Health Promotion, Office of Smoking and Health.

U. S. Department of Health, Education, and Welfare. (1990). *Smoking and health: A report of the surgeon general* (DHEW Publication No. PHS79 – 50066). Washington, DC: U. S. Department of Health, Education, and Welfare, Public Health Service, Office of the Assistant Secretary for Health, Office on Smoking and Health.

Wadden, T. J., & Anderton, C. H. (1982). The clinical use of hypnosis. *Psychological Bulletin*, *92*, 215 – 243.

Williams, J. M., & Hall, D. W. (1988). Use of single session hypnosis for smoking cessation. *Addictive Behaviors*, *13*, 205 – 208.

针对儿童和青少年的催眠治疗

CHAPTER 12 第十二章 251

讲故事和想象：催眠疗法用于治疗一位性虐待受害儿童

朱迪丝·W.卢 史蒂文·杰伊·林恩 朱迪丝·平塔尔

针对儿童的虐待事件已持续了几个世纪。1874年,8岁女孩玛丽·艾伦(Mary Ellen)被养父母用铁链拴着殴打、挨饿的虐待案件,标志着美国人开始真正意识到儿童受到不公正待遇的事实(Zelikovsky & Lynn, 1994)。但是,直到近年来,儿童虐待的问题才真正成为社会关注的焦点。鉴于美国每年有大批儿童遭受性虐待,这种关注显然是必要的。美国全国儿童虐待与忽视中心(The National Center on Child Abuse and Neglect, 1991)报告了838 232例儿童被虐待与忽视的案例(包括身体虐待、心理虐待和性虐待)。此外,统计数据表明,20%—30%的女孩和9%—12%的男孩曾遭受性虐待(Finkelhor & Hotaling, 1984; Herman, 1981; Russell, 1983)。儿童虐待和忽视信息交换所(The Clearinghouse on Child Abuse and Neglect Information, 1989)报告了儿童身体虐待与高发病率相关(心理压力),并伴有10%—15%的死亡率(引自Kolko, 1992)。

根据这些令人震惊的数据,不难想象,心理治疗师们时常需要处理儿童性虐待带来的后果。实际上,性虐待会带来一系列后遗症,包括早熟的性游戏、噩梦、睡眠障碍、强迫性手淫、学校问题、食欲减退、愤怒、乱发脾气、分离体验以及退行性行为、依赖性行为等(见Brandt & Tisza, 1977; Gomes-Schwartz, Horowitz, & Sauzier, 1985; Zelikovsky & Lynn, 1994)。为了处理唤醒性创伤经历后可能面临的问题,不同的治疗流派都试图对此做一些工作,如家庭治疗、团体治疗、人际技能训练、精神药理治疗(见Kolko, 1987)。一般来说,游戏和艺术治疗以及包括催眠疗法在内的体验式治疗并不用于处理儿童性虐待的后果。这实在令人遗憾,因为受过虐待的儿童可以从心理治疗中获益甚多,一般来说,心理治疗可以帮助这些孩子面对自己的情绪和想法,尤其是能引导这些孩子在安全、

252

保护性的治疗环境中面对创伤性事件。

在本章和其他案例报告中(Rhue & Lynn, 1991a, 1991b),我们讨论了催眠故事讲述技术,该技术在评估和治疗性虐待受害儿童中发挥着关键作用。我们在超过40例遭受性虐待和身体虐待儿童的治疗中采用故事讲述技术并发挥了作用。讲故事可以帮助我们开展心理治疗工作,与充满恐惧的孩子建立融洽的工作关系,并让我们了解他们的恐惧和渴望。讲故事可以改变儿童的情绪状态,发现他们的想法,同时,治疗师还可以使用强有力的象征和隐喻引导孩子们产生深刻认识和发生行为改变。讲故事还有助于激发孩子们的幻想和想象能力。为了说明这个过程是如何进行的,本章将介绍6岁男孩约翰的案例,我们的一位作者(卢)在对他的治疗过程中采用了故事讲述技术。

故事讲述技术是心理治疗史上的传统技术,可以追溯到德佩尔和波特(Despert & Potter, 1936)的临床工作。最近,R.加德纳(Gardner, 1977)对儿童进行的精神分析工作中出现一种精密的治疗技术,即将儿童讲述的故事作为成人梦的类似物进行处理。G.加德纳和奥尔内斯(Gardner & Olness, 1981)详细描述了如何在催眠状态下对儿童使用故事讲述技术,埃里克森和罗西(Erickson & Rossi, 1980)的著作中也揭示了创造性的故事讲述技术和隐喻为何能够降低阻抗,为个人成长提供选择。此外,催眠状态下的故事讲述技术能够治疗遭受极大痛苦的儿童(Kuttner, 1988),帮助儿童忍受痛苦的治疗过程(Hilgard & LeBaron, 1984)。

正如那些更加传统的催眠技术,故事讲述技术基于儿童的幻想和想象力,基于儿童爱听和编纂有趣、有意思的故事的天性。本章介绍的这些技术是非正式的、自然的、以来访者为中心的、包容的,并在催眠状态下使用;这些技术能促进儿童进行积极想象,并提高他们投入故事的能力,帮助儿童自发地呈现无意识的观念、行为和情感。有无正式催眠引导不影响故事讲述技术的实施,是否被定义为催眠治疗技术亦是如此。这些技术既可以创造性地与直接暗示和间接暗示结合起来,也可以与其他治疗技术结合起来。总之,故事讲述技术有很大的弹性,适用于改变儿童对创伤的注意力、情感和行为反应。

253

让我印象颇深的是,故事可以发挥很好的作用是因为它们利用了一个最基本的事实。这一事实对成人或儿童都是如此,即当我们讲故事时,我们在进行从无到有的创造；当我们讲故事时，我们也在塑造、编辑有关我们自己和这个世界的经验。通过故事，我们不断创造我们自己。因此，在很大程度上，相较既定的现实，对我们而言，建构的现实才是真实和有意义的。

目前正在发展中的叙事疗法表达了同样的观点（见 Meichenbaum & Fong, 1993; Sarbin, 1986; Spence, 1984），该观点假设感受、想法和回忆从本质上来说都是按照叙事线组织起来的。正如博南诺（Bonanno, 1995）所写的，叙事性的重构融合了过去、现在以及可以预期的未来，与我们当下的认同感和目标息息相关（McAdams, 1985）。我们通过时间线来思索开始、中间和结束，考虑结果是好还是坏。我们放大或缩小了自己的某些经历，试图预期接下来会发生什么，即故事将如何结束。故事最终成为我们了解和定义自己的重要手段。我们通过父母、生命中的重要他人向我们讲述的故事了解自己到底是谁，并以此来看待自己，在那些关于我们和这个世界的故事里找到自己合适的位置。在儿童的世界里，自己与他人的边界尤其模糊，因此我们听到的儿童构想的故事尤其重要，它们还处于建构之中。

通过对叙事进行构建，我们形成了顺序，并能保持对所呈现的事件的一致性，以及保持我们对事件反应的一致性。例如，在描述创伤性事件时——在讲述有关创伤的故事时——我们把那些混乱的经历和片段串联起来，形成了结构和意义。在面对诸如地震等不可预期的自然灾害时，人生经历的顺序和一致性同样可以通过预处理的方式来获得。对于这些创伤事件，梅肯鲍姆和方（Meichenbaum & Fong, 1993）主张人们会通过投入一系列心理游戏或给自己和他人讲故事，来帮助自己控制烦躁不安的情绪，保护他们关于自己和世界的认识，并产生人际影响。例如，人们会采用宿命论的观点来解释这些事件（“当我的死期到了，我就会死”），为自己生活在高风险地区辩护（“没有地方是彻底安全的”），将个人可能遭遇的风险最小化（“我从来不在高速路上开车”）。

实际上，我们赋予自己的每项品质——善良、恶毒、聪明、害羞——都存在与之相关的故事，而这些故事又与我们的过去、现在以及可以预期的未来中的他人、事件、结果息息相关（“我不够聪明，因此我一点儿也不重要”）。乍一看，这只是个简单的自我陈述（“我不够聪明”），实际上却与一系列有关自己和他人的主题所形成的网络有关。这些主题包括个体对过去和现在的行为、希望、

254

幻想、感觉及行为模板所进行的复杂解释或合理化后的结果。

我们讨论后认为，自我不只是各类个人品质的总和。实际上，许多属性并不是固定的实体，比如动态的行为可能性会根据自己的期望、面临的挑战、扮演的角色、获得的结果，以及生活中的重要人际关系而有所改变。但是，缺少新的故事，缺少定义自己和生活的新方式，或是缺少输入的新内容，会扰乱我们已有的看待自己和命运的方式，因此我们更倾向于将自己看成伴随过去而生的副产品。

行为之所以顽固、难以改变的一个原因在于，把我们讲述的关于自己的故事误认为是一种绝对存在，没有意识到我们才是自己经历的无意识塑造者。叙事难以改变的另一个原因在于其社会属性。这是指，叙事本身常常深深地扎根于我们的人际关系，而人际关系本身并不那么容易改变。平塔尔和林恩（Pintar & Lynn, 1995）提出的有关分离机制的叙事模型认为，个人认同是通过个体与社会连续一致的复杂关系而构建起来的。他们认为，分离是一种面对创伤情境时调停个体认同的机制，而这些创伤情境会引发个体的矛盾性社会叙事。从这个意义上来说，有许多个“我”的主观体验看上去是对现实的扭曲，却也可以视为是实际社会情境的精确反应。

鉴于个人叙事构建的社会基础，创伤性情境必须在个人有关自我的叙事改变之前进行改变。不过，改变社会条件并不能保证个人叙事也会自动发生改变。对于一个遭受创伤的个体，重新构建一个反映非虐待性社会环境的全新个人叙事是很困难的。在治疗性背景下使用的故事讲述技术具有极大的治愈力，因为该技术有助于用给予自我力量的意象、符号和隐喻来替换那些榨取自我力量的意象、符号和隐喻。以下有关约翰的个案将具体说明该机制。

背景信息

255 约翰（John）是一个6岁的男孩，他是被母亲带到治疗师这里来的。约翰被母亲的姐夫性侵犯之后，行为上产生了很多变化，这令她十分担心，并且她提到约翰可能要出庭证明施虐者的恶行。性侵犯发生之后，约翰变得愤怒且不服管教。母亲提到他开始顶嘴，在突然发怒时有暴力行为，会踢她，向她扔东西。在此之前，约翰并不是这样的。母亲还觉得自从这件事情发生之后，约翰变得很

"兴奋"，他总是在动，而且很难入睡。与此相反，性侵犯发生之前，他的活动量比较小，在入睡方面没有明显的问题。在事发两周后，约翰向她、警察以及儿童保护机构的相关人员详细讲述了这件事。但是，当约翰意识到自己需要出庭作证时，他开始回避谈论这件事。开始时，他让自己忙于其他事情或是改变话题来回避回答问题。在过去的两周里，约翰彻底拒绝讨论相关事件，并说自己什么都不记得了。

约翰的母亲是一位24岁的单身母亲，职业是秘书，母子两人相依为命。她生长于一个贫困的农村家庭，高中毕业时怀上了约翰。她一直靠政府救济养活自己和儿子，直到她通过职业培训找到目前的秘书工作。约翰的生父与她同居不到一年，他们没有结婚，在约翰出生后不久，生父就离开了，多年来与他们没有任何联系。约翰的母亲始终面临着经济上的困难，时常依靠她的父母和兄弟姐妹给予的经济支持，并需要他们帮忙照看孩子。她的原生家庭人丁兴旺（有6个兄弟姐妹），有很多后来加入的家庭成员，许多人都是约翰的临时照顾者。约翰和母亲关系很亲密，近两年来，她并未发展任何新恋情。

差不多在一个月之前，约翰的母亲在上班前把约翰交给她的姐姐照顾（约翰的姑姑）。到了傍晚时分，约翰的姑姑得去杂货店买点东西，于是她让自己的丈夫照顾约翰。他是一个30岁的失业建筑工人。在约翰的姑姑离开的一个小时里，她的丈夫疑似猥亵了约翰，他试图与约翰肛交，并且让约翰为他口交。约翰的母亲下班回来时，发现约翰在后院的秋千上哭泣。当时她的姐姐还没有从杂货店回来，而她的姐夫没有对约翰的哭泣作出任何解释。在接下来的两个小时里，约翰紧紧地抱着母亲，一句话也没有说。当她注意到约翰的短裤上有一个小血点时，约翰告诉母亲，姑父"弄伤了我"，并给母亲看他伤痕累累的臀部。约翰告诉了母亲姑父对他做的一切以及强迫他做的事情。母亲带约翰去医院急诊室接受了治疗，急诊室的工作人员呼叫了儿童中心并报了警。在医院里，约翰不得不重新叙述了一遍刚才发生的事情。基于约翰所受的伤害以及他提供的简短证词，警察逮捕了约翰的姑父进一步审问。姑父很快承认了发生的事情，但后来他又撤回了自己的供词，这使得约翰可能需要作为控方证人参与庭审。约翰第一次与治疗师见面时，庭审时间尚未确定。

256

评估

评估的初始阶段包括与约翰母亲的临床面谈以及与约翰的单独面谈。我首先与约翰的母亲进行了会谈,以便清楚地了解约翰的行为表现,以及在约翰的生活环境中,他的母亲和其他人对其愤怒情绪与不良行为的反应。此外,尽可能收集与性侵犯经历有关的信息也相当重要,正如约翰的母亲提到,自从他去过急诊室,约翰闭口不谈被侵犯的经历以及侵犯他的姑父。实际上,对于所有与此相关的问题,约翰都只是简单地回答"我不记得了"。约翰的母亲说约翰发怒时总是以大喊"我恨你""你不爱我"为开始,然后逐渐变成扔玩具和破坏玩具。

如果她想要在身体上限制约翰,约翰就会开始踢她、攻击她。这种发怒的状态一般持续 15—60 分钟,平均每天一次。即便是轻微的受挫,如对他说"不",都有可能引发约翰的暴怒;当约翰感到疲倦时,情况会更为严重。

在谈到自己对约翰的这些困扰的反应时,这位母亲哭了起来,她说自己觉得非常愧疚,因为她总是冲着约翰大喊大叫;当他说一些特别伤人的话时,她甚至还有一两次打了他耳光。她说,当自己失去控制,打了约翰或歇斯底里地哭泣时,约翰却总能重新平静下来并试图安慰她。她知道约翰的困扰与这次性侵犯有关,当约翰突然暴怒时,她觉得自己并没有权利对他生气。有时,她会把约翰送回他的房间;有时,她会忽略约翰的行为;有时,她又会掴他耳光或对他喊叫。过去,约翰是一个"易养型"孩子,很容易相处,虽然她也提到约翰的脾气一直不好。

由于母亲这些不一致的行为,约翰很难发展出新的方式来看待他自己和母亲。实际上,母亲偶尔的耳光只会强化他母亲并不爱自己的观念。他几乎以各种方式挑衅母亲,而这不仅是在表达愤怒,也是在给母亲一个"理由"不爱他,并由此重新获得对情境的控制感。这种控制也表现在当母亲情绪失控后他对母亲的安慰上。

257

此外,约翰的母亲提到,在性侵犯事件发生之后,约翰在学校也遇到了困难,以前,约翰从来不是老师觉得难以管理的学生。开学以后,约翰不再听她的话或听她的指导,当她试图纠正约翰时,约翰还会顶嘴。最近,约翰的老师报告，约翰的愤怒行为有所增加。在约翰的母亲告诉了老师前因后果之后，除了几次非常严重的情况，老师都能包容他的愤怒行为，不再对这些行为作出任何反应或给予任何关注，以给约翰一些调整的时间。遗憾的是，这并不是一个成功的策略，现在老师需要协助评估约翰是否患有严重的行为障碍。

该评估是由治疗师的同事进行的，测试包括"韦克斯勒学龄前儿童智力量表""韦克斯勒儿童智力量表""主题统觉测验""儿童抑郁量表"，以及两份想象力测试，分别为"儿童记忆和意象量表"和"儿童幻想量表"。约翰很配合，在三次测试的过程中都表现得很愉快。他的 IQ 得分为 109 分，在分量表上的得分没有明显差异。他在"主题统觉测验"中讲述的故事以攻击、应对身体威胁和愤怒为主题。他对母性形象的描述是弱小的、无力保护他的，而成年男性的形象在他心里是攻击性的和暴力的。约翰似乎将自己认作受害者，始终暴露在威胁之中，需要时刻保持小心谨慎。

在幻想和想象力测试中，约翰表现出对想象活动的喜爱以及中等程度的幻想水平。他自发地讲了一个最近和祖父出去钓鱼的故事。约翰说：

> 我们坐在船上，等啊等，等着鱼儿上钩。我假装有一条大鱼把其他鱼儿都赶跑了，如果其他鱼儿靠得太近，大鱼就会抓住它们。我把那条大鱼叫做"汤米老大"，最后，"汤米老大"看见了我们的船并认为这是艘太空飞船，它吓坏了，落荒而逃，于是我钓到了一条鱼。

"儿童记忆和意象量表"的测试结果表明，约翰通过了其中 18 项测试，具有中等程度的幻想水平。为了评估他的抑郁程度，我们还对约翰施测了"雷诺兹儿童抑郁量表"（Reynolds Childhood Depression Scale），测试结果表明，他的得分在该年龄段的儿童中偏高，但尚未达到抑郁症的临床诊断标准。

对此个案的治疗构思最初是基于以上详细的信息收集、面谈数据和评估结果。我们据此认为，约翰是一个智力正常的儿童，他的行为主要是对无法控制的性侵犯经历的创伤性反应。正如其他遭受性侵犯的儿童，约翰在性侵犯事件后出现的问题不仅来自现实安全感的崩溃，也来自重要人际关系的破裂。对他来说，周围的世界不再像过去那样安全。原来周围世界对他来说是安全的，母亲可以保护自己免受潜在的伤害，但是现在母亲不再是万能的，可怕的事情可

258

以并且已经发生。由于约翰对母亲没有保护好他感到非常愤怒，又或许觉得母亲不够爱他而感到生气（否则为什么母亲让他受到了性侵犯），他不愿和母亲分享他的事情和他的痛苦。因此，他既没有办法减轻自己的负担，也没有办法发展一个新的叙事主题，即他再一次觉得安全和有力量，被爱他的母亲保护。由于缺乏对被性侵经历的控制，以及此刻缺少足够的安全感，约翰难以把那件事情看成过去真正发生过的事。鉴于这些叙事主题共同组成了他的情绪和行为，毫无疑问，约翰会表现出对母亲的暴力行为。

此外，约翰和母亲之间的关系有一些机能失调。母亲总把约翰当成一个小大人，在他的身上寻求成人的反应和支持。当约翰无法按她需要的方式行事，并对母亲发泄愤怒时，母亲的反应是不成熟的、自我中心的，觉得他"不应该"像个小孩或对她做这样的事情。相反，约翰对他的母亲非常依赖。他通过为小事大发雷霆的方式，表达自己对被性侵的愤怒，以及责备母亲没能保护好他。当约翰的母亲失去控制，开始哭泣或喊叫，试图在身体上控制他时，约翰便得到了母亲全部的注意力，并且觉得自己控制了母亲的行为。约翰意识到自己可以通过这种方式获得力量，这又强化了此类事情的一再发生。此外，在母亲生气之后的关系"修复"期，会有母亲对他的爱抚和滋养——约翰的母亲会一边哭一边抱着他，告诉他自己是多么爱他，并为他们的冲突而道歉。这些做法只会强化约翰寻求关注的行为。在这样的环境下，心理干预是非常必要的。

治疗需考虑的问题

在考虑何种治疗策略对约翰和他的母亲最有效时，我们注意到约翰十分适合故事讲述技术。测试结果表明，约翰相当聪明，也喜欢讲话。此外，他很有想象力，享受幻想和讲故事的过程。约翰具有能够创造性思考和想象的天性，因而我们决定采用能够善用这些天性的治疗策略，帮助他与治疗师建立良好的工作关系，促进彼此的信任。约翰表现出的对性创伤经历的"记忆丧失"，似乎更多是对不得不在法庭上重述那段回忆的焦虑与不安，而不是一种分离性体验。故事讲述技术看起来尤其合适，因为它能使约翰在避免直接面对创伤性回忆的同时，又能在讲故事的过程中将那些"艰难"的素材呈现出来。总之，故事讲述技术为约翰的焦虑情绪提供了一个没有威胁的缓冲器，也许是帮助约翰恢复功

259

能的最快捷的方法。

值得注意的是，我们并没有按照常规评估约翰的催眠感受性。我们并不会例行公事地评估孩子的催眠感受性。在约翰的个案中，只要他能沉浸在一个故事里，进行开放性的叙述就可以了。由此引发有帮助的洞察，继而修通那些艰难的主题则是我们的工作。

虽然以上列出了很多“赞成”使用想象类技术的理由，治疗师也会面临一些“否定意见”。那就是，治疗师需要考虑这种类似催眠的治疗过程对一个即将出庭作证的儿童可能产生的影响。更严重的是，在治疗过程中使用的幻想和故事讲述技术很容易成为法庭上的不利证据，精明的律师会把故事讲述技术解释为“撒谎”，把幻想说成对事实的编造。这就带来了道德两难的困境，让治疗师很难作出决定。如果治疗师选择使用他认为治疗效果最好的故事讲述技术，就有可能造成约翰在法庭上的败诉。

由于约翰的母亲是他的法定监护人，她有权详细了解上述困境并作出决定。治疗师会告知约翰的母亲使用故事讲述技术的理由，以及该方法的有利之处，并与她详细讨论这些技术在法庭诉讼过程中可能造成的影响（如法庭因对“催眠”的态度而休庭等）。

约翰的母亲第二天和治疗师见了面，讨论可供选择的治疗方法。在了解了治疗困境之后，约翰的母亲提出希望约翰得到“最好的治疗”，她觉得应该使用故事讲述技术。但是，她也觉得自己应该向案件公诉人说明该事宜。那周稍晚的时候，约翰的母亲给治疗师打了电话，转达了案件公诉人的看法。公诉人认为不该使用任何可能影响案件审判的治疗方法，而她觉得应当按照公诉人的说法来做。于是，治疗师表示可以为约翰的母亲推荐另一位擅长游戏治疗的治疗师，或者等案件审理结束之后再给约翰做治疗。

一个月以后，约翰的母亲再次联系了治疗师，希望治疗师能够使用故事讲述技术对约翰进行治疗。她提到开庭前的一天，公诉人收到了一份认罪协议，被告承认有罪并请求轻判。这对本案来说是个不错的解决途径，因为约翰始终说他不记得那件事，而这对控方来说并不是个好消息。在过去的一个月里，约翰变得更加退缩，拒绝与母亲以外的任何人说话。约翰的母亲觉得，出庭作证的压力使约翰的情况更加恶劣。此外，这一个月里，约翰有两次尿床，而这个问

260

题从他两岁半开始排便训练之后就再也没有出现过了。

治疗过程

治疗师决定与约翰进行每周一次的治疗，每次单独会见40分钟左右。整个治疗过程大致可以划分成三个阶段，所处的治疗阶段不同，治疗目标也会随之改变。第一个阶段主要通过故事讲述技术建立与约翰的积极工作关系，并为他提供安全的环境作为最终处理创伤事件的基础。

对于像约翰这样的孩子，为他们提供安全环境的最好方法就是鼓励他们描述自己最喜欢的地方。这个地方既可以是真实存在的，也可以是想象当中的。重要的是，这个地方能够让孩子觉得安全和舒适。治疗师可以预见很多这样的地方，其中有一些是不真实的。为了避免整个过程过度结构化或避免产生只报告正面情绪的潜在要求，我们没有暗示孩子在这个最喜欢的地方觉得“很开心”，也没有规定孩子在这里是一个人还是有一个特别的同伴。但是，我们会时常暗示孩子在这里加上任何他喜欢的装饰和生物（如毛绒动物、家庭宠物、想象中的伙伴、自我保护的装备等）。当孩子在这个幻想中的地方觉得越来越舒适，并且能更加熟练地按照线索提示进行幻想的时候，就可以引入新的故事了。可以引入有关孩子和成人的故事，鼓励孩子给这个故事编不同的结果。

治疗师觉得，当约翰可以在治疗室里表现出明显的舒适，并且可以创造性地讲自己的故事时，就可以进入第二个阶段了。第二个阶段的治疗目标是通过使用保护性的意象、隔离技术和隐喻修通创伤经历，帮助约翰获得对情境的掌控感。

保护性的意象可以通过询问孩子在他的安全地带里怎样才能感觉更好或更安全来获得，也可以向他暗示具体的意象，并检测这些意象能否保护他。例如，某些支持物或设备，如魔法棒、戒指或有特殊力量的魔法，可以为孩子提供保护，还有无敌盔甲、隐身斗篷、隐形装置和武器等。这些有关力量的意象可以用于探索孩子的希望（“你希望实现的三个愿望是什么”）或引发特定的效果，如放松体验或选择性遗忘某些事件（“当魔法棒碰到你时，你就会忘记所有有关…… 的事情，这件事就像一场梦一样，只有当魔法棒再次触碰到你的时候，你才会完全想起来”）。保护性意象也包括让孩子远离或逃离危险或潜在威胁的

261

意象。例如，为了与危险的人、物品或事件保持情感和身体上的距离，孩子会通过电话来讲话，通过电脑来沟通，盘旋在险境上空或驾驶飞马或火箭逃离那里(Rhue & Lynn, 1993)。

当孩子被迫面对被侵犯的细节时，就可能会出现阻抗。很显然，约翰就是如此，他的阻抗表现为他说“我不记得了”。此时可以采用隐喻去建立信任感，通过创造一个与目前情况类似的故事引发他的洞察，这个故事可以包括目前存在的困难、个人因素以及可能的解决方法(Brown, 1993)。例如，孩子可以把发生在故事中各种角色身上的事情与自己的生活联系起来。

在大多数情况下，治疗师或孩子讲述的隐喻先于直接面对充满冲突的问题或事件。随着治疗关系和安全感的建立，隐喻会逐渐向真实的生活转变。如果这种转变没有自发地产生，可以鼓励孩子把故事与自身或真实生活中发生在他的朋友或者“想象的朋友”身上的事情联系起来。永远不要质疑孩子的问题。然而，由于治疗的目标是读出隐喻背后与真实生活的联系，治疗师可以通过非直接性问题引发孩子的洞察(“你发现魔法兔和自己有什么关系”)，并对孩子的洞察性观察作出诠释。

故事讲述技术是一种合作性的历奇体验。无论内容如何，治疗师总会重视、接纳并尊重孩子的故事。孩子可以自由地编制故事。治疗师可以邀请孩子讲一个故事，也可以请孩子从几个选择中挑选一个故事让治疗师说给他听，还可以选择一个故事和孩子轮流来讲。有时，给这些遭受性侵犯的孩子讲述其他有类似遭遇的孩子如何面对生理和心理问题的故事也会非常有帮助。孩子可以有机会讲完故事的结局或对故事的结局进行有意义的改编。这是一个有效的晴雨表，可以反映出孩子是逐渐恢复了掌控感还是依然陷于恐惧和无助。

当孩子拥有了力量，并恢复或重新建立了积极的自我感，就可以着手解决其他问题了。在约翰的案例中，第三阶段，也是最后一个阶段的目标是帮助他接纳自己作为孩子的角色，寻找健康的方式获得母亲的关注。该阶段的结束也意味着治疗的终结。治疗师并未设置三个阶段的时间轴，也没有对治疗持续的时间进行限制。 262

每次治疗中，花 15 分钟左右的时间与约翰的母亲进行工作也是可取的。这主要想达成三个目标：(1) 帮助她理解故事讲述技术的工作流程，鼓励她积极参与治疗的过程;(2) 帮助她在家中对约翰的行为作出更为恰当的反应;(3) 记录约翰在家里和学校中产生的治疗性改变。

第二次治疗

这次治疗是在评估性面谈后进行的,主要的工作目标是建立治疗关系,避免让处于焦虑中且闭口不言的约翰说话,更不用说让他讲故事了。此外,治疗师示范了故事讲述技术,使用了一些相互矛盾、略有挑战的暗示语。

治疗师:约翰,我想现在让你开始和我说话可能有些快,因此我想让你今天只听我说。你觉得怎么样?

约翰:好。

治疗师:你想睁开眼睛听我说,还是闭上眼睛呢?

约翰:睁开。

治疗师:好。如果你觉得在我说话的时候,眼皮开始变得沉重,你也完全可以闭上眼睛,这取决于你。我喜欢在讲故事的时候闭上眼睛,因为这样做我就可以在眼前呈现我讲的画面。这就好像当我闭上了眼睛,眼前就出现了一台电视机一样。好吗?

约翰:(点头表示同意。)

治疗师:现在。我想和你分享一个我最喜欢的故事。也许你还没有准备好和我讲任何事情,但如果我说错了,你也可以立刻作出一两句话的评论。我会有点吃惊,但我觉得这没问题。这个故事是关于一条叫作亨利的鱼的。亨利住在一个大湖里,他是一条年轻的鱼,不过已经不是个小宝宝了。我有很多关于亨利的故事,不过我今天要讲的这个是关于亨利的伤口的。一个阳光灿烂的早上,亨利的妈妈很早就去帮助亨利的哥哥加斯学习如何在湖底觅食。加斯游得离他们社区的鱼儿学校越来越远,亨利的妈妈想确认他知道湖底什么可以吃,什么不可以吃。小亨利游到水面上,想要抓住几缕阳光,正在这时他看到了一条他见过的有史以来最漂亮的虫子。那时候亨利还没有吃早餐,那条虫子来得正好。虫子在阳光下闪闪发光,而且它好像真的会发光。你能够想象出来吗?

263

约翰：嗯。

治疗师：你见过会发光的虫子吗？

约翰：没有。

治疗师：那么你和亨利一样，他也从未见过会发光的虫子。而且，我要告诉你的是，它仅仅是看起来很漂亮。亨利向那条虫子游了过去。虫子独自漂浮在那里，亨利注意到它的头上好像扎着红色的丝带，你觉得那意味着什么？

约翰：我不知道，但也许它是个诱饵。

治疗师：什么意思呢？

约翰：嗯，我不知道。但可能是有人在钓鱼，想要抓住他。

治疗师：你说得对，约翰，但让我们继续看看发生了什么。亨利游得更近了，那是一条很大的虫，充满了诱惑。于是，亨利咬了上去。几乎同时，他觉得嘴巴被猛地刺了一下，被人向后拖去。你说对了，约翰，有人在钓鱼，而且现在亨利上钩了。你觉得接下来可怜的小亨利会怎么样？

约翰：我不知道。

治疗师：亨利被拖到了岸边，当他到达浅水区时，他看见了一些类似岩石的东西，但岩石好像在移动。你觉得那是怎么回事？

约翰：我不知道，也许是螃蟹。

治疗师：嗯，让我们闭上眼睛，靠近一些看（治疗师闭上了眼睛，并没有检查约翰是否也这样做了）。不，那是只海龟，你看见了吗？

约翰：是的。

治疗师：当亨利挂在鱼钩上拼命挣扎时，海龟从壳里伸出了脑袋，他说（停下来）……你觉得海龟会说什么？

约翰：（有些犹豫）……故事结束了。　264

治疗师：约翰，这样说很好。但我听见海龟说："跳起来，转向侧面。"

约翰：什么？

治疗师：跳起来，转向侧面。当亨利被一只手拎出水面时，他跳起来，转向侧面。随着一阵撕心裂肺的疼痛，亨利自由了，并向湖底游去。他的嘴受伤了，但他要回家。当他游过海龟身边时，海龟朝他点了点头，笑了一下。亨利并不认识海龟,但他相信她,她也的确帮助了他。亨利想,等哪一天,我要回去问问她的名字,就这样,亨利游回了家里。故事讲完了。这就是今天的内容。也许我们很快就会和亨利一起进行更多的探险,好吗?

约翰:好。

虽然一开始,约翰有些焦虑,但显然他很喜欢小鱼亨利的故事。在这个故事里,治疗师试图引导约翰认同亨利,并使用了隐喻处理有关信任的问题。在接下来几次治疗里,治疗师引导约翰更多地参与到编故事的过程中。治疗过程中从来都没有使用过正式的引导。几次治疗之后,约翰表现得越来越放松和舒适,他开始模仿治疗师闭上眼睛的行为,但是,和很多孩子一样,他有时也会自发地睁开眼睛,在不同的投入状态间迅速转换。

第十六次治疗

这次治疗时,约翰已经建造好他最喜欢的可以和治疗师分享故事的好地方,他也在故事里引入了一些保护性意象。无论是他最喜欢的地方的意象(丛林里的一个树屋)还是保护性意象(一只名叫国王卡恩的老虎和一只名叫巴楼的熊),都与丛林故事书中的地点和人物有关,那也是约翰最喜欢的故事。治疗师并没有询问他保护者是从哪里来的,也从未尝试把它们与丛林故事联系起来。

本次治疗的焦点在于引导约翰与施暴者面对面。在上一次治疗中,他待在自己最喜欢的丛林树屋里,假装给治疗师打电话,描述了那次性侵犯的全过程。在描述的过程中,约翰希望治疗师不要看着他。这周,治疗师给了他机会去面对施暴者。这些通过"电话"传递给治疗师的素材以及上一次的治疗都非常重要,说明我们的工作明显进入了第二个阶段。在此之后的多次治疗中,约翰和治疗师重新再现和诠释了这两次工作呈现出来的素材。

265

治疗师:我们在哪里?你让我闭上眼睛跟着你,直到你说"停下"。

约翰:(笑着)在我的地盘,你知道的。

治疗师:你是说丛林里的树屋中?

约翰:是啊。

治疗师：只有我们两个人吗？

约翰：不是，他们也在这里。

治疗师：谁在这里？

约翰：你知道的。（恼怒的）国王卡恩和巴楼。

治疗师：嗯，上周你告诉了我X先生（约翰姑姑的丈夫，猥亵他的人）对你所做的一切，当时我承诺这周你可以讲一个发生在他身上的故事。你想在电视上看这个故事吗？

约翰：好。我换到那个台（约翰伸出手，在想象中的电视上换了个频道）。好，巴楼和我在追他，他被吓坏了，在丛林里狂奔。他浑身颤抖。他知道我们在追他。老巴楼和我追踪着他的足迹，我们越来越靠近了。巴楼正在咆哮着。

治疗师：如果你抓住了他，你会做什么？

约翰：巴楼抓住了他，他一边尖叫一边哭泣，巴楼开始打他的头，一掌击碎了他。我也去打他。国王卡恩冲上去咬下了他的头，要把他给吃了。

治疗师：你有没有什么事情想告诉他？

约翰：当然。我恨你。我要伤害你。我的老虎会杀了你。

治疗师：X先生现在感觉如何？

约翰：现在他很后悔伤害了我，希望自己从来没有做过这件事。

治疗师：你感觉怎么样？

约翰：我让他感到难过，我挺高兴的。

治疗师：高兴？

约翰：是的，看他（约翰专心致志地盯着想象中的屏幕），你也想揍他吗？

治疗师：你想让我揍他吗？

约翰：是的，我还希望我妈妈也能揍他，她从来就不喜欢他。 266

治疗师：接下来又发生了什么？

约翰：卡恩要吃他了。吃了他，他就会消失，再也不能伤害任何人。

治疗师：好，现在你准备关掉电视了吗？

约翰：是的。

治疗师：下周我想请你编一个故事来帮助那些受到类似X先生伤害的男孩子们。你愿意吗？

约翰：好，我能像你说的那样拷贝刚才的故事吗？

治疗师：当然。你想要拿它做什么呢？

约翰：我想在家里的电视上看这个故事。

治疗师：好。

第二十九次治疗

在治疗的第三阶段，治疗师觉得最重要的是处理约翰与母亲之间的关系。约翰的母亲觉得，对约翰来说，以更为恰当的方式表达愤怒非常重要，在她没有满足约翰的需要时，不要打她或乱发脾气。以下的治疗片段说明约翰使用故事讲述技术配合治疗师进行工作的能力有很大的进步，但值得注意的是，在治疗的过程中，有时候约翰很累或很生气、不积极或者不愿意讲故事。这时，治疗师不会强求约翰做些什么，而是给他讲一些简短有趣又包含隐喻的故事，这些故事里还有约翰喜欢的各种角色。

治疗师：今天，我会先开始讲一个故事，然后你编一段，我编一段，最后你把这个故事讲完，好吗？

约翰：当然好。

治疗师：这是一个关于老鼠泰勒的故事。以前我们在其他的故事里讲到过泰勒，他是一只小老鼠，和他的妈妈一起住在某条街的下水道里。每天晚上天黑以后，他们会爬出下水道，在附近的街区觅食。他们吃完晚餐之后，会用尾巴倒挂着聊天。今天晚上，当他们倒挂着的时候，泰勒的妈妈说："泰勒，你生气时所做的事情令我很难过。"好了，约翰，该你了。

267

约翰：当泰勒生气的时候，他喜欢尖叫、扔东西，他的妈妈不喜欢他这样，因此泰勒保证自己再也不会这样了。

治疗师：好的，现在轮到我了。夜深了，是时候回到下水道里去了，而泰勒不想从树上下来。他觉得很生气，他想待在外面。他开始哭，疯狂地用自己的尾巴来回摆动。他的妈妈感到很难过。这时候她可以做点什么？

泰勒又可以做点什么不一样的事情来停止乱发脾气呢？好，现在轮到你讲完这个故事了。

约翰：好，泰勒开始思考了。妈妈告诉他，如果他回家的话，就可以吃一根冰棒，看电视。于是，他从树上下来，钻进了下水道。故事结束了。

治疗师：当你发脾气的时候，你的妈妈是不是也可以这样做？

约翰：是的，有时候可以。

治疗师：如果妈妈没有冰棒或糖，或者当时已经太晚了，不能看电视了，又该怎么办？你会继续发脾气吗？

约翰：不会。

治疗师：为什么不会？

约翰：现在如果我还扔东西的话，睡前她就不会给我唱歌了，有时她甚至不再给我讲故事了。她过去会哭，看上去非常难过，但现在她也不再这样了。

治疗师：因此，你也可以让你的妈妈知道你不再需要发脾气，那么她就会在睡前给你唱歌。

约翰：是的。

治疗师：你可以闭上眼睛，努力思考，想出一个办法帮助泰勒停止发脾气吗？你可以告诉他怎么做吗？

约翰：（闭上眼睛）嘿，泰勒，小家伙。你应该像我这样仔细想想。你让你的妈妈感觉很糟糕，她就会哭，你也会哭。倒不如回去吃一根冰棍，看电视呢！

治疗师：泰勒现在感觉怎么样？

约翰：很高兴。

结论

268

又经过了三次与约翰的治疗和一次与约翰母亲的结案（这次结案的主要目的是认可她的努力，巩固治疗效果），到这个阶段，我们的治疗工作全部结束了。很明显，当约翰在想象的故事中面对并战胜了施暴者，他就获得了掌控感和个人的控制感。在各种故事里，约翰与他的母亲结成了联盟，这使得他在现实生活里对母亲的愤怒和抱怨消失了。治疗过程中发展出来的叙事主题转变成一种更为安全的自我感以及更为安全的对他人的依恋。很显然，通过这些转变，约翰可以把自己的创伤性经历归入它们本该待的地方——过去。

约翰的母亲逐渐意识到自己不一致的行为对约翰的问题产生的影响。她不再强化约翰的发怒行为，并且感到约翰的行为正在得到很好的控制。她认识到，不断赞美儿子能够适当地提出要求，能够以“温柔的口气”说话，能够有节制地表达自己的情绪，这些非常重要。

在总结自己的感受时，约翰的母亲说：“我觉得自己的儿子回来了。我们成功了。”据她说，约翰在学校里也取得了同样的进步。他的注意持续时间显著增加，也不再和老师顶嘴。一年之后的跟踪结果显示，约翰再也没有在家里表现出行为方面的问题，他健康地成长着，在学校的表现符合并略高于同年级的学生。

参考文献

Bonanno, G. (1995). Accessibility, reconstruction, and the treatment of functional memory problems. In A. D. Baddeley, B. A. Wilson, & F. N. Watts (Eds.), *Handbook of memory disorders* (pp.615 - 638). Chichester, England: John Wiley & Sons Ltd.

Brandt, R., & Tisza, V. (1977). The sexually misused child. *American Journal of Orthopsychiatry*, *44*, 80 - 87.

Brown, P. (1993). Hypnosis and metaphor. In J. W. Rhue, S. J. Lynn, & I. Kirsch (Eds.), *Handbook of clinical hypnosis*. (pp. 291 - 308). Washington, DC: American Psychological Association.

The Clearinghouse on Child Abuse and Neglect Information. (1989). *Child abuse and neglect: A shared community concern*. Washington, DC: National Center on Child Abuse and Neglect.

Despert, J. L., & Potter, H. W. (1936). Technical approaches used in the study and treatment of emotional problems in children. *Psychiatric Quarterly*, *10*, 619 - 638.

269 Erickson, M. H., & Rossi, E. L. (Eds.). (1980). *The collected papers of Milton H. Erickson on hypnosis: Vol. 1. The nature of hypnosis and suggestion*. New York: Irvington.

Finkelhor, D., & Hotaling, G. T. (1984). Sexual abuse in the national incidence study of child abuse and neglect: An appraisal. *Child Abuse and Neglect*, *8*, 23 – 33.

Gardner, R. (1977). *Therapeutic communication with children: The mutual storytelling technique* (2nd ed.). New York: Aronson.

Gardner, G. G., & Olness, K. (1981). *Hypnosis and hypnotherapy with children*. New York: Grune & Stratton.

Gomes-Schwartz, B., Horowitz, J. M., & Sauzier, M. (1985). Severity of emotional distress among sexually abused preschool, school-age, and adolescent children. *Hospital and Community Psychiatry*, *36*, 503 – 508.

Herman, J. (1981). *Father-daughter incest*. Cambridge, MA: Harvard Press.

Hilgard, J. R., & LeBaron, S. (1984). *Hypnotherapy of pain in children with cancer*. Los Altos, CA: Kaufman.

Kolko, D. J. (1987). Treatment of child sexual abuse: Programs, progress, and prospects. *Journal of Family Violence*, *2*, 303 – 318.

Kolko, D. J. (1992). Characteristics of child victims of physical violence: Research findings and clinical implications. *Journal of Interpersonal Violence*, *7*, 244 – 276.

Kuttner, L. (1988). Favorite stories: A hypnotic pain-reduction technique for children in acute pain. *American Journal of Clinical Hypnosis*, *30*, 289 – 295.

McAdams, D. P. (1985). *Power, intimacy, and the life story: Personological inquiries into identity*. New York: Guilford.

Meichenbaum, D., & Fong, G. T. (1993). How individuals control their own minds: A constructive narrative perspective. In D. M. Wegner & J. W. Pennebaker (Eds.), *Handbook of mental control* (pp.473 – 490). Englewood Cliffs, New Jersey: Prentice Hall.

National Center on Child Abuse and Neglect. (1991). *National child abuse and neglect data system* (Working Paper No. 2). Washington, DC: U. S. Department of Health and Human Services.

Pintar, J., & Lynn, S. J. (1995). *A narrative model of dissociation*. Unpublished manuscript, University of Illinois.

Rhue, J. W., & Lynn, S. J. (1991a). The use of hypnotic techniques with sexually abused children. In W. Wester & D. O'Grady (Eds.), *Clinical applications of hypnosis with children* (pp.69 – 84). New York: Brunner/Mazel.

Rhue, J. W., & Lynn, S. J. (1991b). Storytelling, hypnosis and the treatment of sexually abused children. *International Journal of Clinical and Experimental Hypnosis*, *39*, 196 – 214.

Rhue, J. W., & Lynn, S. J. (1993). Hypnosis and storytelling in the treatment of child sexual abuse: Strategies and procedures. In J. W. Rhue, S. J. Lynn, & I. Kirsch (Eds.), *Handbook of clinical hypnosis* (pp. 455 – 478). Washington, DC: American Psychological Association.

Russell, D. (1983). The incidence and prevalence of intrafamilial and extrafamilial sexual 270 abuse of female children. *Child Abuse and Neglect*, *7*, 133 – 146.

Sarbin, T. (1986). *Narrative Psychology: The storied nature of human conduct.* New York: Praeger.

Spence, D. (1984). *Narrative truth and historical truth: Meaning and interpretation in psychoanalysis.* New York: W. W. Norton & Co., Inc.

Zelikovsky, N., & Lynn, S. J. (1994). The aftereffects and assessment of physical and psychological abuse. In S. J. Lynn & J. W. Rhue (Eds.), *Dissociation: Clinical and theoretical perspectives* (pp.190 – 214). New York: Guilford Press.

CHAPTER 13　　第十三章　　271

神经疗法和警觉性催眠在治疗注意缺陷多动障碍方面的应用

阿瑞德·巴拉巴什　玛丽安娜·巴拉巴什

注意缺陷障碍(attention deficit disorder, ADD),在表现出多动症状时也被称为注意缺陷多动障碍(attention deficit hyperactivity disorder, ADHD),该疾病有着很长的历史,也是学龄期儿童最常见的诊断疾病之一。该障碍的主要特点是个体无法自我控制有意注意。它是一种发展性失能症状,如果不接受任何治疗,会持续到青春期和成人期。该疾病是一种具有生理基础的行为障碍,对个体各个方面的适应功能有着普遍的负面影响。

直到现在,对该疾病的治疗仍然局限于通过使用兴奋类药物(如利他林)和行为矫治进行控制。但是,药物治疗具有明显的副作用,而即便是最详尽的行为矫治项目也难以涵盖所有未经训练的行为或覆盖所有的学校情境(Gaddes & Edgell, 1994)。以上任一治疗方法的中断都会带来症状的复发和功能不良的表现。与症状管理的方法不同,神经疗法(脑电波反馈)是一种康复性的治疗方法,但至少需要40—80次治疗。在本章中,我们引入了一套新的催眠态注意引导程序来促进脑电波记录的标准化,并使得神经疗法的再训练程序减少了一半的疗程。我们还参考了最新的诊断因素、流行病学因素以及传统的治疗方法。　272

诊断因素

美国《精神障碍诊断与统计手册(第四版)》(DSM－IV, American Psychiatric Association, 1994)对注意缺陷障碍/注意缺陷多动障碍的诊断及其亚型作了重要修订。全面的临床实验研究和专家意见使得第四版的诊断比先前的第三版更加可靠(American Psychiatric Association, 1987)。第四版的诊断标准更加严格,以构成该疾病的功能障碍为基础。值得一提的是,该疾病是一系列症状的组合,发病年龄通常在7岁之后。通过单一症状无法进行诊断,也无法定义该症候群。

虽然患有注意缺陷障碍的儿童在大肌肉运动和精细肌肉运动方面均表现出更多的神经系统软体征,但这些儿童在标准神经测试方面与正常儿童并无明显差异,也没有明显的记忆缺陷。如果完成任务需要解决复杂问题的执行功能,那么就会出现完成任务方面的困难。在大量学业或任务中,注意缺陷多动障碍儿童均表现出组织和控制自身行为方面的困难。与人们通常的理解不同,这些儿童可以长时间地投入或专注于某些特定的任务,对于其他任务却无法保持专注。我们见过一些儿童每次可以专注于电脑或阅读活动超过一个小时的时间,却无法完成家务、做家庭作业或参加学校测验。这些任务表现上的差异正是注意缺陷儿童、青少年及成人的特点(Barkley, 1990)。这些差异能够协助解释注意缺陷多动障碍患者在社会功能方面表现出的缺陷,以及一些患者的智商比正常儿童或其兄弟姊妹明显低10—20分左右的原因(Douglas, 1983)。由于这类儿童具有冲动性,他们常常会在尚不理解完成某个特定的任务需要怎样的技能时就过早地作出反应,这造成了较高的粗心率。这种反应模式也表现为注意缺陷多动障碍患者不考虑潜在的毁灭性,甚至包括威胁生命的情境,而采取高风险举动。

人口统计学

注意缺陷障碍/注意缺陷多动障碍在人群中的发病率约为5%—15%,而在临床工作中出现的概率不低于50%(Whalen & Henker, 1991)。此外,它的发病率正在增长,尤其在女孩和青少年群体中,其发病率增长显著(Szatmari, Offord, & Boyle, 1989)。《精神障碍诊断与统计手册(第四版)》指出,该疾病在男性中的发病率比女性高,比率在4∶1到9∶1之间。这明显的性别差异可能是不正确的。A.巴拉巴什和M.巴拉巴什(Barabasz & Barabasz, 1993a, 1993b)指出,如果男性和女性分别与其同性别的正常人群进行比较,并设置多动症状和反社会行为的对照组,注意缺陷障碍在男性和女性中的发病率是持平的。女性注意缺陷障碍患者在情绪、情感等方面表现出一定的问题,而表现出的攻击性障碍明显少于年轻男性。年轻的女性注意缺陷障碍患者相比男性患者表现出更多的社会退缩行为和内化性症状,如抑郁、焦虑等(Brown, Abramowitz, MadaSwain,

273

EcKstrand, & Dulcan, 1989)。大多数注意缺陷儿童会因为攻击性或其他常见于男孩的不良行为被推荐到心理健康机构。而没有多动症状的注意缺陷儿童往往更加害羞和社会退缩,并在一定程度上不受欢迎(Lahey, Schaughency, Frame, & Straus, 1984)。由于这些偏差以及先前的《精神障碍诊断与统计手册(第三版修订版)》(American Psychiatric Association, 1987)的诊断标准更着重于多动症状,女孩可能比男孩更容易错过必要的治疗。该手册第四版诊断标准的使用缩小了该疾病发病率上呈现出的性别差异,并区分了以注意缺陷为主要症状和以多动冲动为主要症状的两类亚型。

神经基础和评估

不同于大量关注食物成瘾、糖分摄入、吸烟、过敏、怀孕期间饮酒等影响因素的相关研究,严谨的系统研究形成了有关注意缺陷障碍的神经学解释。这些数据明确说明了额叶在其中发挥的作用,并为在神经疗法中加入催眠技术提供了逻辑依据。大脑额叶主要发挥执行功能,其中包括制定计划和组织资源。此外,额叶在产生抑制性行为,如控制肌肉运动和抑制注意转移等方面也同样重要。有研究证据表明,额叶右侧的功能障碍很有可能是注意缺陷障碍的生理基础(Chelune, Ferguson, Koon, & Dickey, 1986; Gualteri & Hicks, 1985; Hynd, Semrud-Clikeman, Lorys, Novey, & Eliopulos, 1990; Lou, Henriksen, Bruhn, Borner, & Nielsen, 1989; Schaughency & Hynd, 1989; Voeller & Heilman, 1988)。

最近的研究使用了更为高级的神经形态影像学程序,其研究结果表明患有注意缺陷障碍/注意缺陷多动障碍儿童的额叶不具有右侧大于左侧的不对称形态(Hynd, Hern, Voeller, & Marshall, 1991)。与该研究结果相一致的是,定量的脑电图分析(指临床心理治疗中的神经功能评估,quantitative electroencephalographic, QEEG)表明,与同性别、同年龄的儿童相比,患有注意缺陷障碍/注意缺陷多动障碍的年轻男性在额叶区主要表现出更多的慢波(θ 波)活动和更少的 β 活动(Mann, Lubar, Zimmerman, Miller, & Muenchen, 1992),另有研究表明患有注意缺陷障碍/注意缺陷多动障碍的年轻女性和男性同样如此(Barabasz, Crawford, & Barabasz, 1993)。除了神经疗法的研究,沙博、默金、伍德、达文波特和瑟旺坦(Chabot, Merkin, Wood, Davenport, & Serfontain, 1996)对 310 名患儿进行了综合研究,他们发现,这些

274

患儿表现出θ波相对功率过量的特点,这在前额区域以及前脑与中脑半球的联结区域尤为明显。

针对注意缺陷障碍/注意缺陷多动障碍的治疗

目前的治疗方法可以分为针对症状管理的传统疗法(如兴奋类药物、行为矫治和认知行为疗法等)以及聚焦于神经心理复原的新兴疗法[(如神经疗法或脑电波生物反馈、警觉性催眠以及瞬时神经元激活程序(instantaneous neuronal activation procedure, INAP)]。

在美国,大约有60名至100万名中小学生服用兴奋类药物,如利他林。15名研究者(Swanson et al., 1993)联合回顾了以往的341篇文献研究后发现,对于25%—40%患有该障碍的儿童,这类药物毫无帮助。但是,如果能在治疗开始前使用QEEG神经生理评估,治疗的失败率将大幅度降低。沙巴特等人(Chabat et al.,1996)认为,该方法可以精确区分出适用于利他林和右旋安非他命的患儿。对于这些患儿,兴奋类药物可以对其过动行为及注意涣散进行暂时的管理,但依然难以改善其长期适应的问题(如学业成绩的提高),他们的反社会行为或逮捕率也并未减少(Swanson et al., 1993)。

使用兴奋类药物的副作用及局限性包括:(1)有效时间短(4—5小时);(2)同伴嘲弄引发的自尊问题;(3)阻碍孩子的生长发育;(4)失眠;(5)食欲减退;(6)抽搐症状;(7)心血管问题;(8)抽动秽语综合征;(9)服用剂量过高可能产生认知损伤;(10)药效随停药中断;(11)不多但仍有相当一部分人可能产生停药也难以消除的负面生理性副作用(Whalen & Henker, 1991)。一些副作用取决于服药的剂量,会随着剂量的减少而消失。生长发育抑制作用主要表现为发育迟缓,服用兴奋类药物的此类患儿同样可以成长为正常体型的成人。然而存在争议的是,相比疾病本身具有的功能性问题,药物产生的部分副作用更加难以修复。药物导向治疗的失败可能造成最严重的问题。巴克利(Barkley, 1990)指出,坚持服药的注意缺陷障碍/注意缺陷多动障碍患者往往很少,而对于社会经济地位较低的家庭,这个问题更为突出。此外,青少年往往不愿意服用精神兴奋类药物。

275

毋庸置疑,行为矫治是第二大广泛使用的治疗方法。而作为行为疗法,家长、老师的典型的协同参与是其优势之一。自斯金纳(Burrhus Frederic Skinner)的开创性工作开始,行为疗法的研究者在这个领域发表了超过5 000篇论文,其中大部分直接或间接适用于注意缺陷障碍/注意缺陷多动障碍的症状管理。治疗师训练家长学会用代币和正性关注来强化孩子的恰当行为,而对那些不恰当的行为予以制止或施以其他惩罚(Gaddes & Edgell, 1994; Whalen & Henker, 1991)。老师则使用课堂的应急事件管理,对孩子恰当的行为进行口头表扬和给予其他奖励,一旦孩子表现出不合适的行为则收回对他们的特别奖励或进行惩罚。巴克利(Barkley, 1990)认为药物有助于增强行为矫治的疗效。

行为矫治的局限包括以下几个方面:(1) 并非所有孩子都适用于该治疗方法;(2) 孩子在教室里的行为不会仅仅习得自父母;(3) 治疗中断后,孩子的行为很快退回到治疗前的基线水平。也许该方法最大的局限在于其复杂性,以及对家长和老师合作的依赖。与针对其他心理疾病的行为疗法一样,该方法的失败主要来自双方的不配合(Barabasz, 1987)。费尔斯通、凯利、古德曼和戴维(Firestone, Kelly, Goodman, & Davey, 1981)的研究表明,大约有50%的家长无法将该疗法坚持到底。这与大多数心理社会疗法及药物治疗的不合作率相一致,如糖尿病的节食疗法。

认知行为疗法与行为矫治或药物治疗相比有着更大的弹性。例如,自我对话技术可以被教授,并适用于孩子面临的各种情境。在理论方面,认知行为疗法也超越了症状管理本身,为当事人持续的成长和恢复提供了基础。遗憾的是,目前,认知行为疗法在治疗注意缺陷障碍/注意缺陷多动障碍中的应用收效甚微,也无法证明该疗法具有长期效果(Conte, 1991)。认知行为疗法的疗效还需要进一步的研究确证。基尔希、蒙哥马利和萨珀施泰因(Kirsch, Montgomery, & Sapirstein, 1995)进行的元分析结果显示,以催眠疗法作为补充,可以大幅提升认知行为疗法的疗效和长期疗效。到目前为止,还没有研究对催眠辅助认知行为疗法治疗注意缺陷障碍/注意缺陷多动障碍进行过检验。

神经疗法(脑电波反馈)是注意缺陷障碍/注意缺陷多动障碍治疗领域中相对较新的康复性治疗方法。这里会作比较详尽的介绍,因为该疗法与我们在案例研究中介绍的催眠干预方法直接相关。该疗法的治疗目标是在不依赖药物或长期行为矫治的情况下,帮助当事人持续恢复。神经疗法建立在该疾病的神经生理 276

基础研究上（如额叶的功能不良），即与正常人群相比，有注意缺陷的儿童、青少年或成人有更多的脑电慢波（θ 波）活动（4—8 赫兹）和更少的 β 波活动（14—32 赫兹），神经疗法旨在引导患者恢复对刺激的正常脑波反应（Barabasz et al., 1993, 1995; Mann et al., 1992）。该疗法的具体流程基于斯特曼和弗里亚尔（Sterman & Friar, 1972）所做的突破性工作，这两位研究者发明了脑电波反馈，使得那些无法从药物治疗中获益的患者可以通过强化较低的 β 波、弱化较高的 θ 波来学习抑制癫痫发作，该疗法也是此类患者的首选疗法。

如果向一名正常人呈现与注意有关的任务，如阅读、做简单的算术或听故事，当事人的脑电波通常会转为 β 波，前额叶区的活动增强（尤其是额叶右侧）。而卢瓦尔（Lubar, 1991）的研究发现，患有注意缺陷的个体表现的情况与此相反，他们的脑电波会转为较慢的 θ 波，前额叶区的活动无明显增强（Barabasz et al., 1993，出版中；Lubar, 1991; Mann et al., 1992）。较慢的脑电波活动（如维持在 8—14 赫兹的 α 波或落至 θ 波）也符合无目的、无警戒、无重点的无意注意的特点。

在进行神经疗法之前，需要对当事人进行神经评估，该评估包括对至少 19 个活跃的头皮电极进行脑电波分析，以确定大脑不同区域对关键性注意任务的反应。该评估过程的细节在别处有详细介绍（Barabasz & Barabasz, 1995）。那些适用于神经疗法的当事人对注意任务表现出的脑电波反应与注意缺陷患者的反应特点相一致。

在神经疗法中，当事人对刺激的脑电波反应会呈现在电脑屏幕上，并进行实时分析。电脑会以视觉表象和立体声道的形式给出反馈信息，显示当事人做得怎么样。二十世纪七八十年代生产的脑电波生物反馈仪具有的缺陷目前已经被克服，现在，只需要向当事人呈现强化物引发脑电波反应，这些反应基本上是无瑕疵的。目前，美国宇航局人类能源小组（NASA's Human Engineering Group）的波普（Allen Pope）和洛克希德科研中心（Lockheed Sciences）的博加特（Edward Bogart）进一步发展了该工作方法，通过视频游戏的方式，使患有注意缺陷的儿童的脑电波更难陷入注意涣散状态（Pope & Bogart, 1991，出版中）。更加完备的神经疗法会指导儿童减少慢波活动的时间，增加快波活动的时间，后者需要注意力的集中和对任务的专注。罗西特和拉瓦克（Rossiter & La

277

Vaque, 1995)的对照实验研究表明,在20次治疗之后,控制组的儿童有显著提升。但是,神经疗法通常需要40—80次治疗(每次40—60分钟)才能产生持久的脑电波变化和临床疗效。在治疗结束后1个月、6个月和12个月后还需进行后续的神经评估和临床评估。

沙尔捷和凯利(Chartier & Kelly, 1991)对200多名注意缺陷障碍/注意缺陷多动障碍儿童进行了神经反馈疗效研究,这些儿童分别由田纳西大学的卢瓦尔(Joel Lubar)博士、得克萨斯大学的卡特(John Carter)博士以及新泽西索姆维拉的坦西(Michael Tansey)博士进行治疗。与我们的研究结果相一致,沙尔捷和凯利也发现神经反馈训练能够为患儿带来显著的,有时是“奇迹般”的治疗性改变。卢瓦尔和肖斯(Lubar & Shouse, 1977)使用了ABA实验设计,采用标准化治疗方案对注意缺陷障碍儿童团体进行治疗(增强β波、削弱θ波)。随后,治疗方案反转,引导这些儿童抑制β波,强化θ波。患儿、家长以及教师对这种改变一无所知,但在两周之内,家长和教师报告儿童的行为和注意能力出现恶化。重新采用标准化治疗方案后第四周,患儿重新产生学业成绩和行为的改善。

巴克利(Barkley, 1992)批评了这些有关神经疗法的早期研究结果。他认为早期的研究样本量较小,缺少控制良好的对照组,并且诊断标准模糊,混淆了多种干预方法。最近实施的几项实验调查讨论了对这些研究效度的批评。

卡托佐、雅各布斯和盖维茨(Cartozzo, Jacobs, & Gevirtz, 1995)比较了伪治疗控制组和神经疗法实验组的疗效差异。结果表明,神经疗法能够显著削弱θ波,以及显著提高当事人在标准化测试中体现出来的注意能力,降低分心的可能;而控制组也表现出θ波的显著提升,但标准化测验成绩在治疗前后无明显差异。沙因鲍姆、赛克尔、牛顿和罗森菲尔德(Scheinbaum, Zecker, Newton, & Rosenfeld, 1995)在实验设计中设置了可靠的认知治疗控制组,结果发现仅有神经疗法实验组在注意变量测验(test of variables of attention, TOVA)上表现出了显著性的治疗后改变。罗西特和拉瓦克(Rossiter & La Vaque, 1995)在对神经疗法与兴奋类药物疗法进行的比较研究中,匹配了46名不同年龄、智商、性别的患者,这些患者按照《精神障碍诊断与统计手册(第三版修订版)》,被诊断为注意缺陷多动障碍或未分类的注意缺陷障碍。该研究结果表明,在独自实测的分心测试、冲动性测试和信息加工测试上,两个小组都表现出同等的显著提升。并且,相较兴奋类药物疗法,神经疗法是一种更加有效的治疗方法。林登、哈比卜和拉多耶维奇(Linden, Habib, & Radojevic,出版中)的研究发现,神经疗法能够显著提升患者的智商。此外,据家长报告,相较控制组,神经疗法能够减少患者的分心。

278

加兹和埃杰尔(Gaddes & Edgell, 1994)的研究表明,在接受治疗的儿童中有80%在智商测试、标准化学业成绩测试,以及家长—教师行为评估上表现出显著的提升。上文提到的一系列实验研究再次讨论了巴克利(Barkley, 1992)提出的争议,而大量的证据似乎支持了卢瓦尔(Lubar, 1995)的研究结果,即神经疗法能够使患者的行为"正常化",促进患者学业成绩和社会功能的长期改善。

神经疗法的局限性包括:(1) 需要大量可控、可重复的实验研究才能证明疗效与患者的自身发育无关,也并未受到治疗过程中治疗师和家长的关注所造成的潜在混淆因素的影响;(2) 治疗疗程长(多达 80 次,6—8 个月);(3) 对某些临床工作者来说有些勉为其难,他们更愿意基于《精神障碍诊断与统计手册(第四版)》进行诊断并实施治疗,而不愿意进行 QEEG 神经评估。

催眠联合神经疗法

催眠理论的数量很多,但这些理论达成的一个普遍共识是,催眠包括了被试的注意集中过程(Barabasz, 1980a, 1980b, 1982, 1985; Barabasz, Baer, Sheehan, & Barabasz, 1986; Barabasz & Barabasz, 1989, 1992, 1994a, 1994b; Barabasz, Crawford, & Barabasz, 1993; Barabasz & Lonsdale, 1983; Brown & Fromm, 1986; Crawford & Gruzelier, 1992; Hilgard, 1979; Holroyd, 1985 - 1986; Kirsch & Council, 1992; Lynn & Sivec, 1992)。催眠是一种注意的状态,一种集中的、排除干扰的、专注于引导语的状态(Fromm, 1987; Hilgard, 1965,1986)。

催眠也能促进更为广泛的注意过程,包括警觉状态。A.巴拉巴什(Barabasz, 1980b)使用催眠来增强雷达模拟器中的军事目标识别能力。警戒催眠能够提高飞行员战斗飞行的可靠性,优化飞行员的情境觉知能力,使得他们能够根据驾驶舱里的导航信息作出最优判断(Barabasz, 1985)。目前 A.巴拉巴什(Barabasz,出版中)使用更为精确的警觉催眠来提高飞行员在模拟情境和实际情境中的战斗表现。

最近,催眠状态下的战斗警报引导已经以更加精致的方式改变了脑电波的形态，增强被试在阅读工作中注意的集中，对雷达操作员和飞行员的工作产生促进作用(Barabasz, 1980b, 1985, 1993，出版中)。我们通过19个电极检测证明了，注意缺陷障碍/注意缺陷多动障碍儿童在接受了警觉催眠(指瞬时神经元激活程序)之后，在阅读过程中的脑电波趋于正常化，脑电波转变为β波，额叶区域活动增多(Barabasz & Barabasz, 1993; Barabasz, Crawford, & Barabasz, 1993)。所有参与此研究的儿童都具有高催眠感受性。

279

另一项研究设置了一组中等催眠感受性的正常年轻人作为控制组，其研究结果证明，瞬时神经元激活程序干预疗效显著。A.巴拉巴什和M.巴拉巴什(Barabasz & Barabasz, 1994a)在另一项与催眠无关的脑电波扫描中也加入了该程序。研究者首先将11位被试分别暴露在同等程度的清醒、注意引导和瞬时神经元激活程序催眠引导的条件下，这些条件均强调速度和记忆力的保持。随后，研究者请被试接受一系列标准化、同质化的阅读理解测试。研究结果表明，注意引导和瞬时神经元激活程序催眠都显著提高了被试主要额叶区的β波强度，同时显著提高了被试的阅读速度，但仅有瞬时神经元激活程序显著提高了被试在阅读理解测试上的成绩。遗憾的是，该研究并未进行长效研究。

以下简略版的案例1(Barabasz & Barabasz，出版中)中采用了标准神经疗法，能够帮助我们了解干预过程和一般性治疗效果，并与结合了催眠的新神经疗法进行比较。案例2报告了将瞬时神经元激活程序与标准神经疗法相结合以共同治疗注意缺陷障碍的一例个案。

案例1：不使用催眠的标准神经疗法

迈克(Mike，化名)是一名8岁男孩，自6.5岁时被诊断为注意缺陷多动障碍后，开始服用利他林。迈克的父母为此都接受了行为矫治的培训。虽然迈克接受了药物治疗，也得到了医护人员、父母及老师的理解与特别关照，却依然因成绩低下和冲动性行为而不得不重读二年级。

评估

迈克符合《精神障碍诊断与统计手册(第三版修订版)》对注意缺陷多动障碍的诊断。他在“斯坦福儿童催眠感受性量表”(Morgan & Hilgard, 1978)上的得分为4分。他在“韦克斯勒儿童智力量表”上的得分如下：言语智力92分，操作智力78分。他在“儿童班达完形测验”上的得分相当于5岁男孩的水平。

280 我们按照19个电极的标准化程序对迈克进行了脑电波评估（见Barabasz & Barabasz，出版中）。在6项注意任务测试中，迈克有5项表现出注意缺陷障碍患者的脑电波特点。我们比较了闭眼状态下迈克的脑电波与正常脑电波的差异，发现其在额叶区有过强的θ波活动（3 1/2—7 1/2赫兹）和较弱的β波活动（13 1/2—32赫兹），这在额叶右侧FP2点尤为明显，此外迈克还在中心Cz点表现出不充分的感觉运动节律（12—20赫兹）。

治疗

迈克每周来2—3次，总计接受了67次的单通道神经反馈训练（额叶右侧FP2点）。治疗过程中，我们使用了上述仪器和莱克西科医疗技术（Lexicor Medical Technology，Boulder，Colorado），以及BIOLEX软件。每次治疗中，迈克和心理学家都可以看到脑电波活动的即时视觉和听觉反馈。我们向迈克提供声音提示的同时，在彩色电脑显示器上显示即时电脑图像，而心理学家在增强β波、抑制θ波的行为出现时，给予迈克言语式强化。

我们使用了莱克西科医疗技术与BIOLEX软件的组合，这使得我们可以具体而交互地观察基于快速傅立叶变换的脑电波。每次治疗的进展都取决于患者的原有水平。临床工作者可以调整抑制水平、阈值、视觉显示内容、声音反馈特征等各类指标，满足每位患者的需求和发展水平。而对脑电波频率和带宽值进行不间断的计算与分析，将提供流畅的反馈结果。

在第二十五次治疗时，迈克开始产生β脑电波，θ脑电波的转换得到了抑制。来自父母的反馈以及迈克在“注意缺陷评估量表”（McCarney, 1989）上的得分表明，迈克获得了些许进步。然而，倘若从一般行为或学业成绩的角度来看，迈克获得的进步依然很小。

在第四十五次治疗时，老师评分和评语表明，迈克的学业成绩有了显著提升。而且，家长的反馈和“注意缺陷评估量表”上的得分也得到显著改善。一项完整的神经评估证实，迈克的确在增强额叶β脑电波和中心感觉运动节律方面取得了显著进步。

神经反馈训练又持续了22次(总计67次)。迈克治疗结束时的神经评估结果与正常儿童几乎无异。他的学业成绩从不及格提升到C(算术)、B(阅读与拼写)和A(科学与社会研究)。

疗效和后续

281

由家长和教师填写的“注意缺陷评估量表”的结果表明,迈克在各个方面都产生了巨大的改善。在“韦克斯勒儿童智力量表”上,他的言语智力得分提高了11分,达到103分,而操作智力得分提高了17分,达到95分。在治疗的最后两个月,迈克彻底停用利他林。他的自尊感也极大地增强了,迈克说:“我可以自己来做所有的事情,也不需要在学校里吃药了。”此外,他在学业成绩和行为方面的改善也得到了保持。

案例2:联合催眠的神经疗法

胡安(Juan,化名)来我们这里接受治疗时是9岁,两年前被学校心理咨询室的心理学家兼咨询师诊断为注意缺陷多动障碍。一位家庭医生为他开了利他林,作为过去20个月里对胡安的主要治疗方法。与案例1中的迈克一样,由于成绩过低,并伴有冲动攻击性行为,胡安不得不重读三年级的课程。他被安插在“资源班”里,该班级的老师受过特殊训练,班级规模较小,能够对学生进行代币式行为矫治。

胡安的父亲具有商业管理硕士学位。他的母亲具有高中学历,虽然考进了大学,却因为结婚怀孕而未能报道,后来她流产了。胡安是这段婚姻中的第二个孩子,在胡安不到1岁的时候,他的生父抛弃了这对母子,而胡安母亲的第一次婚姻就此结束。胡安的母亲再婚后又给他生了两个妹妹,分别是6岁和7岁。胡安的父亲仅参加了首次面谈,并在这次面谈中表达了自己对胡安学业失败和注意缺陷的失望。他很快把胡安与他的妹妹进行比较,并把胡安的妹妹形容为“表现完美的优等生”。胡安的母亲多年前曾从事过教辅工作。她觉得正是这一经历使得她能够始终坚持参加资源教室里的行为矫治项目,即使该项目对胡安的帮助不大。她很担心服用利他林的副作用,但也提到“他哪怕停药半天都不行”。

评估

胡安符合《精神障碍诊断与统计手册(第三版修订版)》中有关注意缺陷多动障碍的诊断标准。他在"斯坦福儿童感受性量表"上的得分为4分。他在"韦克斯勒儿童智力量表"中,言语智力的得分为84分,操作智力的得分为80分。与案例1中的迈克一样,胡安在"班达儿童完形测验"上的得分明显低于同龄儿童。胡安对班达卡片的冲动性反应也成为临床评估结果的一部分。来自家长的"注意缺陷评估量表"的他评结果与注意缺陷多动障碍的诊断标准相一致。并且,与案例1相比,胡安的症状更为严重。

282

对胡安进行的神经评估程序与案例1相同。在换气过度、闪光激活或睁眼休息的情境下,胡安未表现出病理性异常。对注意任务反应情况的定量脑电波评估表明,胡安的脑电波呈现出明显的注意缺陷障碍患者的特点,与案例1中迈克的初始评估结果类似。在闭眼休息情境下,胡安的β脑电波活动明显强于其他五项需要集中注意力的情境下的β脑电波活动。当胡安需要进行不同活动时,则表现出θ脑电波活动过多,而β脑电波活动不足,这在他的额叶区尤其明显。比较案例1和案例2的脑电波图谱,很明显,胡安在额叶和顶叶区域的功能损害比迈克更严重。

治疗

胡安总共接受了32次治疗,在治疗过程中,我们使用了瞬时神经元激活程序催眠辅助计算机反馈。胡安接受的神经反馈治疗工作流程依然是标准化的,具体步骤同案例1。

瞬时神经元激活程序催眠是一种实验性的临床工作方法,旨在通过特殊的催眠引导程序,增强有关患者注意集中或最优情境觉知的警觉表现(Barabasz, 1985; Barabasz & Barabasz, 1993b, 1994a)。正如上文提到的,对照实验研究表明,瞬时神经元激活程序催眠能够在无神经反馈的条件下,提高患者额叶β脑电波的活动强度(Barabasz & Barabasz, 1993b, 1994a, 1994b; Barabasz, Crawford, & Barabasz, 1993)。到目前为止,有关瞬时神经元激活程序催眠的研究主要针对中高等催眠感受性被试的快速注意效应展开,尚缺少对低催眠感受性被试的潜在疗效和长期疗效的研究。由于我们对瞬时神经元激活程序催眠疗效的局限性所知甚少,因此我们决定在胡安的神经反馈治疗中重复使用标准化工作流程。

按照标准工作流程，存在两个独立的阶段（Barabasz & Barabasz, 1994a, 1994b）。在培训阶段，治疗师引导胡安向上看，就好像试图看见自己的前额一样，接下来引导胡安将视线聚焦于治疗师的大拇指。之后，治疗师将拇指从胡安鼻子前10—15厘米处缓慢移至约额头的中心部位。拇指的移动速度需能让胡安跟上，避免出现视线游移或明显失去注意力。如果他的视线离开了拇指或者没能集中注意，则需要重新开始。正常成年人很少在这个过程中遇到困难（Barabasz & Barabasz, 1994b），但是，在对此类儿童进行工作时，需要治疗师有一定的临床经验和耐心，才可能让这些儿童保持眼睛持续向上看，并维持一段时间，以达到瞬时神经元激活程序催眠成功所需的效果。开始时，胡安只需要两次尝试便能做到。然而，在第九次到第十二次治疗的后半段，胡安往往需要3—5次尝试和言语强化（如"好的，就是那样"或"做得很好"）才能在大约三分之一的瞬时神经元激活程序催眠引导过程中保持眼睛向上的稳定姿势。一旦胡安能维持这个稳定的姿势，治疗师会继续引导他注意自己的呼吸，体会放松、自信的感觉，并感到自己此刻处于一种特殊的警觉状态。

283

一旦治疗师观察到胡安进入催眠状态的客观信号，便会请胡安按照如下引导语举起一根手指："胡安，当你觉得放松、舒适，处于特殊的警觉状态时，请举起这只手的一根手指（治疗师触碰他的左手）"。一旦胡安在5—10秒内作出反应，治疗师便会继续引导他产生特殊的注意过程，如"在这种特殊的警觉状态下，你可以以任何你喜欢的方式集中注意力，根据你的需要尽可能集中注意力"。

在提高成人阅读速度和阅读理解力的研究中，我们（Barabasz & Barabasz, 1994a, 1994b）使用了如下引导语："现在，在这种特殊的警觉状态下，你将感到十分平静和自信，发现集中注意变得容易了，你的阅读速度比以往快，也能记住自己阅读的内容"。在胡安的治疗过程中，也大量使用了此类暗示。暗示完成后，治疗师请他将眼睛向下看，享受此刻的感觉。随后，特殊的注意任务开始。一旦当事人可以精确理解不同图形代表的含义，治疗师就可以依据当事人的理解水平量身定制催眠暗示，引导当事人产生"更多更好（更大振幅）的β波，更少的θ波"。在治疗的后期，胡安取得了很大进步，他可以独立使用瞬时神经元激活程序催眠自己，使以上暗示语发挥出绝佳的效果。

与迈克的情况不同，胡安在最初的两次治疗中并未收到瞬时神经元激活程序催眠引导应有的疗效。但是，在第三到第十二次治疗中，我们在每次脑电波反馈之前都使用了瞬时神经元激活程序催眠，胡安的进步速度比迈克同期快了足足两倍。虽然他的注意缺陷多动障碍的症状比迈克要严重，所需的治疗时间也是迈克的两倍，但他在第十一和第十二次治疗中表现出了明显的脑电波改变。

出于瞬时神经元激活程序催眠疗效的 ABA 实验设计，第十三、第十四、第十五次治疗中并未包含瞬时神经元激活程序催眠治疗，其结果显示，治疗效果停滞了。从第十三次治疗开始，到第十五次治疗结束，胡安在注意任务上的表现无明显提升，额叶 β 波没有增强，且 θ 波也没有减弱。我们在治疗师单盲的条件下将单次治疗的疗效与整体疗效进行了比较。在第十六次治疗时，我们再次引入了瞬时神经元激活程序催眠，胡安在工作任务上的平均反应时很快提升了近 50%，在整个阈上 β 波活动期间，他的 β 波活动也增加了约 10%。

284

第十八到第二十次治疗也同样如此，胡安的母亲提交了有史以来最好的一份评估问卷，胡安当时也已经试验性地回到了普通班级。家庭医生为胡安开具的药物已经不再适用于他目前的冲动性和非合作性行为了。

在第二十次治疗，我们实施了瞬时神经元激活程序催眠的最后一个阶段（Barabasz & Barabasz, 1994b），即胡安独自使用瞬时神经元激活程序催眠，并在治疗室里进行练习。在这次治疗结束时，胡安在完成每次任务之前都能进行自我催眠，不再需要治疗师的干预。这次治疗两天后进行的一项停药神经评估（24 小时）显示，胡安在所有注意任务中都表现出更明显的 β－θ 脑电波活动正常化（β－θ 脑电波比率大于 2/2.5：1）。

疗效和后续

第三十二次治疗后的神经评估结果显示，胡安的反应已趋于正常化。第二十六次治疗时，胡安实验性地中断服用利他林，自此之后，他再也没有服用该药物。家长和教师的“注意缺陷评估量表”他评结果表明，胡安在各个方面都取得了极大的进步，这也与教师的主观评估结果相一致。胡安的母亲说：“他现在家务做得甚至比妹妹还好，现在几乎完全不用提醒他什么，我们再也不需要代币了（行为矫治）。”在“韦克斯勒儿童智力量表”上，胡安的言语智力得分提高了 9 分，达到 93

分；操作智力得分提高了21分，达到101分。胡安为自己在正常的班级上课而感到自豪。他还在课后的体育活动中取得了不错的成绩，同学们第一次主动邀请他加入。他各科的课业成绩上升到了中等水平。与案例1一样，治疗结束6个月和12个月后的神经评估显示，胡安对各种注意任务都表现出正常的β－θ脑电波反应。据他的母亲反馈，胡安在学校的课业成绩、行为表现和人际关系都得到了持续提高。胡安的父亲也与他更加亲近，目前正计划带胡安去看职业棒球联赛。

讨论

众所周知，催眠能够改变注意过程，已有实验研究也证实了瞬时神经元激活程序催眠能够显著增强正常年轻人的β脑电波，并提高他们的注意力。基于对更为广泛的注意缺陷障碍的神经学基础的讨论，我们假设瞬时神经元激活程序催眠其实是辅助标准神经疗法的手段，在通过言语性强化引发恰当的β－θ脑电波反应的同时，减少疗程的长度。　285

案例1和案例2都来自我们的临床工作，两位当事人在性别和催眠感受性程度方面相匹配。此外，他们年龄相仿，在操作智力和言语智力上的得分接近。两位当事人都因注意缺陷障碍的直接影响而留了一级，在服药的同时接受我们的治疗。他们都来自完整的家庭，父母都曾在过去的两年里积极参加过行为矫治方面的培训，但收效甚微。两者的不同之处在于，胡安是墨西哥裔美国人，其症状表现更为严重。

我们采用了不包含催眠的标准神经疗法对迈克进行了治疗。在没有维持性治疗的情况下，治疗共进行了67次(每周2—3次)。经过治疗，迈克在进行注意活动时的β－θ脑电波比率已与正常人无异。他不再服用药物，在智商水平、学业成绩、家长老师口头报告等方面都有明显提升。一年之后，这些进步依然得到保持。

我们对胡安采用了瞬时神经元激活程序催眠联合神经疗法的治疗流程，其疗效等同并略好于迈克。与迈克的治疗情况相比，瞬时神经元激活程序催眠的引入是治疗的重要因素，该治疗流程在32次治疗后(每周2—3次)便带来了同等的长期疗效。值得一提的是，当我们没有使用瞬时神经元激活程序催眠时(第十三到第十五次)，胡安额叶区β波的增强和θ波的削弱都停滞了，这种停滞直至恢复使用瞬时神经元激活程序催眠才消失，而胡安又重新开始取得进步。我们认为,如果未进行 ABA 实验,胡安将采用更短的疗程,实现行为指标和脑电波指标的正常化。

胡安治疗结束后进行的持续临床检测还发现了一些对临床工作颇有价值的研究结果。在胡安的治疗过程中,有一段请他通过抬起手指来确认自己放松、自信、警觉感受的瞬时神经元激活程序催眠引导程序。然而,在治疗的其余部分,我们并未发现还有使用该引导程序的需要,原因在于,该程序无法测量瞬时神经元激活程序催眠是否有助于增强 β 波,对催眠关系的建立也无独特价值。然而,在引导那些难以稳定保持眼睛向上的当事人更好地维持姿势时,另一引导过程显然更有助益。通常情况下,该程序要求当事人凝视位于鼻子正前方 10—15 厘米处的治疗师的拇指。之后,治疗师通过慢慢将拇指移向当事人前额中央,来引导当事人的眼睛处于向上的位置。该方法的另一个变式是通过持续摆动食指来帮助当事人集中注意,手部逐渐向上移动至远离当事人头部上方 10—15 厘米。这一变式可作为原版的替代,也适用于那些很难保持眼睛向上 30 秒以上的当事人。

286

瞬时神经元激活程序催眠引导成功与否很容易由定量的脑电图分析标准来决定。可以使用简单的定量的脑电图分析反馈程序,对额叶电极进行测量,从而清晰呈现治疗前后 β 波和 θ 波的强弱变化。

对神经疗法的批评之一(Barkley, 1992)是,其在漫长的 40—80 次治疗和 5—8 个月的疗程中缺少对个体成熟度的控制。巴克利认为,注意缺陷障碍患者负面行为的减少可能并不是受神经疗法的影响,而是来自与长期治疗相伴随的当事人本身的“自然成长”。传统的兴奋类药物治疗和行为矫治的目标仅局限于直接的症状管理,因而不涉及此类争议。即使治疗取得了短期的成功,一旦停药或停止行为矫治,当事人的症状又会很快回到基线水平。假如有更多的临床案例和实验研究能够显著证明瞬时神经元激活程序催眠可以缩短神经疗法的疗程,那么有关个体成熟度这一变量的争议也就不再具有说服力了。

也许目前我们已知的瞬时神经元激活程序催眠在治疗注意缺陷障碍方面的最大局限在于,我们无法直接把 β - θ 脑电波比率的改变归因于催眠的作用。因为我们只是实施了一种我们称之为“警觉催眠”的干预技术,并观察到了预期中的效果,却并未使用任何工具证明该效果的确是因催眠产生的。正如严密的临床实验设计应当注意,如果没有对当事人的催眠感受性进行测量,很难说催眠是否发挥了特别的作用(Barabasz & Barabasz, 1992)。我们这里列出的两个个案都具有中等催眠感受性(根据“斯坦福儿童催眠感受性量表”的测试结果)。很难找到具有低催眠感受性的注意缺陷障碍/注意缺陷多动障碍儿童,只有采用中等催眠感受性的成人为被试才能对瞬时神经元激活程序催眠进行严格控制的实验研究(Barabasz & Barabasz, 1994a, 1994b)。因此,这意味着我们无法确定催眠是不是一个偶然因素,是否瞬时神经元激活程序催眠实施过程中其他非催眠性因素导致了胡安的显著变化。瞬时神经元激活程序催眠联合神经疗法治疗低催眠感受性被试的效果还需进一步研究。

当然,进一步的研究对评估神经疗法的疗效来说同样重要。目前,对于大多数患者,神经疗法的实验依据少于带来短期效果的药物治疗。正如针对注意缺陷障碍/注意缺陷多动障碍的药物治疗具有安慰剂效应,神经疗法也有可能产生安慰剂效应。由于临床工作者、注意缺陷障碍/注意缺陷多动障碍儿童与他们无私奉献的家长之间形成了稳固的治疗关系,疗效中往往混杂了安慰剂的作用。神经疗法的临床效果和最近的实验控制研究都带来了不错的反馈,但我们仍需进一步研究神经疗法的疗效以及瞬时神经元激活程序催眠联合该疗法所具有的潜能。 287

参考文献

American Psychiatric Association. (1987). *Diagnostic and statistical manual for mental disorders* (3rd ed., Rev.). Washington, DC: Author.

American Psychiatric Association. (1994). *Diagnostic and statistical manual for mental disorders* (4th ed.). Washington DC: Author.

Barabasz, A. (1980a). EEG alpha, skin conductance and hypnotizability in Antarctica. *International Journal of Clinical and Experimental Hypnosis*, *28*, 63 - 74.

Barabasz, A. (1980b). Effects of hypnosis and perceptual deprivation on vigilance in a simulated radar target detection task. *Perceptual and Motor Skills*, *50*, 19 - 24.

Barabasz, A. (1982). Restricted environmental stimulation and the enhancement of hypnotizability: EEG alpha, skin conductance, and temperature responses. *International Journal of Clinical and Experimental Hypnosis*, *30*, 147 - 166.

Barabasz, A. (1985). Enhancement of military pilot reliability by hypnosis and psychophysiological monitoring: In-flight and simulator data. *Aviation, Space and Environmental Medicine*, March, 248 - 250.

Barabasz, A. (1993, February). *Presidential address: Antarctic isolation and attentional processes – Research implications for practitioners*. Presented at the Fifth International Conference on Restricted Environmental Stimulation Therapy, Seattle, WA.

Barabasz, A. (in press). Instantaneous neuronal activation procedure (INAP): Reduced stimulation and psychophysiological monitoring in the treatment of phobias. *Experimentalle und Klinische Hypnose*.

Barabasz, A., Baer, L., Sheehan, D. V., & Barabasz, M. (1986). A three year follow-up of hypnosis and restricted environmental stimulation therapy for smoking. *International Journal of Clinical and Experimental Hypnosis*, *34*, 169 – 181.

Barabasz, A., & Barabasz, M. (1989). Effects of restricted environmental stimulation: Enhancement of hypnotizability for experimental and chronic pain control. *International Journal of Clinical and Experimental Hypnosis*, *37*, 217 – 223.

Barabasz, A., & Barabasz, M. (1992). Research design considerations. In E. Fromm & M. Nash (Eds.), *Contemporary Hypnosis* Research (pp.173 – 200). New York: Guilford Press.

288 Barabasz, A., & Barabasz, M. (Eds.). (1993a). *Clinical and experimental restricted environmental stimulation: New developments and perspectives*. New York: Springer-Verlag.

Barabasz, A., & Barabasz, M. (1993b, November). *Neurometric assessment of attention deficit disorders, neurofeedback and active alert hypnosis*. Paper presented at the Portland Academy of Hypnosis, Portland, OR.

Barabasz, A., & Barabasz, M. (1994a, October). *EEG responses to a reading comprehension task during active alert hypnosis and waking states*. Paper presented at the annual Scientific Meeting of the Society for Clinical and Experimental Hypnosis, San Francisco.

Barabasz, A., & Barabasz, M. (1994b, August). Effects of focused attention on EEG topography. In J. Wickram (Chair), *Symposium: Behavioral Medicine, Psychophysiology and Hypnosis*. Symposium conducted at the annual convention of the American Psychological Association, Los Angeles, CA.

Barabasz, A., & Barabasz, M. (1995). Attention deficit hyperactivity disorder: Neurological basis and treatment alternatives. *Journal of Neurotherapy*, *1*, 1 – 10.

Barabasz, M., & Barabasz, A. (in press). Attention deficit disorder: Diagnosis, etiology and treatment. *Child Study Journal – Special Issue on Attention-Deficit Disorder*.

Barabasz, A., Crawford, H., & Barabasz, M. (1993, October). *EEG topographic map differences in attention deficit disordered and normal children: Moderating effects from focused active alert instructions during reading, math and listening tasks*. Presented at the annual meeting of the Society for Psychophysiological Research, Rottach-Egern, Germany.

Barabasz, A., & Lonsdale, C. (1983). Effects of hypnosis on P300 olfactory evoked potential amplitudes. *Journal of Abnormal Psychology*, *92*, 520 – 525.

Barabasz, M. (1987). Trichotillomania: A new treatment. *International Journal of Clinical and Experimental Hypnosis*, *35*, 146 - 154.

Barkley, R. A. (1990). *Attention deficit hyperactivity disorder: A handbook for diagnosis and treatment*. New York: Guilford Press.

Barkley, R. A. (1992). Is EEG biofeedback treatment effective for ADHD children? *Ch. A. D. D. er Box*, 5 - 11.

Brown, D., & Fromm, E. (1986). *Hypnotherapy and hypnoanalysis*. Hillsdale, NJ: Erlbaum.

Brown, R. T., Abramowitz, A. J., Mada-Swain, A., Eckstrand, D., & Dulcan, M. (1989, October). *ADHD gender differences in a clinic referred sample*. Paper presented at the annual meeting of the American Academy of Child & Adolescent Psychiatry, New York.

Cartozzo, H. A., Jacobs, D., & Gevirtz, R. N. (1995). EEG biofeedback and the remediation of ADHD symptomatology: A controlled treatment outcome study. *Proceedings of the 26th Annual Meeting of the Association for Applied Psychophysiology and Biofeedback*, *USA*, 21 - 25.

Chabot, R. J., Merkin, H., Wood, L. M., Davenport, T. L., & Serfontein, G. (1996). Sensitivity and specificity of QEEG in children with attention deficit or specific developmental learning disorders. *Clinical Electroencephalography*, *27*, 26 - 33.

289

Chartier, D., & Kelly, N. (1991, August). *Neurofeedback treatment of attention deficit-hyperactivity disorder*. Grand Rounds Presentation, Rex Hospital, Raleigh, NC.

Chelune, G. J., Ferguson, W., Koon, R., & Dickey, T. O. (1986). Frontal lobe disinhibition in attention deficit disorder. *Child Psychiatry and Human Development*, *16*, 221 - 232.

Conte, R. (1991). Attention disorders. In B. Wong (Ed.), *Learning about learning disabilities* (pp.60 - 96). New York: Academic Press.

Crawford, H. J., & Gruzelier, J. H. (1992). A midstream view of the neuropsychophysioiogy of hypnosis: Recent research and future directions. In E. Fromm & M. Nash (Eds.), *Contemporary Hypnosis Research* (pp.227 - 266). New York: Guilford Press.

Douglas, V. I. (1983). Attention and cognitive problems. In M. Rutter (Ed.), *Developmental Neuropsychiatry*. New York: Guilford.

Firestone, P., Kelly, M. J., Goodman, J. T., & Davey, J. (1981). Differential effects of parent training and stimulant medication with hyperactives. *Journal of the American Academy of Child Psychiatry*, *20*, 135 - 147.

Fromm, E. (1987). Significant developments in hypnosis during the past 25 years. *International Journal of Clinical and Experimental Hypnosis*, *35*, 215 - 230.

Gaddes, W. H., & Edgell, D. (1994). *Learning disabilities and brain function*. New York: Springer-Verlag.

Gualteri, C. T., & Hicks, R. E. (1985). Neuropharmacology of methylphenidate and a neural substitute for childhood hyperactivity. *Psychiatric Clinics of North America*, *8*, 875 - 892.

Hilgard, E. R. (1965). *Hypnotic susceptibility*. New York: Harcourt.

Hilgard, E. R. (1979). Consciousness and control: Lessons from hypnosis. *Australian Journal of Clinical and Experimental Hypnosis*, *7*, 107 - 115.

Hilgard, E. R. (1986). *Divided consciousness: Multiple controls in human thought and action* (Rev. ed.). New York: Wiley.

Holroyd, J. (1985 - 1986). Hypnosis applications in psychological research. *Imagination, Cognition and Personality*, *5*, 103 - 115.

Hynd, G. W., Hern, K. L., Voeller, K. K., & Marshall, R. M. (1991). Neurobiological basis of attention-deficit hyperactivity disorder (ADHD). *School Psychology Review*, *20*, 174 - 186.

Hynd, G. W., Semrud-Clikeman, M., Lorys, A., Novey, E. S., & Eliopulos, D. (1990). Brain morphology in developmental dyslexia and attention deficit disorder/hyperactivity. *Archives of Neurology*, *47*, 919 - 926.

Kirsch, I., & Council, J. R. (1992). Situational and personality correlates of hypnotic responsiveness. In E. Fromm & M. Nash (Eds.), *Contemporary Hypnosis* Research (pp.267 - 291). New York: Guilford Press.

290 Kirsch, I., Montgomery, G., & Sapirstein, G. (1995). Hypnosis as an adjunct to cognitive-behavioral psychotherapy: A meta-analysis. *Journal of Consulting and Clinical Psychology*, *63*, 214 - 220.

Lahey, B. B., Schaughency, E. A., Frame, C. C., & Straus, C. C. (1984). Teacher rating of attention problems in children experimentally classified as exhibiting attention deficit disorders with and without hyperactivity. *Journal of the American Academy of Child and Adolescent Child Psychiatry*, *23*, 302 - 309.

Linden, M., Habib, T., & Radojevic, V. (in press). A controlled study of EEG biofeedback effects on cognitive and behavioral measures with attention deficit disorder and learning disabled children. *Biofeedback and Self-Regulation.*

Lou, H. C., Henriksen, L., Bruhn, P., Borner, H., & Nielsen, J. (1989). Striatal dysfunction in attention deficit and hyperkinetic disorder. *Archives of Neurology*, *46*, 48 - 52.

Lubar, J. F. (1991). Discourse on the development of EEG diagnostics and biofeedback for attention-deficit/hyperactivity disorders. *Biofeedback and Self-Regulation*, *16*, 201 - 225.

Lubar, J. F. (1995). Neurofeedback for the management of attention-deficit/hyperactivity disorder. In M. S. Schwartz & Associates (Eds.), *Biofeedback: A Practitioners Guide* (2nd ed., pp.493 - 522). New York: Guilford Press.

Lubar, J. F., & Shouse, M. N. (1977). Use of biofeedback and the treatment of seizure disorders and hyperactivity. *Advances in Child Clinical Psychology*, *1*, 204 - 251.

Lynn, S. J., & Sivec, H. (1992). The hypnotizable subject as a creative problemsolving agent. In E. Fromm & M. Nash, (Eds.), *Contemporary Hypnosis Research* (pp.292 - 333). New

York: Guilford Press.

Mann, C. A., Lubar, J. F., Zimmerman, A. W., Miller, C. A., & Muenchen, R. A. (1992). Quantitative analysis of EEG in boys with attention deficit hyperactivity disorder: Controlled study with clinical implications. *Pediatric Neurology*, *8*, 30 - 36.

McCarney, S. B. (1989). *Attention deficit disorders evaluation scale*. Columbia, MO: Hawthorne Educational Services.

Morgan, A. H., & Hilgard, E. R. (1978). The Stanford hypnotic clinical scale for children. *American Journal of Clinical Hypnosis*, *21*, 148 - 169.

Pope, A. T., & Bogart, E. H. (1991, December). Extended attention span training system. *Technology 2001 Conference Proceedings*, *San Jose*, CA, 368 - 374.

Pope, A. T., & Bogart, E. H. (in press). Extended attention span training system: Video game neurotherapy for attention deficit disorder. *Child Study Journal - Special Issue on Attention-Deficit Disorder*.

Rossiter, R. R., & La Vaque, T. J. (1995). A comparison of EEG biofeedback and psychostimulants in treating attention deficit/hyperactivity disorders. *Journal of Neurotherapy*, *1*, 48 - 59.

Schaughency, E. A., & Hynd, G. W. (1989). Attention and impulse control in attention deficit disorders (ADD). *Learning and Individual Differences*, *1*, 423 - 449.

Scheinbaum, S., Zecker, S., Newton, C. J., & Rosenfeld, P. (1995). A controlled study of EEG biofeedback as a treatment for attention-deficit disorders. *Proceedings of the 26th Annual Meeting of the Association for Applied Psychophysiology and Biofeedback*, *USA*, 131 - 134. 291

Sterman, M. B., & Friar, L. (1972). Suppression of seizures in an epileptic following sensorimotor EEG feedback training. *Electroencephalography & Clinical Neurophysiology*, *33*, 89 - 95.

Swanson, J., McBurnett, T., Wigal, T., Pfiffner, L., Lerner, M., Williams, L., Christian, D., Tamm, L., Willcutt, E., Crowley, K., Clevenger, W., Khouzam, N., Woo, C., Crinella, F., & Fisher, T. (1993). Effect of stimulant medication on children with attention deficit disorder: A "review of reviews." *Exceptional Children*, *60*, 2, 154 - 162.

Szatmari, P., Offord, D. R., Boyle, & M. H. (1989). Correlates, associates impairments, and patterns of service utilization of children with attention deficit disorders: Findings from the Ontario Child Health Study. *Journal of Child Psychiatry*, *30*, 205 - 217.

Voeller, K. K. S., & Heilman, K. (1988). Attention deficit disorder in children: A neglect syndrome? *Neurology*, *38*, 806 - 808.

Whalen, C. K., & Henker, B. (1991). Therapies for hyperactive children: Comparisons, combinations, and compromises. *Journal of Consulting and Clinical Psychology*, *59* (1), 126 - 137.

293 CHAPTER 14 第十四章

催眠疗法在治疗青春期遗尿方面的应用

埃蒙德·托马斯·多德

遗尿是一个复杂的、多层面的问题,涉及生理、心理和社会关系等各个方面的因素。由于其问题的复杂性,在实施治疗之前,需仔细考察现有问题的病史以及隐藏在背后的人际关系和家庭背景。例如,遗尿可能是由膀胱较小这一生理因素造成的,也有可能是由情绪上的不成熟以及对自己或父母的敌意等心理因素造成的,还有可能是由于手足竞争或反抗父母等人际关系因素造成的,遗尿的原因时常伴随着明显的次级获益(Calof, 1982; Gibbons, 1979; Kroger, 1977)。毫无疑问,催眠是一种特殊的技术,而不是一种疗法,可作为心理干预和药物治疗的辅助手段。更重要的是,在进行心理治疗之前需对个案进行生理和神经系统的检查,以排除生理和神经系统因素引发遗尿的可能性(Kroger & Fetzler, 1976)。

背景信息

为了报告本案例,我们使用来访者的化名“约翰·史密斯”(John Smith),他 294 的父母则称为“史密斯先生和史密斯太太”。约翰是从另一位心理专家处转诊到我这里接受催眠治疗的。我必须说明一下,为了催眠而转诊,这对一个因催眠治疗被人熟知的治疗师来说并不常见。催眠通常被看成一种“魔法”,或是当其他治疗方法都不管用时的救命稻草(如“你是我最后的希望了,医生”),而且催眠治疗师需要始终作好失败的准备。约翰是一个 14 岁的男孩,在社交和生理上似乎都不够成熟。他的话很少,也不愿意看着我,却也没有表现出敌意或抗拒。史密斯先生是一位高大壮硕、有魄力的男士,明显掌控着整个面谈。尽管他对儿子出现问题的原因有着非常透彻的分析,但并未拒绝聆听和考虑其他选项。而史密斯太太远不及其先生那么外向、善于表达,大多数时候都顺从史密斯先生的看法。不过，史密斯先生时常看上去在暗中渴求史密斯太太的赞同，至少获得她非言语的默许。这对父母都表现出对自己儿子的由衷关心，整个家庭的氛围看起来是互相支持、联系紧密的，至少没有表现出明显的痛苦或功能不良。

以下信息是通过和史密斯夫妇的两次单独面谈搜集而来的。他们认为，约翰是一个心理成熟而社交发展不足的孩子，比较内向，很容易满足，在学校里的表现也很好。约翰积极参与体育活动，和父母、老师以及同学的关系都不错。但是，史密斯夫妇提到，约翰在愤怒情绪的表达上有些问题，总是通过摔门等间接的方式来表达愤怒。除此之外，约翰是一个适应能力良好的男孩，尽管有些害羞。

约翰一直以来都遗尿，史密斯夫妇曾几次带他看泌尿科专家。检查结果显示约翰并不存在任何生理方面的问题，但医生告诉史密斯夫妇，约翰的膀胱较小。约翰曾多次服用药物，但遗尿的问题依然存在（尽管有所减轻），并且，这些药物让他更加内向，还伴有头痛的副作用。因此，约翰停止了服药。最近，他们没有带约翰去看泌尿科专家，也从未带他看过心理医生。

在面谈中，史密斯夫妇也讲到了家庭的历史。约翰还是婴儿的时候被他们领养，他们也从未向他隐瞒这个事实。约翰有一个弟弟乔（Joe），比他小 4 岁。乔在很多方面与约翰不一样，史密斯夫妇说乔比较外向，大嗓门，还有点懒。约翰是个好学生，而乔有更多的朋友。他们之间有些冲突，史密斯夫妇说他们“相互取笑、竞争、打架”。乔从来没有遗尿过，他知道约翰有这个问题，因而总是取笑他。史密斯夫妇已经意识到这种潜藏的兄弟竞争，他们尽力不偏袒任何一方。 295

这对夫妇说，他们之间的感情很好。多年以来，史密斯先生四处旅行，因此史密斯太太长期掌管家里的事情。尽管在家庭生活方面，夫妻二人基本上没有不一致的地方，但是史密斯太太确实感到这对兄弟间的冲突过多，而史密斯先生并不这么认为。在约翰的问题上，他们有着明显不同的意见。史密斯先生把约翰的遗尿问题归因为约翰自己的过失，认为“只要约翰真的想停止遗尿，他便可以做到”。史密斯太太却觉得这不是约翰的错，史密斯先生对此过分愤怒了。

接下来我询问了目前遗尿发生的典型场景是怎样的。通常，史密斯太太或史密斯先生会在半夜叫醒约翰,让他去撒尿。如果他们叫了,约翰就不会尿湿床;如果没有,约翰会在午夜到 3 点之间尿床,这会让他醒过来。接下来,约翰或是睡在地板上,或是去妈妈的房间和她一起睡(通常是后者)。清晨起床后,史密斯太太会为他更换、清洗床单。史密斯先生并没有和他的太太睡在一起,他单独睡在另一层楼的一间房里。他说这是因为他喜欢那间房里的水床,而他的太太不喜欢。史密斯先生觉得约翰的问题主要是由膀胱小和糖分摄入过多造成的。史密斯太太不同意这一点,但她没有直接反对她的先生,而是在每天晚上不作声地为约翰准备点心、冰淇淋和苏打水。由于史密斯先生经常不在家,这并不是问题。

我安排了一次与约翰的单独会面,以了解他对自己的问题的看法。相对而言,约翰没有表现得多么痛苦。但他承认,自己想要"摆脱这个习惯",因为他的弟弟会笑话他,而且,这也让他没法在朋友家里过夜。尽管随着年龄的增长,遗尿的问题变得越来越让人不舒服,但他仍然把这个问题看成别人需要考虑的事情。他说,通常情况下,他和弟弟会在公用的房间里看电视到十点半,然后睡前喝一杯苏打水。他白天去洗手间的次数很频繁。约翰觉得自己和弟弟的关系"还行",但提到他们经常打架。他说,虽然他爱自己的父亲和母亲,但和母亲更亲近。

问题概述

卡洛夫(Calof, 1982)简练而精辟地指出,儿童的身心问题往往是由婚姻的功能问题引起的,这带来了母亲、父亲和孩子之间的三角关系。从这个角度来说,孩子具有的问题可以视作婚姻中冲突的表现。本案例似乎非常符合这一观点。通过某种方式,约翰和史密斯太太之间的关系变得强于史密斯太太与丈夫之间的关系。史密斯先生常常不在家,夫妇各自睡在不同房间里,而史密斯太太明显把约翰(和乔)从父亲那里拯救并保护起来,通过给约翰提供睡前点心与其形成了隐秘的联盟,这些均证明这一案例符合卡洛夫的观点。所有这些随着史密斯太太对兄弟间冲突的不愉快而恶化,进一步导致史密斯太太未能直接面对她和丈夫之间的不同意见,而是暗中破坏丈夫的期望。先前的医学评估也说明,约翰的问题更有可能是身心疾病,而约翰较小的膀胱使情况变得更严重。

296

约翰的遗尿问题可以看成他用来加强与母亲的联系的一种方式,这给了他一个睡在母亲房里的理由。此外,家庭中父母的部分精力集中在约翰的问题上,这也给了他额外的关注与关心。

约翰自身的行为也在以不同的方式有效地帮助他保持遗尿。他不仅在睡前喝饮料,白天的频繁排尿也使得他无法进行成熟的膀胱训练。但是他的遗尿问题带给他以前没有的痛苦,它不仅越来越成为弟弟的笑柄,也使得他无法在同伴家过夜,这正是这个年龄的孩子的常见消遣方式。此外,父母之间的婚姻冲突主要局限于孩子的养育问题以及史密斯太太对冲突的回避。虽然这让全家感到不愉快,但他们的关系从总体上来说挺不错的。尽管史密斯先生非常有说服力,也十分善于表达,但并不固执己见,而且我发现他对我说的话真的很感兴趣。因此,虽然遗尿行为因家庭系统的各方面原因而在过去得到保持,我却有理由相信保持这一行为的因素带来的影响将变得越来越弱。先前的医学检查并未指出约翰的遗尿问题是出于生理原因,因此,此刻的心理干预很有可能是有效的。

虽然这家人是来我这里寻求催眠治疗的,我却不认为这一治疗方法应该立刻用在他们身上。这对催眠治疗师来说通常是个难题。如果因催眠是来访者主动选择的治疗方式而立即对他们使用催眠技术,可能会对未来的治疗效果造成不利影响。然而,如果不能满足来访者的需要,也可能会造成他们对治疗的失望,并导致治疗中断。我知道在这个阶段实施催眠最多只能带来中等程度的疗效,但我依然决定先使用催眠疗法以留住这一家人。如果能发挥作用,那最好;如果不能,我也可以根据需要再做调整。

催眠治疗

297

身心问题,如遗尿的治疗目标是显而易见的,即终止遗尿行为,获得部分收益(如显著减少了遗尿的次数)是不够的。我告诉史密斯夫妇,在排除药物影响的情况下成功治疗此类问题当然很好,但我目前无法预测治疗的长度或进程。他们似乎接受了这个观点。我认为,约翰的遗尿问题根植于不恰当的爱与亲密关系(尤其是与母亲的关系),我也认为约翰的问题会随着他的成长而消失,因此在治疗开始时,我使用了充满隐喻的结构化催眠干预(Gordon, 1978),这些隐喻包含着关爱、成长和建立亲密关系的恰当方式。这些隐喻不仅指向约翰的遗尿问题，也指向他与母亲过分亲密的关系，以及他不恰当的表达亲密的方式。同时，我希望帮助约翰，让他与父亲更加亲密。鉴于约翰明显表现出对改变和维持问题的犹豫不决，在催眠初始，我采用了约翰能够控制的间接引导法。以下是我单独治疗约翰的过程：

> 正如你知道的，约翰，处于恍惚之中时，你可以选择闭上眼睛或睁开眼睛，你可以选择说话或不说，你可以选择放松或不放松。无论你是否希望，你都会进入恍惚之中。现在，我将从 1 数到 10，注意我的声音，体验你此刻所期望的恍惚状态。随着我数数，你可以逐渐进入更深的恍惚之中，只要你愿意。

令我有些吃惊的是，只要约翰愿意，他可以闭上眼睛，这一间接暗示并没有产生效果。虽然我猜想他可能是希望控制整个过程，但也有可能是因为催眠对他来说是一种全新的体验，他需要更多的引导和结构化的部分。因此，我给予了他直接暗示，请他闭上眼睛，在我继续说话时把注意力逐渐集中在我的声音上，整个人也随之逐渐放松。

> 现在，你开始体验到此刻你所希望的恍惚状态，我希望你慢慢地闭上眼睛，让自己放松下来。当我继续讲话的时候，请把注意力更多集中在我的声音上，让其他的声音或感觉慢慢地从你的脑海里消失。当我继续讲话的时候，让你的身体也更加放松，彻底地放松。当我从 1 数到 10 的时候，让你自己更加放松、更加舒适。

接下来几分钟，我不断重复这些暗示，并做了一些变化。最终，约翰闭上了眼睛，他脸部肌肉变得越来越松弛，呼吸也逐渐变得深沉、缓慢。根据这些信号，我判断约翰至少进入了轻度的恍惚之中。于是，我围绕着上面提到的主题进行了如下的催眠暗示。加粗字标注的是嵌入暗示，在读音上也有所加重。

298

> 约翰，只是试着放松一点，当你把注意力集中在我的声音上时，**你想让自己变得多放松，就能让自己变得多放松**。你正在这里学习我所说的内容，但是此刻你的意识并不重要，你的意识此刻完全可以去踢足球（约翰在学校里踢足球），而你的无意识会听到我所说的内容……健康的成长对你

来说很重要，不是吗（肯定设置）？学或不学，**会随着你的改变而改变**。当我的女儿还是个小婴儿的时候，她总是很生气，但她不知道该如何表达她的愤怒。随着她慢慢长大，她学会了恰当的表达方式，改变了表达生气的方式。同样，在成长的过程中，在亲密关系中，**约翰成长了**：

你听到你的父亲如何谈论他的家庭？

你和乔分享什么，不和他分享什么？

你如何以**不同的**方式**爱你的母亲**和父亲？

当你是个孩子的时候，你用一种方式来表达爱与拥抱，但随着你慢慢长大，成为一个男人，约翰，你的爱也会和你一样长大；**约翰，你的爱会如何变化**？

当你还是个孩子时，走路对你来说是那么困难的事情，但你学会了；当你还是个孩子时，字母表对你来说是那么复杂的东西，但你学会了；当你开始驾驶汽车时，这看上去那么困难，但你也将学会。现在，当你准备好的时候，**约翰，像个男人一样**，我知道你想高昂起你的头，**约翰**，你可以，**约翰，改变自己孩子式的方式**。

但是，我们不是来这里聆听你已经知道的事情的，而是去学习一些你不了解的东西，达成你以前达不到的目标。因此，我要在不同状态下与你的意识和无意识说话。你的意识和无意识会听到他们想要听的话，需要听见的话，只要它们愿意，你的意识和无意识也会使用所有学到的东西。很快，你也会以很特别的方式使用这些对你来说具有价值的部分。你会让自己对自己的改变惊奇不已。

然后，我用以下方式引导约翰结束催眠：

现在，我会从10倒数到1。当我数到1的时候，你会从恍惚状态中清醒过来，并且觉得十分放松，神清气爽，你将会记得所有你想要记住的东西。

我直接暗示约翰，他可能记得我对他说的话，也可能不记得，因此，任何一种恍惚状态都是可行的，这可以降低他的阻抗。起初，约翰说他并没有被催眠，因为他记得所有的事情。然而，当我具体询问他记得什么的时候，他却只能回

299 忆起很少的内容。他对此深感震惊，我告诉他，这意味着他已经被催眠了。

接下来的两次治疗都是对约翰的单独治疗。每次，我们用大约一半的时间进行催眠，用另一半的时间探索克服遗尿的动机和策略，讨论由此产生的结果。我使用的催眠程序遵照了早期的程序，并在此基础上作了一些补充。因为约翰喜欢和父亲一起去钓鱼，因此，我围绕钓鱼的主题建立了一个多次使用“钓到和抓住”这一短语的隐喻，这个隐喻不仅指钓鱼，也暗指尿潴留。催眠引导之后的催眠程序如下：

> 试着想象你和父亲在一起钓鱼。你知道，你必须**钓到**鱼儿，**抓住**鱼儿。缺少任何一步都将让努力变成徒劳，不是吗？那么，试着想象你钓到并抓住了鱼，**钓到并抓住**，**钓到并抓住**，钓到并抓住。过一会儿，这个过程变成了自动的，对吗？**钓到并抓住**，钓到并抓住。你越去思考这个过程，就越能把它作为你生命的一部分，因此，你便可以抓住生命中的其他东西。

我还为约翰设计了一套催眠程序，以鼓励他去练习，不要因无法立刻获得成功而泄气。以下是具体内容：

> 当你学习一些新的、有趣的东西时，有时你会出错。但你越练习，就越成功。而你越成功，下一次就越容易。就像学习骑车一样（所有男孩子都会学习的技能），不是吗？开始时，你会注意所有的动作，感到自己有些尴尬和笨拙，但是后来你会变得很熟练，成为自动化的过程。那时，你再回头想想，会奇怪自己当初为何会觉得如此困难！成功带来更多的成功，也带来更多关于自己的良好感受，而这又会带来更多的成功以及更多关于自己的良好感受。你对自己的感觉越好，你就越成功；你越成功，就对自己的感觉越好。因此，正如你学到的，每一次的成功都建立在其他成功的基础上。而这只是一个开始，不是吗？

此外，我还继续使用有关成长和发展的隐喻，具体内容如下：

> 当你学习成长的新方式时，当你学习以不同的方式与他人亲密，发展不同却更深的亲密关系时，你也开始以不同的方式成长，并且对自己的这种变化感觉很好，你很好奇这些改变会给你的生命带来怎样有趣又令人激

动的事情。你对自己内在的成长感到很舒适,知道这种成长会给你带来新的机会和可能。因此,你可以以不同却更好的方式与他人建立关系。

与约翰的讨论也揭示出很多问题。他对父亲有一些负面情绪,这是由于父亲表露出对他的遗尿的愤怒。约翰也继续在睡前喝饮料,虽然(或者说是因为)他知道这会加重他的遗尿。但是,约翰有一次在晚上告诉自己不要尿床,而他真的做到了。约翰也告诉我他和母亲的关系要比和父亲的关系好。虽然这在男孩子中有些少见,而且这种感情似乎是以一种不健康的方式表达的。约翰的遗尿问题显然有强烈的次级获益,也许,他是借此与母亲更加亲密,并且通过这种隐秘的方式向疏远又强大的父亲表达愤怒。因此,对于消除自己的遗尿问题,约翰可能怀着非常矛盾的情感。

300

我请史密斯夫妇记录的关于约翰尿床的数据再次证实了这种矛盾的情绪,以下数据是在治疗的头几个星期记录的:

星期二——干的;

星期三——有点潮湿;

星期四——潮湿;

星期五——潮湿;

星期六——中度潮湿;

星期天——干的;

星期一——干的;

星期二——湿的。

此外,在睡前喝了饮料的几晚,约翰都尿床了。因此,这里的模式很明显。虽然约翰已经取得了一些进步,但这还不是约翰、他的父母以及我所希望看到的最好的结果。不过,史密斯太太告诉我约翰有一个重要的附带改变——在第一次催眠之后,他再也不会在尿床后爬到她的床上来了。此外,约翰的父母都提到约翰在接受治疗之后变得更加体贴,更少冲动,也更加成熟了。虽然我们无法直接把这样的改变归为催眠暗示的结果,却的确可以在隐喻的内容中找到这些部分。况且,我并没有告诉史密斯夫妇我和约翰的催眠工作的具体内容。

很明显,与约翰的单独治疗很有可能产生一个含糊不清的结果,和约翰本来的治疗动机不符。因此,我决定直接对这个家庭系统进行干预,讨论有关家庭关系的重要话题。我必须指出,将催眠干预与其他工作方法相结合是很常规的做法,实际上,催眠干预在其中占的比重往往比较小,但是它能对最终的疗效产生极大的影响。

301

家庭治疗

虽然前五次治疗带来了部分治疗效果,但很明显,如果想要完全解决约翰的遗尿问题,就必须讨论家庭关系的问题。因此,我改变了工作模式(Calof,1982),请史密斯夫妇单独来进行几次治疗,以便讨论以下主题:

(1) 约翰在遗尿问题中的次级获益。事实上,约翰故意在临睡前喝一些饮料,也证明了次级获益的存在。

(2) 约翰与史密斯太太之间有着不一般的紧密联系,而史密斯夫妇之间的联系相对比较薄弱。事实上,约翰遗尿之后常常去史密斯太太那里睡,而史密斯夫妇各自睡在不同楼层的不同房间也证明了这一点。

(3) 史密斯太太对约翰有着"拯救倾向"。约翰睡前,她为他提供甜点和饮料;约翰晚上尿床后,她会帮他洗床单。这些都是"拯救倾向"的证明。

我向史密斯夫妇解释,青春期遗尿部分由家庭互动引起。我请他们在一周内按照下述要求操作,并观察结果如何。一周后再向我汇报。

(1) 不对约翰的遗尿问题进行任何评论,也不要表现出对他的进步的任何监督和关注。他们表现得像是只有约翰自己关心这个问题。如果约翰主动向他们提到这件事,他们也尽量作最少的回应。

(2) 约翰和乔房间里的电视在10点钟就会关闭,两个孩子都必须上床睡觉。在此之前,两个孩子都可以毫无限制地看电视,这使得约翰睡得太沉,从而无法在想要尿尿之前醒来。此外,这也解决了史密斯夫妇之间的分歧,史密斯先生坚持早关电视,但他又经常不在家,因此,史密斯太太可以轻易地私下让孩子们继续看。

(3) 我强烈建议史密斯夫妇睡在一起。史密斯先生对此不是特别高兴,因为他更喜欢水床。但是,由于我的大部分建议都是直接针对史密斯太太的,因此,我觉得对史密斯先生来说,做一些改变同样重要。于是,我告诉这对夫妻,这种改变将帮助约翰明白他的父母是一个不可分割的整体。

(4) 我还建议史密斯太太不要再在约翰尿床后给他换洗床单或铺床。她应该要求约翰自己来做这些事情。她也不需要对约翰尿床与否作任何评论。 302

(5) 我还请史密斯夫妇不要在家里储存任何冰淇淋、巧克力或苏打水,也不需对此作任何解释。

这对夫妻听从了这些建议,我请他们继续暗中记录约翰的尿床情况。

在与史密斯夫妇接下来的两次治疗中,我们讨论了史密斯太太的拯救倾向。史密斯太太说她并没有感到自己和丈夫或儿子之间存在强烈的对立,她也并未感到自己需要保护儿子免遭父亲的伤害。以下交流因篇幅所限略作精简。

治疗师(对史密斯太太):可以谈谈你与约翰和乔的关系吗?

史密斯太太:嗯,我觉得他们打架有点多。我总是在阻止他们打架,像个裁判。我觉得有时候虽然约翰比乔要大,却更需要我的保护。

治疗师:你的先生在此时扮演怎样的角色?

史密斯太太:他总是外出,我需要独自思考如何与两个男孩相处。有时我觉得他对孩子们太严厉,老是发火,我想我只是试图让气氛缓和一些。我知道,有时我做的事情马克(史密斯先生)并不喜欢,但我不知道我还能做什么。

治疗师:所以你让他们看电视看到很晚,并让他们在晚上吃甜点、喝苏打水?

史密斯太太:我想是这样。向他们妥协远比和他们继续斗争要容易。马克出差时并不清楚家里到底发生了什么,他听到的都是问题。

治疗师:你是否因马克没有帮助你而生气?

史密斯太太:我想有一点儿。实际上,有时我觉得他总在指责我做的一切,却完全不理解我为什么这样做。

治疗师:听起来你觉得在家里非常无助。

史密斯太太:是的!马克总是不在家,他不知道家里到底发生了什么。有时我觉得他其实并不在乎,我得一个人面对所有的事情。除此之外,他说的比我做得好,而我不得不做! 303

史密斯先生：听你这么说我感到有些吃惊。我认为自己是支持你管教儿子的，我给你出主意，帮你立规矩，但是你总不听我的！

治疗师：琼（史密斯太太），你可以明确地告诉马克你需要他做什么吗？

史密斯太太：我想和你进行更多的讨论，谈谈我该如何管教孩子们，也希望必要时你能和他们谈谈。你总是告诉我要做什么，却没有告诉我该如何做。然后，当我做错了，你就冲我和孩子们发火。

治疗师：你是否觉得自己必须保护约翰和乔，让他们不受父亲的伤害？

史密斯太太：我想是这样的。他脾气不好，对此我不知道该怎么办。

史密斯先生：我想我的确容易发火，我也觉得很无助。当我外出工作时，我无法插手家中的任何事，而你可以随心所欲，即便我已经定了规矩。

治疗师：马克，你是否愿意和琼一起建立并维持家庭规则呢？

史密斯先生：是的，我很想支持她，我以为我已经这样做了。现在，我能理解她为何会有这样的感觉，我想我没有意识到这些。（对史密斯太太）你为何不早点告诉我你的感受呢？

史密斯太太：我以为你不会听，你这样说让我挺吃惊的。

治疗师：让我们一起去建立并维持一些规矩。我认为，一起面对这些问题，并在怎么做上达成一致，对你们而言非常重要。

史密斯太太：我想我需要听到这些，我很愿意和你们一起讨论并建立家庭规则，一起去维持它。我也需要有些自信！

史密斯先生：我也很愿意，而且我觉得你不需要从我这里拯救孩子们！

史密斯太太：是的，的确不需要。

304 史密斯夫妇一起实施了我们制定的家庭规则，并继续暗中记录约翰的“尿床夜”。约翰尿床的模式依然和以前差不多，但是约翰并没有质疑新规则，很快开始自己洗换床单。他没有问什么，史密斯夫妇也没有解释什么。

在接下来与约翰的单独治疗中，约翰提到他对自己的进步感到很高兴，但仍怀疑自己能否完全戒掉尿床。他意识到睡前喝饮料与尿床之间的联系，却无法解释这个略带荒谬的行为的原因。我假设约翰缺乏足够的动机去戒除尿床。

我认为,对约翰来说重要的是“做他自己”(Erickson, 1980)。因此,我询问约翰是否想再体验一次催眠。他答应了,在催眠导入之后,我对他进行了如下催眠暗示:

> 你在克服自己的问题方面取得了一定的成功,对此,你也很高兴。但与此同时,你也意识到自己放弃了一些重要的东西,一些有用的东西,就像放弃了自己重要的一部分。可是,成长往往是放弃与收获共存,收获那些更好的东西,以你自己的方式,按照你自己的节拍,做你想做的事,完成你想完成的目标,也同样重要,不是吗?你知道何时自己将准备好放弃那些孩子的部分,去发展成人的部分,对吗?有时候,当你准备好改变后,你需要的只是作出决定,不是吗?当你准备好去改变后,只要你愿意,你可以很快地作出决定。
>
> 下一周,你会作出决定,决定自己何时彻底根除自己的问题。也许是一周,也许是两周,也许是一个月。你会以自己的方式,以自己的节拍去达成这个目标。你知道自己必须要做的是什么,你只是需要决定去完成它。因此,无论何时,只要你准备好了,你就可以**停止尿床,发生改变**。

这一基本的催眠程序以不同形式重复了多次。在催眠结束后,我询问约翰何时会停止尿床,他说三四个星期吧。我再次强调他最终会控制住自己的问题。约翰回答说:“你的意思是只要我想,我随时可以改变这一切?”我说,的确如此。约翰离开时提到,在所有治疗中,这是最有帮助的一次。

疗效

我又单独见了史密斯夫妇两次,在这两次治疗中我们讨论了约翰的进步,谈到了我先前的建议的应用,以及他们两位作为一个整体进行合作所取得的进步。史密斯夫妇提到,约翰突然停止了尿床,仅有一天床是湿的。他们继续遵照我的建议,彼此之间的交流更加开诚布公。

305

一年半之后的电话回访表明,约翰的遗尿问题并没有复发。只是偶尔,如果他在睡前吃了冰淇淋或喝了饮料,或是因为一些事情和父母生气,尿床的现象又会发生,不过并不严重。此外,史密斯夫妇提到约翰在这一年半里成熟了很多，无论是情感上，还是生理上。更特别的是，约翰变得更加体贴，能够体谅他人，较少冲动，也能更加开放地表达自己的情绪。约翰主动承担起更多的家庭责任，成绩也提高了。尿床不再是这个家庭需要讨论的话题。

结论

该个案说明，一个成功的催眠治疗需要包含几个方面。首先，催眠疗法属于整个治疗计划的一部分，其中很多治疗是不包含催眠的。实际上，治疗早期严格采用催眠疗法仅能带来有限的疗效。因此，该个案也证实了一句行话，即催眠疗法是一种辅助性治疗方法，它本身并不是一种疗法。

其次，任何症状的次级获益都需要被讨论，尤其当问题隐藏在家庭结构中，是家庭结构各方面的表现时，这一点很重要。来访者心理问题的治疗往往难以独立于其所处的社会环境。这么说尽管有些夸张，但所有的心理问题或多或少都与某种环境相关，环境是构成许多心理困扰的关键因素，品行障碍尤其如此。即便在某个问题中，环境因素没那么重要，来访者对改变的犹豫不决依然会存在，需要治疗师加以处理。

再次，该个案也说明，心理治疗过程中的改变往往是不规则的。因此，治疗师必须通过试误的方式来判断何种干预方法具有最显著的疗效。收集有关疗效的数据非常重要，以便判断何种方法最为有效。

最后，约翰自身的发育成熟也促进了问题的改善，后续的回访尤其体现了这一点。尽管对于不同年纪的来访者，发育成熟都非常重要，但对于青春期快速成长的青少年，这个因素发挥的作用更加重要。而且，在治疗结束时和一年半之后，约翰除遗尿问题以外表现出来的转变可能是治疗的“连锁效应”，但也存在另一种可能，即随着年龄的增长，这些改变也会发生。甚至，遗尿问题本身也会随着个体的成熟而消失，不过，这个过程会更慢一些。

306

本案例依然没有解决催眠疗法长期存在的一个争议，即催眠疗法和其他疗法对最终疗效的贡献到底有多大。仅使用催眠疗法是否可以最终解决约翰的遗尿问题？仅使用家庭疗法是否可以做到？如果仅使用任意一种疗法，是否会产生治疗的“连锁效应”？

实际上，催眠程序的效果也是不明确的。瓦登和安德顿（Wadden &

Anderton, 1982)的研究证据表明,除非来访者有较好的催眠能力(或催眠感受性),否则治疗的成功无法作为催眠疗法治疗效果的证明。此外,他们还认为,催眠疗法在治疗不良习惯问题上可能收效甚微。在对约翰的治疗过程中,我并没有进行正式的催眠感受性评估,从他的外在生理表现以及他未曾表现出中深度催眠迹象可以判断,在催眠治疗过程中,约翰进入了轻度催眠状态。因此,我们无法确定催眠程序是发挥了“真正”的效果还是仅仅起到安慰剂的作用。

我们期待有更多关注青春期遗尿的行为治疗和催眠治疗研究,配对样本的个案比较研究或许是一种可取的方法。此外,催眠疗法的疗效问题也需要通过具有不同催眠感受性的个体进行比较。如果催眠疗法仅能对一小部分“高催眠感受性”的人群发挥作用,那么它的最终疗效十分有限。

本案例也说明,一些根深蒂固的不良行为(如遗尿)往往有多方面的原因和多维度的表现,而这些问题又往往根植于当事人所处的社会环境之中,为当事人提供了一种难以意识到的满足。因此,对此类问题的治疗同样需要在多个维度进行。

参考文献

Calof, D. L. (1982). Shiften's therapeutic paradigms: A case report of adolescent primary enuresis. In J. K. Zeig (Ed.), *Ericksonian approaches to hypnosis and psychotherapy* (pp.239 - 254). New York: Brunner/Mazel.

Erickson, M. H. (1980). Utilizing the patient's own personality and ideas: "Doing it his way." In E. L. Rossi (Ed.), *The collected papers of Milton Erickson* (Vol.4, pp.233 - 234). New York: Irvington.

Gibbons, D. E. (1979). *Applied hypnosis and hyperempiria*. New York: Plenum Press.

Gordon, D. (1978). *Therapeutic metaphors*. Cupertino, CA: META Publications.

Kroger, W. S. (1977). *Clinical and experimental hypnosis in medicine, dentistry, and psychology*. Philadelphia: Lippincott. 307

Kroger, W. S., & Fetzler, W. D. (1976). *Hypnosis and behavior modification: Imagery conditioning*. Philadelphia: Lippincott.

Wadden. T. A., & Anderton, C. H. (1982). The clinical use of hypnosis. *Psychological Bulletin*, *91*, 215 - 243.

PART 4 第四部分 309

临床案例会诊：艾伦的个案

Introduction 引言

311

史蒂文・杰伊・林恩

有多少个心理治疗流派,就有多少种把催眠与心理治疗相结合的方式。如果你认为有超过300种心理治疗方法(Lynn & Garske,出版中),你会很自然地发现没有一本书能够描绘全景,尽述催眠疗法在当代心理治疗中的作用。因此,本节我们将通过案例会诊将讨论的主题聚焦于一个具体的领域,即介绍持各类常见传统催眠治疗理念的临床专家如何治疗一个真实的个案。在对擅长精神分析、理性情绪疗法(rational-emotive behavior therapy, REBT)、多模型疗法、埃里克森式催眠等领域的著名专家进行评价后,本节介绍了"艾伦"这一个案。

自弗洛伊德一个多世纪之前进行的开创性研究之后,没有一种治疗方法能与精神分析的影响力相媲美(Baker, 1985)。弗洛伊德对那些被催眠的个体表现出的明显服从性行为非常感兴趣,他把催眠比作坠入爱河。当然,弗洛伊德认为催眠引发了治疗师与病人之间的两性关系,这本身是错误的。目前,包括贝克(Aaron T. Beck)、吉尔(Merton M. Gill)、布伦曼(Margaret Brenman)、弗罗姆(Erich Fromm)和纳什在内的精神分析理论家,更多的将精神分析的概念与自我心理学相结合(如自我功能的退行、自我接纳、原始思维过程),以此解释催眠发挥的治疗作用。 312

纳什在第十五章里介绍了现代精神分析式催眠在艾伦的个案中的应用,这也让我们看到目前的精神分析疗法已不再是当初那种长程、高强度、无止境的工作模式。纳什的疗法相对简短,聚焦于问题,具有支持性,并以症状管理为导向。对纳什来说,催眠可以通过锁定症状、调控毁灭性情绪、强化适应性防御机制和应对策略、培养自我效能感等方式来增强治疗效果。读者会注意到,若时机合适,纳什也会直接暗示当事人应对策略,并使用系统脱敏等行为技术。这也体现了技术折中主义的特点，表现为一系列强调实用主义、临床效果和功能的领悟疗法（Norcross & Wogan, 1983），以及被逐渐打破的理论藩篱、僵硬的规则和指南（Lynn & Garske，出版中）。

折中主义的风潮并不局限于领悟疗法的领域，许多认知行为疗法也表现出这种趋势。认知行为疗法同样融合了各类技术，在过去的二十多年里被广泛接受（见 Meichenbaum，出版中）。本节介绍了两个相互区别又有所关联的认知流派，一个是在第十六章由埃利斯撰写的理性情绪疗法，另一个是在第十七章中由基尔希和科撰写的多模型疗法。

埃利斯是认知疗法的先驱之一，业内公认，他的工作极大地推动了认知行为技术的发展（Meichenbaum，出版中）。长期以来，他始终坚持，绝大多数情绪问题都是由人们所持有的非理性或不适应的信念引起的。近来，他在著作中介绍了如何将认知和行为技术结合起来。他对艾伦的个案进行的分析和治疗清晰说明了理性情绪疗法改变想法和行为的过程。这些技术包括打破非理性信念、发展应对性陈述、想法与行为的建模和演示、技能训练、强化和脱敏训练等。

认知行为疗法的一个前提是，催眠配合该疗法能做到的，不需要催眠也同样可以做到（Kirsch, 1993）。但是，埃利斯很清楚在什么情境下可以引入催眠，什么情境下理性情绪疗法会产生不当治疗。例如，如果当事人拒绝使用常规的理性情绪行为疗法或对此类方法缺乏积极的反馈，表示更愿意体验催眠时，倒不如使用催眠引导。

基尔希和科使用多模型疗法对艾伦进行治疗的例子同样体现了折中主义的趋势和认知行为技术的使用。他们的治疗方法基于认知行为疗法的创新者拉扎勒斯（Arnold Lazarus）的工作。基尔希和科完善了具体的治疗步骤，其中包含对七个重要功能模型的综合评价（七种功能模型指行为、情绪、感觉、想象、认知、人际关系、药物使用），并以此作为治疗的模板。对于各模型的独立和交互式的系统思考，使得该疗法与其他认知行为疗法区分开来。但是基尔希和科的工作方法与其他认知行为疗法一样，关注放松、想象、行为实践、逐步逼近目标以及认知重构（见 Kirsch, 1993）。对于这些作者，催眠疗法仅适用于那些对催眠持有正性态度的个体，对这类个体使用催眠会使治疗变得更加可靠。

以上介绍的治疗技术呈现了不同心理治疗理论流派在其不同发展阶段与

催眠疗法相结合的方式，但这些发展与催眠及催眠疗法本身的革新并无关系。然而，这对十分受欢迎的埃里克森式催眠来说并非如此。实际上，埃里克森是公认的催眠师大师，他基于自己的催眠实践发展出很多创造性的短期治疗技术。他也是善用悖论、惊奇、幽默、隐喻的专家，善于把握语言和沟通的微妙之处。与传统的心理治疗师不同，埃里克森认为没有必要让无意识变得有意识，也没有必要让当事人获得所谓的洞察，更没有必要分析当事人的人格特点或心理机制。催眠能够借助当事人的固有技能和潜力来帮助他们创造新的意义、态度和信念。

正是秉承这样的传统，马修斯、C.连克顿和S.连克顿构想出他们对艾伦的治疗思路。与理性情绪疗法和许多使用权威性言语暗示的催眠方法不同，马修斯和他的同事们并不会使用那些具体指向某种行为的暗示语，而是使用类比、隐喻和相关学习来进行工作。他们的治疗是目标导向和未来导向的，其重点是帮助当事人获得更好的灵活性和更具弹性的社会角色，引导当事人获得对当前生活状态的全新适应性视角或“框架”，扩充当事人内在资源的应用途径。

艾伦的个案是林恩的一个真实个案，治疗中他使用了无催眠的折中主义治疗方法。为了保护当事人的隐私，我们对个案的一些情况作了一定修改。我们也并未向各个流派的评论人提供有关艾伦背景信息的详细资料。我们仅提供了一份包含足够信息的简洁说明，为下文的讨论提供依据，同时为大家诠释和讨论艾伦的情况留下足够的空间，以便更清晰地呈现不同评论者对该个案相似或相异的理解与治疗思路。 314

为各流派评论者提供的信息

本案例会诊中为各个流派的评论者提供的信息如下。案例情况简介将帮助读者了解艾伦目前的婚姻及家庭情况、主诉问题、家庭历史、病史、以往治疗经历、心理评估结果，并在此基础上阅读相关流派的评论。评论者需要就以下问题展开讨论：

（1）你对此个案有何设想？本案的案主有何种心理和行为动力？

（2）如有遗留问题，你将如何作出回答？

（3）你有怎样的治疗计划？具体而言，你将使用什么策略、技术和方案来开展治疗？

（4）在本案的治疗中，催眠发挥着什么样的作用？若使用催眠疗法，作出这一决定的具体过程是怎样的？一般来说，在心理治疗中有哪些可以或不可以使用催眠的标识和禁忌？催眠疗法应用于本案有何优点和缺点？

（5）你的总结性评论是什么？

艾伦的个案

艾伦（Ellen）是一名49岁的女性，有两个孩子。她的丈夫比她大15岁，两人非常恩爱。她和丈夫都是医生，在同一所医院工作，她在产科，而她的丈夫在放射科。他们的孩子都已进入大学，儿子在医学院，女儿在法学院。

艾伦是一名颇具修养的女性，她机智、口齿伶俐，却非常害羞，艾伦将自己形容为一个“办事有条不紊、考虑周到、仔细、固执、缺乏安全感、喜爱竞争（尤其是与女性竞争）的人”。艾伦的困扰在于她不能使用公共厕所或任何她觉得别人可能会听到她小便、大便或冲水的声音的洗手间。这种焦虑反应长期困扰着她，让她极为不适。例如，参加聚会时，她要忍5个小时不上厕所，用她自己的话说，“膀胱都快涨破了”。她还会回避与女性朋友一起去外地开会，拒绝同事的出游邀请，因为她不愿与这些可能“听到那些声音”的人共处一室。

315

艾伦说，这么多年来，她越发疲于应对这个问题，这一状态没有丝毫改善。最近，她被邀请到中国参加免费的学术交流，却因这一问题犹豫不决，这令她非常沮丧。她有一个月的时间决定是否去中国，而这次学术交流是在首次会面的九个月之后。艾伦为是否接受邀请而左右为难，这也促使她前来咨询。

艾伦之前只在中学时期有过一次接受心理治疗的经历，那发生在她母亲去世之后。她当时去学校的心理健康中心治疗自己的抑郁症，整个治疗持续的时间很短（两个月），主要采用支持性治疗和抗抑郁药物。艾伦说在这个生命中的艰难时刻，她曾想过自杀，甚至有几次自残，虽然当时的她觉得“这太疯狂了”。她花了很长的时间才明白自己为什么在母亲去世后如此抑郁——她和母亲其实一点儿都不亲近。实际上，从某些方面来说，她的母亲是一个坏榜样。在艾伦的描述中，她是一个粗鲁的人，总是不讲卫生，喜欢“裸体在房间里走来走去”，这让艾伦觉得很难堪。艾伦说自己非常努力地想要获得父亲的关注，希望成为他“最喜欢的孩子”。她也注意到自己成为一名医生的初衷是为了取悦父亲。

艾伦的另外一些经历也十分值得关注。尽管她很享受与两个孩子之间充满温情的关系，她与丈夫之间的性关系却不尽如人意。具体而言，她很少有性冲动，把性看成一种任务，而不是一件令人愉悦的事情。她也十分介意是否“干净”，艾伦承认，虽然自己“懂得不少”，却没法把“性有些肮脏”的念头从头脑中清除出去。不过，她依然会和丈夫保持“每周一次或每两周一次”的性生活。最后，虽然艾伦已获得很高的职业成就，但她依然觉得自己“做得不够好”，应该“更加努力”以成为一名更好的大夫。

“明尼苏达多相人格测验”和“罗夏墨迹测验”的综合结果表明，艾伦具有强迫倾向、躯体化倾向，为人谨慎，对人际关系敏感，具有普遍性焦虑，自我价值感较低。

参考文献

316

Baker, E. (1985). Psychoanalysis and psychoanalytic psychotherapies. In S. J. Lynn & J. P. Garske (Eds.), *Contemporary psychotherapies: Models and methods* (pp.19 - 68). Pacific Grove, CA: Brooks/Cole.

Kirsch, I. (1993). Cognitive-behavioral hypnotherapy. In J. W. Rhue, S. J. Lynn, & I. Kirsch (Eds.), *Handbook of clinical hypnosis* (pp.151 - 171). Washington, DC: American Psychological Association.

Lynn, S. J., & Garske, J. P. (in press). *Contemporary psychotherapies: Models and methods* (2nd ed.). Pacific Grove, CA: Brooks/Cole.

Lynn, S. J., Rhue, J. W., & Spanos, N. P. (1994). Hypnosis. *Encyclopedia of Human Behavior*, *2*, 555 - 566.

Matthews, W., Lankton, S., & Lankton, C. (1993). An Ericksonian model of hypnotherapy. In J. W. Rhue, S. J. Lynn, & I. Kirsch (Eds.), *Handbook of clinical hypnosis* (pp.187 - 214). Washington, DC: American Psychological Association.

Meichenbaum, D. (in press). Cognitive-behavioral psychotherapies. In S. J. Lynn & J. P. Garske (Eds.), *Contemporary psychotherapies: Models and methods* (2nd ed.). Pacific Grove,

CA: Brooks/Cole.

Norcross, J. C., & Wogan, M. (1983). American psychologists of diverse persuasions: Characteristics, theories, practices, and clients. *Professional Psychology: Research and Practice*, *14*, 529-539.

CHAPTER 15　　第十五章　　317

精神分析取向的治疗方法在艾伦案例中的应用

迈克尔·R. 纳什

临床工作者当然需要怀着谦恭去阅读这样一份个案材料。对于大多数洞察取向的治疗师,拟定治疗计划需要细心关注与主题相关的各种资源,这些资源包括当事人在治疗的评估阶段呈现出来的回忆、幻想或梦的素材,以及相关的情绪体验。虽然艾伦的个案很有趣,包含的信息也很丰富,但基于素材我也只能形成一个有关艾伦的“可能”建构。这类临床尝试的风险与文学史专家追溯莎士比亚的人生和人格特点时的风险类似:作为研究证据的那些为数不多的、前人撰写的可靠传记,本身可能只是一些杜撰的故事。毫无疑问,有多少个文学史专家,就有多少个莎士比亚。因此,我怀疑,也许有多少个评论者,就有多少个艾伦。

与文学史专家相比,临床工作者在现实生活中的优势在于我们的工作和治疗对象是活生生的:我们的推断或者说假设是可以被检测、证实、证伪、修正或随着当事人的持续变化而摒弃的。在这里,我本着催眠的核心形成的治疗思路还需在与患者的后续接触中进行检测。此外,我将尽量让自己的思路符合个案材料呈现出的基本轮廓。按照提议,我的表述也尽可能简洁,避免使用那种为精神分析诟病的粗浅且高度投机的“场理论”。我希望,即便这一简陋的治疗思路是不正确的,它也能引导读者了解细致的个案概念化如何为治疗方案和治疗技术的制定与选取提供信息(包括催眠和其他治疗方法)。我认为,如果治疗师的技术超越了其对问题的把握能力,便很有可能带来严重的临床失误,对催眠疗法而言尤其如此。　318

治疗方案中存在着有关内投射性主题的争论:艾伦被内投射型抑郁困扰,她的内心充满了与自我惩罚有关的愤怒、力量、竞争、愧疚。从这个角度来看,艾伦对自身排泄过程的过分关注可以视为抑制性情绪表达的衍生物,尤其是与愤怒的情绪有关。恋母情结引发的毁灭同性家长的愿望,会产生无法忍受的愧疚以及与同性家长相处时的矛盾感。这也是对丧失的客体的次级认同(在本案例中,是被毁灭的客体),由此,艾伦将愤怒指向了自己的内心。这是一种完全合理的诠释,但有一点我不满意,当我阅读艾伦的案例报告时,我觉得艾伦的核心心理状态是羞耻而不是愧疚。在洗手间内艾伦并没有觉得自己在做什么不可接受的事情,而是觉得自己本身是不可接受的。

这里我们可以区分一下愧疚和羞耻。愧疚是超我的一项功能:一种由无法接受的冲动引发的被伤害的预期(弗洛伊德认为是"阉割")。羞耻是理想自我的产物:是由无法估量的失败引发的被抛弃的预期。前者恐惧的是被惩罚,后者则是害怕被抛弃、招人厌恶。从发展的角度而言,羞耻比愧疚更为原始。羞耻中那些严厉的、原始的、普遍的部分构成了艾伦不招人喜欢的自我体验,而这种体验基本上以身体为基础。

因此,我并未选取内投射主题为基础,而是尝试性地基于依恋关系构思了一套治疗方案。由于某些原因,艾伦与母亲的早期互动使其内心容易产生对被抛弃的深刻恐惧。由于母亲未能给艾伦提供足够的关爱,艾伦无法内化出稳定的安全感,从而无法进入之后的分离和自主的阶段,因而表现出与丧失有关的原始冲突、对负性依赖的渴望和情感的需求。这种早期与母亲的二元关系的发展性失败又造成艾伦不理解女性到底是什么,拥有女性的身体意味着什么,被动满足意味着什么。无论是性生活还是排泄,都意味着分享本能的体验,而这对艾伦来说都是令人讨厌的。母亲去世后,艾伦表现出的自残行为已不仅仅是一种自我惩罚,更像一种对原始融合的不顾一切的尝试,又像以暴力、羞辱和夸张的方式表达需要,来达成与母亲的和解。从某种意义上来说,流血、排尿和排便都代表了一种对母性供养的渴望,其中充满了恐惧与痛苦。

319

对于艾伦,关系成了一种竞争,只是为了证明她值得被爱。这也部分解释了她的雄心与抱负,以及在各个方面与女性的竞争。因此,艾伦极有可能在较早期转向向父亲寻求肯定,以证明她是值得被爱的,尽管她内心有着深深的羞耻感。幸运的是,艾伦的父亲是一个可靠的人,这塑造了艾伦自尊核心的理性功能,至少让她知道自己是谁,而不是她得到了什么。但这个与羞耻有关的结构性问题再次出现在艾伦与丈夫的关系中。艾伦的先生年纪比她大很多,我猜想他们之间的关系在个人层面,甚至在某些情感层面上都是肯定性的,但是与认同感有关的内部缺陷削弱了艾伦与丈夫保持身体亲密的能力。性是一种“责任”,是羞耻的、肮脏的,因为与艾伦身体有关的所有东西都是危险的(尤其是她女性的部分)。总之,艾伦寻找的不是阴茎,而是乳房。她的父亲无法给她这些,她的丈夫同样不能。

治疗计划和临床诊断

在这个个案中,与艾伦共同讨论治疗目标是一个至关重要的问题。首先,治疗师应该清楚地向艾伦介绍其治疗该问题的思路。治疗师会温和地指出,不能使用公共洗手间的问题是她内在某种一般性倾向的组成部分。在艾伦的意识层面,她渴望被人喜爱,却始终感到极度孤独与苦闷,尤其不喜欢自己的身体。治疗师可以向艾伦介绍羞耻的概念,看看她是否能够有效运用这种情绪性素材。治疗师需要注意的是,艾伦能否将该问题理解为人际问题。

最后,治疗师可以这样说:

> 现在,我们必须决定如何面对这个问题。我相信这是一个开启一段为期几个月的治疗的好机会,你可以在使用洗手间的问题上变得足够自信与镇定,从而使你能够前往中国参会。我们可能会使用催眠或其他的治疗策略来处理你面临的问题。另一方面,我们也会在治疗过程中更加系统地处理你的郁闷和窘迫,当然,这与你的中国之旅相去甚远,但我想和你一起探索为何你会不时对自己以及自己与别人的关系感到极度失望。这一工作自然具有挑战性,因为我们追寻的是问题的根源所在。
>
> 我觉得这是一个很好的机会,我们会成功实现这一更广阔的目标,所得到的回报将会是更加满意的人生。而“代价”是更长的疗程、更高的花费,以及有时可能会“激起”你的很多情绪。我觉得,无论哪一种治疗方案,其预后都会不错。让我们谈谈该如何展开治疗吧……

320

接下来,治疗师和艾伦可以花一些必要的时间制定治疗计划。有时,当事人会询问治疗师他们能否两个都要:首先消除那些症状,然后有所洞察。我在这个问题上的态度是简单明了的,即我们提到的聚焦于问题解决的短期支持性治疗与传统的发现型治疗使用的方法不太相容,后者始终聚焦于移情—反移情这一关系,需要治疗师严格保持中立。如果当事人只希望尽快解决症状,但之后(大概一年之后)发现自己需要更为深入的治疗,我也愿意接受这样的个案,但一般来说,我更希望当事人能够同其他治疗师合作。

由于本书的主要目的在于呈现催眠技术的临床应用,因此,我假设本案例中艾伦选择的治疗方法是聚焦于问题的短程支持性治疗。催眠疗法固然可以在长程的精神分析治疗中发挥重要作用(Fromm & Nash, 1996),但它只是几类发现型治疗技术中的一种,而其他的技术并不属于本书讨论的范围。因此,基于这些局限,我假设本案例中的治疗目标是减轻症状,并且疗程相对较短——大概3—4个月。

聚焦于问题解决的支持性干预包括使用催眠来调节当事人的破坏性情绪;强化当事人和谐的、适应性的和防御性的应对策略;鼓励当事人培养自我效能感。此外,整个干预过程旨在解决界限明确的症状群,而不是去探讨与自我及他人相关的更为广泛的非适应性方式。这种干预技术旨在支持当事人的自我边界,强化当事人身体的完整感,也着力于探索灌输希望和再教化的正迁移。对于艾伦,我们在一定程度上还期待她能释放出一些破坏性情绪,尤其是那些悲伤的情绪:此处的挑战在于通过当事人最常用的,甚至是过分使用的防御机制来支持当事人对情绪的管理和控制。某些催眠技术还能直接强化当事人的自我效能感,舒缓紧张情绪,练习如何在未来使用更具适应性的应对策略。所有这些过程都可以在催眠状态下发生。对于艾伦,自我催眠训练可以进一步强调独立自主和成功的重要性,这些都是她一直以来十分推崇的。

321　所有这些支持性工作并不意味着移情和反移情不会在治疗中出现。相反,可以预见的是,随着治疗的进展,艾伦可能会不时地把她对自己的轻蔑投射到治疗师身上(这是她与母亲的早期关系的投射)。这可能会形成一个非常紧张又十分空洞的治疗联盟。在长程的探索性治疗中,这些感觉会被不间断地耐心诠释为一种洞察。但是在精神分析导向的短程支持性干预中,目标有所不同:治疗师需要找到某种方法以调动当事人内在强烈的正性依恋的需要,即艾伦与她父亲之间的联结,从而抵消或打磨艾伦内化的糟糕恶劣的母亲原型所带来的锋利的自我边缘。

治疗的一般性过程

根据上述内容，精神分析导向的短程支持性治疗试图在治疗过程中使用催眠技术。由于艾伦与父亲的关系不错，而她的父亲十分重视个人成就，治疗师可以把父亲或艾伦本身作为一个教练：一个可以教授艾伦必要技能以帮助她变得更加自主并掌控自己身体的人。我预计整个治疗过程可能需要四个阶段。首先，评估艾伦的催眠感受性，向艾伦介绍催眠技术；其次，进行一段时间的探索，期间包括鼓励艾伦阐述那些与洗手间有关的情绪主题，从中识别出艾伦的应对策略（通过想象和回忆）；再次，通过教会艾伦自我催眠，引导她每天练习，来精雕细琢新的应对策略（在本案中是自我抚慰策略）；最后，通过系统脱敏和年龄回溯技术帮助艾伦强化自主感和自我效能感。

第一阶段：引入催眠并对当事人进行催眠感受性评估

在艾伦和治疗师就治疗计划达成一致后，艾伦便可以预约第一次催眠体验了。治疗师应告诉艾伦，第一次催眠不会对她在上厕所方面的问题进行处理，而会帮助她熟悉催眠的过程，同时治疗师可以评估她的催眠反应性。此外，治疗师还需提前告知艾伦，催眠只是一种强化自我控制感的技术，该技术能帮助她探索提高安全感和掌控感的方式。以下是弗罗姆和纳什（Fromm & Nash，1996）撰写的引导语，并在括号内写了注释。 322

凝视/放松技术

现在，我希望你在墙上或天花板上找到一个点或一个物体，任何一个点或物体都可以。

也许是画上的一个点，也许是墙上的一个点，也许是阳光以某种有趣的角度照射在墙壁或天花板上的某个区域。

（放任的态度。）

我希望你能找到那个点，凝视那个点。我把那个点称为“目标”。把你的视线聚焦在目标上，然后听我说。

（通过集中注意和专注提高自我感受能力。）

通过这种方式，你将明白接受催眠到底是怎样的体验。

（引发期待；探索性的语言。）

我向你保证，无论你进入多么深的催眠状态，你将始终保持绝对的控制权。催眠实际上是我们两个人共同完成的一种体验。

（避免当事人的消极态度，强调互动性和治疗关系。）

你的眼睛觉得很舒适，也很沉重，凝视着你的目标，继续保持凝视着你的目标，同时聆听着我的声音。

（重复。）

催眠并没有什么神秘或特别之处。它是一种自然而然的能力，几乎每个人都或多或少有所具备。从某种角度来说，催眠就像你在全神贯注地观看一场电影，你忘了自己只不过是观众，从而成为故事的一部分；也许，你是一个喜欢听音乐的人，会完全投入音乐中，周围的一切都成了背景，音乐成为舞台的中心。

323

（专注；顺其自然的声音。）

继续凝视目标。

如果你的视线从目标上移开了，没关系，但是请把它拉回目标上。如果你注意到目标在移动和变换颜色，就随它去吧。

（注意阻抗；使用想象和感觉式的语言；充满期待的态度。）

你只需把注意力放在你的目标上，聆听着我的声音，让自己变得越来越放松。

当你越来越放松的时候，你可能会感到一种睡意，放松的感觉弥漫到你的全身。

很快，你会注意到你凝视的目标发生了变化，也许变得模糊了，也许改变了颜色……你发现你的眼皮变得越来越沉重，你希望能找出是什么使眼皮变得沉重，想要闭上……你想要知道怎样才能进入催眠状态。

（分级逐步引入暗示语；重复；使用顺其自然的声音和探索性的言语。）

凝视着某个物体这么久，的确让人紧张，彻底的放松是再好不过的了。

让自己完全放松下来。当你的眼皮变得越来越沉重，你也会注意到自己的眼睛因长时间的凝视而变得湿润……你的眼睛是如此疲倦、湿润。很快,它们将自动闭上,而你只需放任这件事发生……让自己自然地进入一种舒适的、放松的状态里,因为你会一步步,以你自己的节奏进入催眠状态。

(重复;顺其自然的声音;感觉式的语言;采用因果归因;分级逐步引入暗示语。)

很快,你的眼睛就会自己闭上了,当它们那样做时,你可以让自己真正地彻底放松下来。当你的眼皮变得越来越沉重,你的身体就会变得越来越无力、放松。不知不觉,你的眼睛和身体陷入了催眠状态。你的眼皮变得越来越沉重,眨着眼睛,眨着眼睛。 324

(当事人闭着眼睛。)

(压缩和置换;重复。)

很好,现在你的眼睛闭上了,在接下来的催眠时间里,它们也会一直闭着。但是,如果你想在维持深层催眠状态的同时睁开眼睛,也可以。不过,你只能睁开一会儿,然后再次闭上。你的眼睛更可能一直舒适地闭着,同时,继续不费力地聆听我的声音。

(放任的态度;注意阻抗;顺其自然的声音;监控并调节当事人的反应。)

现在,你的眼睛已经闭上了,你可以进入深度放松与催眠状态中。过一会儿,我会用手触碰你的头顶,当我这样做的时候,你会注意到一股放松的暖流从你的头顶流下来,流遍你的全身。等一下,我会用手触碰你的头顶,当我这样做的时候,你会注意到这股美好的放松暖流从你的头顶流下来,流遍你的全身。你也会进入更加舒适的催眠状态。现在,我要触碰你的头顶了。

(治疗师触碰当事人的头顶 2 秒钟。)

(通过触碰引发正性移情;使用感觉式的语言。)

让放松的暖流流过你的全身。现在,你身体的哪个部位能够感受到这股暖流? 325

(当事人回答"在我的头顶"。)

很好,我将从 1 数到 20。随着我数数,你会变得越来越放松,继续进入舒适的催眠状态。在催眠状态下,你会体验到很多不同的经历。

(感觉式的语言;重复;无意识卷入;期待的态度。)

1……让舒适的暖流从你的头顶流下来,流过你的面部肌肉,你的前额、眼睛、脸颊都变得放松且无力,放松且无力……

2……让舒适的暖流流过你的后脑勺,流过你的颈部,这里平时承受了很多压力,现在,舒适的暖流流过它,你的颈部也变得放松、舒适,放松、舒适。

(感觉式的语言;重复;无意识卷入;期待的态度。)

3……4……现在,让舒适的暖流流过你的肩膀,你的肩膀也变得放松、舒适,同时,你毫不费力地聆听着我的声音,让自己在不知不觉中进入一种舒适的放松状态里,进入舒适的催眠状态里。

5……6……让舒适的暖流流过你的肩膀,流入你的手臂,流向你的手肘和手腕,你的手臂现在变得舒适、放松,与此同时,这股暖流将你手臂中所有多余的能量从指尖中冲刷了出去。

(顺其自然的声音;无意识卷入。)

326

7……8……现在让这股暖流流过你的胸部,你的背部,你会意识到,也许不是第一次了,你的呼吸变得越来越缓慢且有规律,缓慢且有规律。当暖流流过你的胸部,流向你的背部,放松且无力,你变得越来越困倦,而你的呼吸也变得越来越缓慢、规律……

9……10……让这股放松的暖流流过你的腹部,流过你的后背。彻底放松的感觉是那么棒,治疗椅的支撑感是那么棒,你感受到这些美妙的暖流改变了身体与心灵之间的关系,因为你正在以自己的节奏进入催眠状态。

(顺其自然的声音;无意识卷入;使用感觉式语言;使用正性移情;形成因果归因。)

11……12……你可以感受到这股暖流流过你的腰部,顺着你的大腿流向膝盖和小腿……放松,整条腿都得到了舒适的放松,让舒适的暖流继续流过你的整条腿……

13……14……流过你的膝盖……

15……流过你的脚踝，将所有多余的能量都从脚趾中推出去。

（想象；感觉式的语言；被动的声音。）

16……现在你觉得越来越困倦，独自漂浮着，越发觉得困倦且昏昏欲睡，同时毫不费力地聆听着我的声音。要知道，无论你进入多么深的催眠状态，你总能听到我的声音，无论你进入多么深的催眠状态，你总能听到我的声音。

327

（避免当事人的消极态度；引发互动性关系。）

17……现在，你越来越能意识到自己变得多么放松、困倦和恍惚了。你只觉得越来越放松，同时，你也能意识到那股暖流继续流动在你整个身体里，你依然可以不费力地聆听着我的声音，进入越来越深的催眠状态。

（探索性的语言；期待的态度；使用感觉式语言。）

18……越来越放松，越来越困倦，越来越昏昏欲睡。你很好奇自己的头脑和身体如何在催眠状态下协同工作……此刻，进入如此深的催眠状态、放松状态是那么舒适、愉快，随着每一次的呼吸，你变得更加困倦，更加昏昏欲睡，但依然能不费力地聆听着我的声音。我们正一起探索催眠对你的意义。

（重复；使用探索性语言；避免当事人的消极态度；引发互动性、相互合作的关系。）

19……对你来说，困倦和被催眠感觉很好……当我们了解催眠对你来说意味着什么。

20……进入深深的放松和深深的催眠状态。

（标注当事人的反应；使用探索性言语；引发互动性、相互合作的关系。）

催眠深化技术包括一系列常规的意象和方法。以下身体聚焦技术特别适合处理艾伦的问题，因为该技术瞄准的是艾伦非常重要的部分——她与自己的身体及身体感觉之间的关系。以下是一个简短的例子：

328

现在，你很放松，进入了深度催眠状态，我希望你能注意自己的呼吸一段时间。进入更深的催眠状态的方法之一便是集中注意于自己的呼吸一段时间。

(期待而自由的态度;专注和集中注意。)

注意,当你缓慢、正常地呼吸时,吐气的过程是如此让人愉悦……吸气、吐气……

(治疗师根据当事人呼吸的频率说"吸气""吐气"。)

当你继续体会自己所有这些感觉时,你全身的肌肉也会自然而然地帮助你缓慢、正常的呼吸,随着每一次呼吸,你会越来越放松,越来越进入催眠状态。

(重复;监控并调节以适应当事人的反应;标注当事人的反应并形成因果归因。)

这就好像,每一次吐气的时候,你都在吐出内心的压力与紧张。处在催眠状态之中的你,每一次吐气的时候,都会在不知不觉中进入所期望的深层的、舒适的催眠状态里。

(顺其自然的声音;促使无意识卷入;分级逐步引入深度催眠的暗示语。)

现在,我将从1数到25……当我数数的时候,你会进入更深、更舒适的催眠状态……因为每当你吐一次气,你的身体都会变得越来越放松,越来越无力……而你的头脑会变得越来越清晰,你也许会对自己的头脑和身体在如此放松、有趣的状态中进行合作而感到非常好奇。

(治疗师根据当事人的呼吸频率来数数。)

1……越来越放松,2……3……

(使用感觉式语言;顺其自然的声音;促使无意识卷入;使用探索性语言;避免阻抗。)

329 接下来,治疗师可以使用一系列暗示来评估当事人的催眠感受性。这些暗示包括手臂降低反应(hand lowering)、双手紧握反应(hands together)、催眠梦(hypnotic dream)、手掌变暖暗示(suggestions for hand warmth)等。之后,便可以结束催眠。治疗师可以有充足的时间进行催眠后面谈。如果当事人的催眠体验是积极的,就可以进入下一个治疗阶段——探索。如果催眠引发了当事人非常明显的焦虑感,或当事人本身的催眠感受性比较低,则可以考虑其他非催眠的心理治疗方法。

第二阶段：探索期

治疗的第二个阶段包括寻找有效的方法帮助艾伦控制洗手间的使用问题带来的破坏性情绪。通常，在短程治疗的这个阶段，当事人进入催眠状态的能力会进一步提高，催眠的深度将有所增加，催眠引导的时间将减少，并接触一些精心调节的探索性技术，着力于提高当事人的掌控感和自我效能感。对于具有良好催眠感受性的被试，催眠导入的时间可大幅缩短，如：

> 当你处在深度催眠状态中时，我将帮助你学习如何更快而简单地进入催眠。无论何时，只要你走进这个房间，坐在你的椅子上；无论何时，只要我们需要进入催眠状态以展开治疗，你需要做的便是闭上眼睛，听我从1数到5……当我们这样做的时候，你会发现，在我数到5的时候，你已进入如此放松的、深度的催眠状态中了……甚至比现在还要深，还要放松。
>
> 当我数到5的时候，你会进入高度放松的状态，发现自己正在走下你今天很喜欢的螺旋式楼梯。只要我们一起待在这个屋子里，希望一起使用催眠技术，你需要做的就是闭上眼睛，舒适地听我从1数到5。而一旦我数到5，你便会高度放松并进入深度催眠状态中……走下那段非常特别的螺旋式楼梯。

接下来我们可以花费更多的时间探索艾伦的意象、隐喻、语言、感觉或与自我效能和安全感有关的回忆。这些技术包括催眠梦、情绪桥（affect bridge）、年龄回溯、影院隐喻（theater metaphor）、云彩技术（clouds technique）或其他由弗罗姆和纳什（Fromm & Nash, 1996）描述的表达性技术。这些技术旨在让艾伦有更多的空间去寻找解决问题的方法。情绪桥技术是指在催眠状态下，通过暗示促使相关情绪涌现。当当事人充分卷入这些情绪中时，暗示当事人"现在你可以时光倒回到自己第一次有这样的感受的时候"。剧院隐喻技术是指暗示当事人在电影院里看一场与自己的问题相关的独幕剧。云彩技术是指让当事人想象云彩从头顶飘过，然后请当事人描述这些云彩像什么。以下是可以在艾伦的治疗初期使用的两个探索性技术：第一个技术能温和地鼓励她进行情感表达，

330

第二个技术能够提高她的掌控感。

梦

过一会儿,我会停止讲话,那时候我会希望你做一个梦……一个真正的梦……就像你晚上睡觉时会做的梦。但这也是个特别的梦……这个梦和你对洗手间的感觉有关……你会做一个梦……一个有关洗手间的梦……无论你梦到了什么,它都会帮助我们了解该如何解决这个问题……现在,我即将停止讲话。当我这样做的时候,你会睡着并做一个梦……一个有关洗手间的梦……这个梦将对我们的治疗工作有所帮助……当我再次讲话时,你会记起所有有关这个梦的内容,并向我讲述……

没有羞耻与恐惧的安全港

现在我们从你的梦里得知(或是通过其他途径),恐惧和羞耻在你使用洗手间的困扰中占据着非常重要的地位,我希望你此刻能仔细聆听我接下来讲的话。一会儿,我将从 1 数到 10……当我数到 10 的时候,你会发现自己身处一个非常安全的好地方,在那里你对自己和自己的身体很满意,你的感觉很棒。它可能是你记忆中的某个地方或场景,又或是你曾经在书中读到过的,抑或是未来会出现的……也有可能是别的什么地方。然而,一旦我数到 10,你就会在那里……那里没有任何羞耻和恐惧……你感到彻底安全,对自己感觉很棒……除此之外,再也没有任何负面情绪的容身之地……

331

1……你很快就会到达那个美好的地方,你也许会在那里做些什么又或是什么都不做,但你会感到很安全,很棒。

2……3……越来越接近那里了……

4……5……6……你很快就要到那里了……没有任何紧张和压力……

7……8……9……你可以开始告诉我那里是怎样的了……

10……你在哪里?

在这 5—8 次的治疗中,治疗师使用这些技术来识别和雕琢当事人对问题的应对机制。可以预见,艾伦会设置以下两类自我肯定的脚本:其中一类明显自恋和主动,包含着胜利、成功、竞争获胜(在运动场上取胜,庆祝专业领域的成就,打败邪恶的敌人);另一类脚本更加原始和被动,包括只愿意与仁慈的人在一起或待在足够安全的地方(如蜷缩在一个特殊的椅子里;抱着早先自己喜欢的客体,如泰迪熊;在河边、海滩或山上安静地沉思;和挚友待在一起,什么都不做)。我假设,艾伦对自己内心的负性依赖的需求具有非常大的容忍力,这可能会出乎治疗师的预料,而与泰迪熊有关的意象会强烈地唤起她的安全感与被接纳的需要。

第三阶段:自我催眠和进一步完善

下一个阶段需要教会艾伦使用自我催眠。以下是一个常见的引导程序:

现在你已经高度放松,并进入深度催眠状态,再次和你的泰迪熊待在一起,在那里,任何不舒服的感觉都不能打搅你,现在,请仔细听我说。

任何时候,只要你想进入催眠状态,只要你想以这种方式控制自己的感受,你要做的就是找到一个相对舒适的地方,闭上眼睛,慢慢地从1数到5。

在数数的过程中,你会发现自己的呼吸开始改变,身体感觉开始改变,你和你的泰迪熊一起,再次回到那张舒服的椅子上。

当你数到5的时候,你总是会进入深度催眠状态,进入你此时此刻体验到的非常放松的状态,和你的泰迪熊在一起……你和你的泰迪熊在一起,内心非常平静。你可以感受到它柔软的毛……知道一切都很好,很安全。随着练习的增多,你甚至会发现自己进入了比现在更深、更彻底的催眠状态。

无论何时,只要你想进入催眠状态,你要做的就是找一个舒适的地方,闭上眼睛,自己从1默数到5。你会发现自己的头脑和身体都毫不费力地进入了这种平静的催眠状态里。与以往不同,在这种状态下,你能更好地控制自己的感觉。当你数到5的时候,你总是会和你的泰迪熊在一起,平静、安宁,没有任何不舒服的感觉。一旦你处于催眠状态之中,一旦你与泰迪熊在一起,你可以全凭自己的意愿选择留在这种状态中的时间。你只需要待在那里一两分钟就可以获得催眠的益处,当然,你可以选择待得更久一些。但是,一

332

旦你想从催眠状态中脱离出来,只要一个深呼吸,睁开眼睛,你会完全清醒过来……神清气爽……精神百倍……并且觉得十分舒服。你可能会惊诧于这种感觉在一天中持续的时间。你也会以这种方式练习自我催眠,每天不少于两次。现在,请听着我的声音,继续保持催眠状态。

(治疗师重复了上一段引导语。)

过一会儿,你将从催眠状态中醒来,你会做一个深呼吸……睁开眼睛……然后完全清醒过来。你记得今天我们所做的一切。你也会发现自己特别清楚该如何做自我催眠。过一会儿,在你谈谈今天的体验之后,我将请你在治疗室里做一些自我催眠的练习。

在催眠结束之后,艾伦和治疗师一起讨论了今天的治疗。接下来,治疗师协助艾伦回忆自我催眠的引导过程,并请艾伦在治疗室里练习自我催眠。

现在,我想请你和我一起运用自我催眠。

(治疗师引导当事人回忆了自我催眠的过程。)

当你和泰迪熊在一起,进入了舒适的催眠状态后,你需要说出“现在”这个词,以让我知道你已经进入催眠状态之中。当你说了这个词,我会开始和你说话,引导你进入更深的催眠状态。现在,我会安静一会儿……试试看,引导自己进入催眠状态……当你再次和泰迪熊在一起的时候,记得对我说“现在”这个词。

一旦艾伦给出信号,表明她已经进入了催眠状态,治疗师便可以尝试探索艾伦的内在体验。如果艾伦进入更深的催眠状态,可以请她重复与“现在”类似的词,以便让治疗师知道。治疗师还需再次暗示艾伦每天至少练习两次自我催眠,如果有需要的话还可以练习更多次。每次自我催眠的过程最好不超过1—2分钟,如果艾伦希望的话也可以更长一些。接下来,治疗师请艾伦自己结束催眠。然后,治疗师询问艾伦有关自我催眠的感受,再次强调每天需要练习至少两次。下一次治疗时的第一件事便是与艾伦讨论她的自我催眠感受。通常情况下,对传统的他人催眠具有良好反应的来访者都能有不错的自我催眠效果。对于自主权存在冲突的来访者,如艾伦,有时反而会报告自己在自我催眠时能进入更深的催眠状态。另一方面,具有高度依赖性的来访者可能最初会拒绝自我催眠,但这并非处理不了。

完善和应用阶段的另一遗留任务在于重建艾伦与自身器官的联系——由此帮助艾伦不再纠结于绝望的渴望,减少艾伦内心中对被动依赖性的强烈渴求,而这种渴求正是通过排泄过程象征性表现出来的。就像一个厌食者,他不想吃东西的愿望其实是内心中对食物的强烈渴望产生了病态恐惧的反向表达,艾伦对排泄过程的回避其实是她内心深处对被他人关爱和接纳的强烈渴望的象征性表现。这两类病人都混淆了恐惧与消化系统的感觉。 333

催眠暗示可以用于强化艾伦对内部感受的觉知力,引导艾伦在安全、支持性的氛围里把注意力集中于内脏感受。这样做的目的是帮助艾伦熟悉肠道的感觉,尽可能减少她对自己的错误知觉。例如,在常规的初次催眠体验之后,除了暗示艾伦觉得放松和被支持,还可以用如下方式对艾伦进行暗示:

> 现在,请你仔细注意自己的下腹部……注意你此时此刻体验到的每一种感觉……你很放松、舒适,进入了催眠状态……和泰迪熊在一起,在这样的状态下你可以感受到自己的每一种感觉……有什么,没有什么……哪些是你的肠子,哪些不是……告诉我你此时此刻的感觉……你甚至可以创造消化道的感觉……此刻,你或许会觉得膀胱有刺痛感……继续……想象你的膀胱有刺痛感……现在,你真正感受到这种感觉了……

在详细进行以上暗示之后,治疗师可以给予当事人一些自主控制的隐喻,例如:

> 对于自己的膀胱和消化道发生的事情,你有越来越多的了解……你也可以更好地区分出哪些感觉与排泄有关,更好地控制每一个部分……你也能够更为放松,充满安全感,同时,你越来越能控制这些过程……那些干扰性的感觉再也没有容身之处……无论发生什么,泰迪熊都会和你在一起。最终,你开始控制自己的身体……你的身体也会恢复运转……就像钟表一样……不费吹灰之力,也易于管理……

在治疗的这个阶段,治疗师通常会让艾伦进行自我催眠以作为催眠治疗的开始,并在进入催眠状态之后给予治疗师信号。治疗师使用的催眠暗示旨在帮助艾伦在保持高度放松的同时,体验与排泄有关的内脏感觉。如果治疗师这样做，这个过程会逐渐变得类似于脱敏训练，帮助艾伦想象自己在洗手间里镇定自若地完成整个排泄过程。

334

第四阶段：巩固

随着症状如期减少，治疗师可以安排几次治疗以巩固和支持艾伦进行自我管理。这个阶段中，年龄回溯的疗效十分突出，在这一过程中，艾伦可以“穿越时空”提前体验她的中国之旅。有关支持、骄傲和成就的暗示可以更灵活地与身心更从容地使用洗手间配合使用。

> 当我继续数数的时候，时间会继续往前转动……现在，你已经在中国了。你觉得很自信……去你想去的任何地方。现在，你在哪里？……是的，你做得非常好。你的身体自动运转着，就像钟表一样，它会自己照顾自己。很好，你可以完全掌控自己的身体……现在发生了什么？你在哪里？很好，一切都很棒，就像钟表一样自然运转……

这个过程可以在不同的时间和情境下练习。

结论

对于艾伦，结束治疗可能面临的一个困难是她会通过破坏（或弄糟）自己已经取得的进步来逃避与治疗师的分离——这个预料之中的丧失，并由此引发治疗师的羞耻感。如果发生这种情况，治疗师需要耐心地向艾伦解释，这一发展并不意味着失败，而是一种对分离的悲伤，是可以理解的反应。总之，我所提议的治疗包含着精神分析式的治疗思路、短程治疗的目标和催眠疗法的技术。当然，这一治疗从人际关系的角度出发，建立在细致周到的治疗构思的基础上。催眠技术可以说是临床工作过程中探索、表达、自我控制的自然衍生物。

参考文献

Fromm, E., & Nash, M. R. (1996). *Psychoanalysis and Hypnosis*. Madison, CT: International Universities Press.

CHAPTER 16　　第十六章　　335

催眠联合理性情绪疗法在艾伦案例中的应用

艾伯特·埃利斯

我认为艾伦很可能患有人格障碍,并伴有强迫症和抑郁倾向。偶尔照顾她的生母心理严重失常,我怀疑,艾伦父母的亲戚中也有心理失常的人(Cloninger, Svrakic, & Przylbek, 1993; Ellis, 1994b; Steketee, 1993)。与其他患有严重抑郁和强迫倾向的来访者不同,该个案的抗挫折能力并非十分低下,始终为成为一名优秀的医生、一个有力量的母亲和一个"好"妻子而不断努力。因此,当他人不认可她时(即使很轻微),艾伦会通过种种努力来补偿她内在的不足和伤痛。她聪明伶俐又善于表达,利用自己的"高级资产"来获得条件性自我接纳:也就是说,她往往因自己是个好医生、好妻子、好母亲,而将自己视作一个好人。但她几乎无法无条件地接纳自己——只是因为她是一个活生生的人。艾伦的条件性自我接纳使得她无休止地监视着自己,以便完全确认自己的表现不会显得愚蠢或拙劣,杜绝自己被重要他人否定的可能。

当艾伦觉得自己做得不好,或是当她觉得(误以为)别人看轻她时,艾伦会觉得能力不足,缺乏自信,并且很难原谅自己的"恶劣行径"。虽然艾伦既聪明 336 又努力,但是她努力的目的是为了纠正自己的"错误"、赢回他人的认可,并且往往能在这些方面取得成功,而后她再次陷入条件性自我接纳,而不是无条件的自我接纳(Ellis, 1972, 1973, 1990; Ellis & Velten, 1992; Hauck, 1992; Mills, 1993)。

和大多数本性难移的自我惩罚者一样,艾伦也表现出严重的次级症状:因已有的困扰而更加困扰。因此,当她为别人可能听见她排泄或冲水的声音而感到焦虑和担心时,她也厌恶着自己的焦虑感,不希望其他人知道她正感到焦虑。从理性情绪疗法的视角来看,艾伦的恶行循环从过分追求完美、希望获得他人的认可开始,形成了一种绝对化的需求:"在任何时候、任何情境下,我都不能让任何人知道我在做一些"肮脏"的事情,如大便或小便,因为一旦他们发现我在做这样的事,他们就会看不起我。他们是对的! 我是一个肮脏的坏人!"(Beck & Emery, 1985; Ellis, 1962, 1986; Wachtel, 1994; Walen, DiGiuspeppe, & Dryden, 1992; Yankura & Dryden, 1990)。

一旦艾伦要求自己保持彻底的干净,并获得完全的认可——对她来说,这自然是无法保证的——艾伦便陷入强烈的焦虑之中(并时常伴随恐慌)。但是,这些"不正确的""愚蠢的"缺点又使她产生了次级需要:"我必须不焦虑! 我必须把自己的恐慌隐藏起来,不能让其他人发现,我必须让他们喜欢我!"于是,艾伦惊慌于自己的恐慌,并因此自我贬低,进一步确信她必须使自己避免焦虑,这造成了艾伦对大小便的强迫性回避(Ellis, 1979)。

艾伦还可能有第三级的症状,这一症状与心理治疗有关,引发第三个绝对化需要:"我必须有效使用心理治疗来帮助自己克服这些焦虑! 如果我没有改进,一定是我做得不够好,我必须要有所改进!"

如果我对艾伦问题的分析是正确的,艾伦就一直在遭受她这些根深蒂固的自我贬低的中伤。首先,她觉得自己比看上去"肮脏",不想让别人知道她有多么"肮脏";其次,她为自己如此焦虑和神经质而感到丢脸;最后,她耻于自己的症状多年来没有改善(实际上,变得更糟糕),也耻于自己的心理治疗从未获得成功。因此,艾伦进行着三重自我贬低!

艾伦对于排泄声音被他人听见的恐惧,可能来自她心理失常的母亲,又或许是因为母亲对自己的身体过于开放,因此作为女儿的艾伦走向了另一个极端,强迫自己非常保守。但问题依然存在,为何艾伦如此一本正经地看待她母亲的行为,而她的兄弟姐妹没有这样做? 我的回答是,无论造成当事人强迫性洁癖的家庭原因或环境因素是什么,她可能生性爱较真,容易为这些事情困扰。因此,作为一名治疗师,我最好让她看到自己在这些方面都轻松自然地做了什么,以帮助她无条件地接纳自己的这些天性(天生的,也是必需的),并使她掌握认知、情感和行为方法以改善这些症状(Ellis, 1994a, 1994b)。

337

治疗计划和相关考虑

我的治疗计划包括:(1)引导艾伦看到她一直以来的症状——焦虑和强

迫——这种强迫观念和行为都围绕着对别人发现她“肮脏”一面的担心，但重要的是，焦虑引发了她的次级症状，即她焦虑于自己的焦虑，恐惧于自己的焦虑、强迫观念与行为；(2) 引导艾伦看到她的初级和次级症状大部分来自自己内心极端的需要，而不是健康的喜好，她太想做好每件事，太想获得他人的认可了；(3) 教会艾伦使用一系列认知、情感和行为策略来无条件接纳自己，将自己视为一个好人，无论她的表现如何，无论重要他人是否赞成她的行为或接纳她，她都会喜欢自己。

我会尝试和艾伦建立良好的合作性治疗关系，仔细聆听她的诉说，形成关于她的问题的验证性假设，让她清楚地体会到我会无条件接纳她那些笨拙、自我挫败的举动。此外，我也会让艾伦感受到我有足够的知识与能力去帮助她，而不是固执己见，强制艾伦以我的方式行事。我并不指望这个示范本身就能让艾伦无条件接纳自己。

实际上，如果我只是建立无条件的积极关注——如罗杰斯(Rogers, 1961)和其他持存在主义取向的治疗师所做的那样——就可能会面对一定的治疗风险。艾伦可能会错误地认为：“埃利斯完全接纳了我的缺点和忧虑，这说明我是一个非常棒的人。”对她来说，这是一种危险的归因，因为其背后的真实含义是：“既然我的治疗师接纳了我，那么我就没什么问题了。”这同样是条件性自我接纳，却可能会强化她的观念，即如果治疗室之外的人没有无条件接纳她(实际上，大多数人并不会那样做)，她就会再次成为一个无用之人！

因此，我决定不但给予她无条件的接纳，而且教会她如何去思考这个问题——无论有没有我的帮助，她都能自己应对各种情境。因此，我将主动从观念层面上引导艾伦学习使用两种重要的方法以获得无条件的自我接纳。理性情绪疗法的治疗师常常向自己的来访者作如下诠释：(1)“我很好(一个好人)只是因为我是一个活生生的人，而无关我的表现如何，无关其他人是否接纳我”；(2)“我并非十全十美，也并非一无可取。一旦我树立了自己的价值观和目标——比如快乐的生活，比如宽以待人，我就做了好事情(即完成了自己的目标)，或做错一些事情(如破坏了自己的价值观)。因此，我只需要评估、权衡、度量我的所思、所感和所作所为，而不用去评价我的整个自我、存在或人格。”

338

我认为(也许是错误的),如果我能教会来访者这些或其他无条件自我接纳的方法,并且配合示范(如我的态度、语调、手势和语言反馈),让来访者看到我是如何无条件关注他们的,就更有可能使来访者学习如何无条件接纳自己(而不是他们的所作所为),这比单纯我接纳他们或教导他们如何接纳自己更加有效(Dryden, 1994; Ellis, 1994b; Ellis & Velten, 1992)。

在本案例中,我会花费很长时间努力帮助艾伦充分接纳自己,从而停止批评自己做得"很糟糕",责怪自己没人喜欢、过于焦虑以及任何她觉得自己做"错"了的事情。我会以多种方式来鼓励她"接受自己是个'罪人',而不是认为自己生而有罪"。

如果艾伦和我形成了过于紧密的关系(如同她和父亲之间的关系),或是害怕和我形成紧密的关系(如同她和丈夫之间的关系),我会向她诠释这里发生的移情作用,引导她更加现实地看待我们之间的关系,将我看成一名给予她帮助的治疗师,而不是父亲或丈夫这类人。

我也会注意到自己可能的反移情——这意味着我因自己对个案的外表、身份或其他特质的偏好而产生了偏见,又或是我因其他各种原因而产生了偏见,如她的性冷淡。如果我发现自己存在这些偏见,我会尽可能减少它们,避免让这些偏见影响我们的治疗(Ellis, 1994b)。

特殊的理性情绪行为疗法的认知技术

除了已经列出的治疗方法,我将使用一系列理性情绪行为疗法的认知技术,以便讨论、质疑并且帮助艾伦不断讨论、质疑那些重要的"必须",比如"我必须在任何时候都表现突出""我必须获得重要他人的认可""如果我傻到让自己焦虑起来,我就不够好——我必须不这样做""我必须克服我的情绪问题,如果我没做到就太糟糕了"(Ellis, 1991)。

339 我将与艾伦一起找出一些理性的应对观念,请她写下来并试着相信它们。例如:"如果我不焦虑,也没有强迫症状,那真是棒极了。但如果我的确如此,也只是会让我感到略有不便而已,这并不是世界末日!"(Ellis & Abrahms, 1994; Ellis & Velten, 1992)

我会鼓励艾伦记录下我的治疗过程,回顾录音,并与我就此进行讨论。我也会给她安排认知作业，让她了解自己的绝对化信念和其他信念，并试着将这些信念转变为更理性的选择。此外，还可以请艾伦列出她因为强迫性回避排泄声所产生的困扰，试着有意识地翻看，直到她可以将之记在头脑中。我会鼓励艾伦使用理性情绪行为疗法的原则去理解自己的亲戚、朋友和父母是如何自寻烦恼的，并教给他们一些理性情绪行为疗法的技术，这样她就能更好地学习和运用这些技术了（Bernard，1991，1993；Ellis & Abrahms，1978；Ellis & Velten，1992）。

与我以往使用的理性情绪行为疗法一样，我将有针对性地为这位焦虑、自我贬低的女士采取一系列实验性的、有效的应对方法。例如：

• 理性情绪治疗。艾伦栩栩如生地想象一件"糟糕"的事情——冲厕所时被一个朋友撞见——这让她觉得很焦虑，并且开始自我贬低。接下来，她要试着把自己的情绪调节到健康、恰当的状态，即沮丧，而不是恐惧（Ellis，1993a；Maultsby，1971）。

• 羞耻发作练习。鼓励艾伦故意在公众场合做一件"羞耻"或"丢人"的事情，但让她对此并不感到羞耻，也不会自我贬低（Ellis，1969，1987）。

• 有效的应对观念。帮助艾伦告诉自己一些更加有效、有力的应对观念，如"无论我做了多么糟糕的事情，我也不是一个没有价值、道德败坏的人"（Ellis & Abrahms，1978）。

• 角色扮演。请艾伦在"危险"的情境下扮演自己，为她演示如何处理这种情境，如何停止自我困扰。

• 相反的角色扮演。治疗师严格死守艾伦的某个功能不良的信念，而艾伦需要为此与治疗师争辩（Ellis & Abrahms，1994；Ellis & Velten，1992）。

• 幽默。以幽默的方式围绕当事人的自我挫败理念争辩（Ellis，1977a，1977b）。

我也使用一些行为技术，其中一些可以用于本案，例如：

• 真实情境的脱敏或暴露。鼓励艾伦尝试以往回避的行为，如在别人很容易听见的情况下冲厕所（Ellis & Velten，1992）。 340

• 鼓励当事人留在不舒适的情境中。帮助艾伦继续待在"糟糕"的情境中，比如和一个挑剔的熟人待在一起，直到她减轻了焦虑才能离开（Ellis & Dryden，

1996)。

• 强化。在完成了某些承诺要做的、较为困难的家庭作业后，艾伦可以通过某些愉快的举动进行自我强化。

• 惩罚。如果艾伦没有完成某些较为困难的家庭作业，可以通过某些讨厌的举动来给予自己一些惩罚(Ellis & Abrahms, 1978)。

• 技能训练。帮助艾伦习得某些实用的技能，如沟通、坚持自己的主张或学习性技巧(Ellis & Abrahms, 1994; Ellis & Velten, 1992)。

催眠在治疗中发挥的作用

我会在对艾伦的治疗中使用催眠吗？通常情况下不会，我仅仅在少数情况下会使用催眠技术来配合理性情绪疗法。这是因为催眠可以用于强化暗示和自我暗示，也可以协助当事人用更加理性的观念去替代那些非理性的信念。即使当催眠能发挥这样的作用时(有时如此)，它依然是一个相对粗糙的治疗方法。因此，如果我催眠了艾伦，并且对她进行暗示，请她这样对自己说："我可以一点儿也不羞耻地让其他人知道，我会大便，也会小便。"她可能会接受这个暗示，并暂时跟从这个暗示，但即便如此，她的内心深处可能依然认为："但是，如果人们听见我冲厕所的声音，便会觉得我不够好，他们其实是对的，我的确不够好！"(Ellis, 1984,1985,1993b)

因此，我宁愿帮助艾伦清楚地意识到自己的非理性信念，通过不同的方式主动而有力地质疑这些信念，直到她能说服自己这些观念是没有根据的。如果她主要是在催眠状态下接受了我的观点，即冲厕所是完全没有问题的，那么她对这一观点的认可很可能是有条件的、犹豫的。然而，如果她能自己证明这种行为没有什么可羞耻的，她也就能更加稳定地控制自己的情绪，这一点我完全可以不通过催眠而实现。

所以，我更有可能不使用催眠，而是采用一般性的理性情绪疗法的哲学式辩论，让艾伦意识到许多活动(如偷窃、谋杀)以及一些笨拙的行为是"错"的或"愚蠢"的，但没有什么是完美无缺的，没有什么是不可原谅的和永远羞耻的，在这个意义上，即使一个人做了这些行为也不意味着他就是一个坏人。在催眠状态下，当事人更多的是聆听，很少与治疗师进行讨论，这样一来，深入的哲学式

341

讨论和对话也就不太可能发生，更没法发挥作用了。

我会在以下情况尝试对当事人（或其他来访者）使用催眠疗法：

- 如果当事人拒绝使用常规的理性情绪疗法的认知、情绪和行为技术，而需要一些特殊的治疗技术，如催眠，这可能会为这些常规的方法增加一些新的或不同的内容。
- 如果当事人特别热衷于催眠，拒绝接受除此之外的治疗。
- 如果当事人的催眠感受性很高，并且进行自我治疗的能力有限。
- 如果当事人错误地以为催眠是一种魔法，不会轻易改变，那么当他需要所谓的“魔法”轻松帮助自己提高挫折承受能力的时候，可以考虑使用催眠。
- 如果当事人固执地对治疗持有某些负性观念，如“我永远都不可能改变！我已经尝试过一切方法，然而没有任何帮助，也永远都不会有帮助”。
- 如果当事人使用理性情绪疗法或其他常规有效的方法后，情况不但没有改进反而变得更糟。
- 如果当事人在探索创伤触发事件方面遇到了阻碍，为了触及当事人内在混乱的情绪，发现当事人自我挫败的信念，或是当事人在催眠状态下更加自由与开放，可以考虑催眠疗法。
- 如果当事人发现并理解了其功能不良的非理性信念，但很少会去反思这些非理性信念，依然继续使用它们，甚至强化它们。

催眠的策略和技巧

正如上文提到的，我会首先考虑使用常规的理性情绪疗法，不会使用催眠技术。如果因为以上原因，我们的治疗工作在几周或几个月后进展并不顺利，我可能会建议艾伦（或接受她的建议）考虑催眠疗法。在达成一致之后，我会首先尝试使用常规的直接暗示法，引导她进入轻度的催眠状态或深度的放松之中，这也是许多治疗师，包括埃里克森经常使用的治疗技术（Haley，1973）。

我会暗示艾伦放松她的肌肉，从头到脚一一放松下来，尽力进入——因为她的确想要进入——深度的放松或催眠状态（Jacobson，1938）。我会引导她仔细聆听我对她的每一个暗示，留心我所说的话并履行我给予的催眠后暗示。在

342

催眠的过程中以及在给出治疗性暗示时，我会表现出权威但不专断的态度，我的特殊催眠引导过程在上文中已有详细描述(Ellis, 1986,1993b)。

一旦我确信当事人已完全放松或进入催眠状态，我会对她进行理性情绪疗法的引导，如下文所述：

> 我已经向你介绍了理性情绪疗法，你似乎不仅被症状本身困扰(害怕冲厕所、排泄被别人听到)，而且围绕着这些症状产生了次级症状，即你害怕自己的焦虑和恐慌。因此，我希望你能首先解决自己的次级症状——不要恐惧自己的害怕和恐慌。
>
> 为了达到这个目标，你已经找到了造成这些焦虑情绪的非理性信念。此刻，请你忘记那些最原始的对被发现排泄的恐慌和害怕，我们将在稍后处理这些。首先，在你走出催眠状态回到现实之后，我希望你在结束催眠后也能记住(是的，记住!)你对自己的痛苦有着次级症状，这在很多方面都使你那些原始的恐慌变得更加糟糕，阻碍着你解决问题。如果你继续像平时那样想："我一定不能焦虑！我必须、一定要克服它!"你的要求能否被满足呢？当然不能！我甚至觉得，这是你之所以感到焦虑的一个主要原因。
>
> 现在，试着看一看那些绝对化的信念和要求，试着像我们先前在理性情绪治疗中讨论的那样，质问它们，挑战它们，与它们争辩。问问你自己："为什么我必须不焦虑？哪里写着我必须丢掉我的恐慌？如果我永远不能克服对在厕所发出声音的恐惧，为何我就是一个懦弱无能的人？如果我继续愚蠢地回避排泄这件事，为何就会糟糕透顶?"
>
> 想想这些问题。试着回答它们！让你自己看到，向你自己证明——你必须克服焦虑是毫无道理的！即使你能克服它们会更好。不要又一次在你的头脑中(其他地方也不行!)写下这句话——你必须丢掉你的恐惧。即便你没法克服被人听见冲厕所声音的焦虑，也请记住，你绝不是一个软弱无能的人。你只是一个偶尔会表现得软弱无力的人。请你清楚地看到，对你而言继续傻傻地回避排泄这件事，绝不是可怕或见不得人的，只是非常不方便而已。
>
> 很好，想想那些自我挫败的信念，正是这些信念带给你对焦虑本身的

焦虑，对非理性恐惧本身的非理性恐惧。请反复想一想你那些功能不良的信念，直到你可以放弃它们——至少能明显削弱它们。改变你的思维，是的，尝试新的思维方式！ 343

我会继续有力地重复这些理性情绪疗法的引导语，促使艾伦在催眠结束后反复执行这些方法。我也会在催眠状态下引导她使用一些理性情绪疗法的情绪唤起和行为技术，帮助她尽可能减少自己的焦虑感以及由焦虑感引发的焦虑。因此，我会鼓励她一旦冒险做了令自己感到羞耻的事情（如当众失态），就做羞耻发作练习，学着即便别人嘲笑自己也不要因此自我诋毁。我还有可能向她演示理性情绪意象（Maultsby, 1971; Ellis, 1993a），鼓励她想象一些会发生在她身上的最糟糕的事情，比如因为在朋友家的洗手间内大便而被轻视，使她为这想象中“恐惧”的一幕而感到非常焦虑、抑郁，随后致力于使她可以有更加合适的情感反应，即为此感到难过和沮丧。

从行为层面来说，如果有机会对艾伦进行几次催眠治疗，我会鼓励她进行催眠后脱敏，如冒险告诉一些人她的恐惧，尝试使用朋友的洗手间，在明知朋友会听见的情况下依然大声冲厕所。我也会进行催眠后暗示，引导艾伦学习几种认知、情绪和行为技术。偶尔，我也会让艾伦进行一些练习，如在催眠状态下进行理性情绪想象。但是，通常情况下，仅在与艾伦进行的首次催眠中，才会出现我说话、艾伦聆听的情况，我会向艾伦详细介绍如何进行理性情绪想象，以及如何完成其他家庭作业，但不会要求她一定完成。此外，我还会提供一些笔记、推荐书籍和录音带，供艾伦阅读和聆听，以便引导她在催眠结束后进行各类练习（Ellis, 1994b; Ellis & Dryden, 1996; Ellis & Velten, 1992）。

我会把整个催眠过程录下来提供给艾伦，并请她连续听几天。录音可以帮助艾伦进入更深的催眠放松状态；在几次重复之后，她也会更清晰地听到我的引导语，而且有望提高她在之后治疗过程中的易感性与合作性。

由于我们会使用录音，因此只需要约一到两次的催眠治疗，而在此之前，我会使用大量不需要催眠的理性情绪疗法的引导过程。如果我们的第一次催眠尝试效果不错，缓解了艾伦对自身焦虑的焦虑感，那么剩余的治疗过程也许会主要关注她原始的焦虑和恐惧——或是她在治疗过程中浮现出来的其他焦虑和恐惧。如果催眠过程并不是很有帮助,也许我会重复几次,也可能会在一段时间后改用常规的不包含催眠的理性情绪疗法的技术。

344

在催眠治疗之后,我将确认艾伦是否完成了催眠后的家庭作业,如果没有完成,我便会与她讨论是什么样的非理性信念阻碍了她完成作业。如果她的确完成了作业,我会和艾伦讨论作业的效果,它在何时、因何缘故发生了作用,以及在接下来的治疗过程中还可以怎样更好地完成作业。

对于艾伦,一些理性情绪疗法的补充方法也十分适用。可以鼓励她参加我的常规团体治疗,加入理性情绪疗法的马拉松比赛或团体,每天花费9个小时进行密集式学习,或者加入我们在纽约理性情绪疗法中心开展的其他临床治疗。例如,她可以参加我们的讲座;参加某个心理治疗主题的四小时工作坊或我主持的每周五晚上的工作坊,期间我会在众人面前对志愿者进行治疗,向大家演示如何针对自己的问题使用理性情绪疗法技术,同时,我也会安排自由提问的时间以便与其他听众进行讨论。因此,通常情况下我会鼓励那些使用催眠技术的来访者在催眠之外使用常规的理性情绪疗法技术和接受其他理性情绪疗法的治疗(Bernard, 1991, 1993; Bernard & Wolfe, 1993; Dryden, 1994; Dryden & Hill, 1993; Ellis, 1994b; Ellis & Abrahms, 1994; Ellis & Dryden, 1996; Ellis & Velten, 1992; Walen, DiGiuseppe, & Dryden, 1992; Yankura & Dryden, 1990)。

结论

我认为本案中的当事人具有严重的恐惧和强迫倾向,她有着极大的焦虑和对焦虑本身的焦虑感。同时,她可能还患有人格障碍,如回避型人格障碍。我首先围绕她特殊的次级焦虑展开治疗,之后处理她的原始焦虑。总之,我试图帮助她减少自我诋毁,正视她对他人认可的强烈需要。

由于艾伦是一位聪明、好竞争、具有高抗逆力的女性,可以预期她的预后会有明显的改善,即使很难痊愈。我也许不会对她使用催眠疗法,但如果我采用了催眠,也只会使用几次,给予她鲜明的催眠后暗示,我还会对整个治疗过程进行录音,并请她每天听几次。在使用催眠疗法的同时,我还会使用常规的理性情绪疗法,也可能会鼓励她参加其他的理性情绪疗法课程或工作坊。

345

如果有研究能够对使用催眠疗法辅助理性情绪疗法的来访者和仅使用理性情绪疗法或仅使用催眠疗法的来访者进行对照研究就更好了。这样一来,我们便可以看到,催眠疗法是否显著提高了理性情绪疗法的治疗效率。对此,我的猜测是,催眠有时的确能够做到,但通常情况下做不到。

我结合催眠疗法与理性情绪疗法技术的方法或许与其他临床工作者不同。戈尔登、多德和弗兰德伯格(Golden, Dowd, & Friendberg, 1987)使用的疗法更加接近常规的认知行为治疗,相对较少地去探索来访者的核心理念并主动与来访者争辩。斯坦顿(Stanton, 1977,1989)同样将理性情绪疗法和催眠结合起来,但主要是在催眠状态下教导来访者使用理性的应对观念。

托西及其同事(Tosi, 1974; Tosi & Baisden, 1984; Tosi, Fuller, & Gwynne, 1980; Tosi, Judah, & Murphy, 1989; Tosi & Marzella, 1977; Tosi & Rearden, 1976)将理性情绪疗法与一系列情绪唤起技术结合起来,发现这种结合如果能配合催眠疗法会更有效。目前,还未有研究致力于比较理性情绪疗法本身和理性情绪疗法结合催眠疗法的疗效差异,而这些研究一定会富有启发性。

参考文献

Beck, A. T., & Emery, G. (1985). *Anxiety disorders and phobias*. New York: Basic Books.

Bernard, M. E. (Ed.). (1991). *Using rational-emotive therapy effectively: A practitioner's guide. New York: Plenum.*

Bernard, M. E. (1993). *Staying rational in an irrational world*. New York: Carol Publishing.

Bernard, M. E., & Wolfe, J. L. (1993). *The RET resource book for practitioners*. New York: Institute for Rational-Emotive Therapy.

Cloninger, C. R., Svrakic, D. M., & Przybek, T. R. (1993). A psychological model of temperament and character. *Archives of General Psychiatry*, *50*(12), 975-990.

Dryden, W. (1994). *Progress in rational-emotive behavior therapy*. London: Whurr.

Dryden, W., & Hill, L. K. (Eds.). (1993). *Innovations in rational-emotive therapy*.

Newbury Park, CA: Sage.

Ellis, A. (1962). *Reason and emotion in psychotherapy*. Secaucus, NJ: Citadel.

Ellis, A. (1973). *Humanistic psychotherapy: The rational-emotive approach*. New York: McGraw Hill.

Ellis, A. (1977a). Fun as psychotherapy. *Rational Living*, *12*(1), 2-6.

Ellis, A. (Speaker). (1977b). *A garland of rational humorous songs* (Cassette recording and song book). New York: Institute for Rational-Emotive Therapy.

346 Ellis, A. (1979). A note on the treatment of agoraphobia with cognitive modification versus prolonged exposure. *Behavior Research and Therapy*, *17*, 162-164.

Ellis, A. (1984). The use of hypnosis with rational-emotive therapy. *International Journal of Eclectic Psychotherapy*, *3*(2), 15-22.

Ellis, A. (1985). *Overcoming resistance*. New York: Springer.

Ellis, A. (1986). Anxiety about anxiety: The use of hypnosis with rational-emotive therapy. In E. T. Dowd & J. M. Healy (Eds.), *Case studies in hypnotherapy* (pp.3-11). New York: Guilford Press.

Ellis, A. (1987). A weekend of rational encounter. In A. Ellis & W. Dryden (Eds.), *The practice of rational-emotive therapy* (pp. 180-191). New York: Springer. (Original work published 1969)

Ellis, A. (1990). *Psychotherapy and the value of a human being*. In A. Ellis & W. Dryden (Eds.), *The essential Albert Ellis* (pp.77-93). New York: Springer. (Original work published 1972)

Ellis, A. (1991). The revised ABCs of rational-emotive therapy. *Journal of Rational-Emotive and Cognitive Behavior Therapy*, *9*, 139-172.

Ellis, A. (1993a). Rational-emotive imagery: RET version. In M. E. Bernard & J. L. Wolfe (Eds.), *The RET source book for practitioners* (pp.II-8-II-10). New York: The Institute for Rational-Emotive Therapy.

Ellis, A. (1993b). Rational-emotive therapy and hypnosis. In J. W. Rhue, S. J. Lynn, & I. Kirsch (Eds.), *Handbook of clinical hypnosis* (pp. 173-186). Washington, DC: American Psychological Association.

Ellis, A. (1994a). *Reason and emotion in psychotherapy revised*. Secaucus, NJ: Citadel.

Ellis, A. (1994b). The treatment of borderline personalities with rational-emotive behavior therapy. In C. R. Cloninger (Ed.), *The treatment of personality disorders*. Washington, DC: Psychiatric Press.

Ellis, A., & Abrahms, E. (1978). *Brief psychotherapy in medical and health practice*. New York: Springer.

Ellis, A., & Abrahms, M. (1994). *How to cope with fatal disease*. New York: Barricade Books.

Ellis, A., & Dryden, W. (1996). *The practice of rational-emotive behavior therapy*. New York: Springer.

Ellis, A., & Velten, E. (1992). *When AA doesn't work: Rational steps for quitting alcohol*. New York: Barricade Books.

Golden, W. L., Dowd, E. T., & Friedberg, F. (1987). *Hypnotherapy: A modern approach*. New York: Pergamon.

Haley, J. (1973). *Uncommon therapy: The psychiatric techniques of Milton H. Erickson*. New York: Norton.

Hauck, P. A. (1992). *Overcoming the rating game: Beyond self-love-beyond-self-esteem*. Louisville, KY: Westminster/John Knox.

Jacobson, E. (1938). *You must relax*. New York: McGraw-Hill.

Maultsby, M. C., Jr. (1971). Rational-emotive imagery. *Rational Living*, *6*(1), 24 - 27.

Mills, D. (1993). *Overcoming self-esteem*. New York: Institute for Rational-Emotive Therapy.

347

Rogers, C. R. (1961). *On becoming a person*. Boston: Houghton Mifflin.

Stanton, H. (1977). The utilization of suggestions derived from rational-emotive therapy. *International Journal of Clinical and Experimental Hypnosis*, *25*, 18 - 26.

Stanton, H. (1989). Hypnosis and rational-emotive therapy: A destroying combination. *International Journal of Experimental and Clinical Hypnosis*, *37*, 95 - 99.

Steketee, G. S. (1993). *Treatment of obsessive compulsion disorders*. New York: Guilford Press.

Tosi, D. J. (1974). *Youth: Toward personal growth, a rational-emotive approach*. Columbus, OH: Merrill.

Tosi, D. J., & Baisden, B. S. (1984). Cognitive experiential therapy and hypnosis. In W. Wester & H. Smith (Eds.), *Clinical Hypnosis* (pp.155 - 178). Philadelphia: Lippincott.

Tosi, D., Fuller, J., & Gwynne, P. (1980, June). *The treatment of hyperactivity and learning disabilities through RSDH*. Paper presented at the Third Annual Conference in Rational-Emotive Therapy, New York.

Tosi, D., Judah, S. M., & Murphy, M. M. (1989). The effects of a cognitive-experiential therapy utilizing hypnosis. *Journal of Cognitive Psychotherapy*, *3*, 273 - 290.

Tosi, D., & Marzella, J. N. (1977). The treatment of guilt through rational stage directed therapy. In J. L. Wolfe & E. Brand (Eds.), *Twenty years of rational therapy* (pp.234 - 240). New York: Institute for Rational-Emotive Therapy.

Tosi, D., & Reardon, J. P. (1976). The treatment of guilt through rational stage directed therapy. *Rational Living*, *11*(1), 8 - 11.

Wachtel, P. L. (1994). Cyclical processes in personality and psychopathology. *Journal of Abnormal Psychology*, *103*, 52 - 54.

Walen, S., Di Giuseppe, R., & Dryden, W. (1992). *A practitioner's guide to rational-emotive therapy*. New York: Oxford University Press.

Yankura, J. & Dryden, W. (1990). *Doing RET: Albert Ellis in action*. New York: Springer.

347

CHAPTER 17　　第十七章　　349

多模型治疗方法在艾伦案例中的应用

欧文·基尔希,威廉·C.科

当我们开车突逢轮胎漏气时,我们常常会好奇是什么原因造成它漏气的。是轮胎上有孔吗? 这个孔是怎么形成的? 是马路上有钉子或碎玻璃吗? 找到原因的方法是沿途寻找那些可能造成轮胎漏气的东西,但我们很少这样做。我们当然不会花那么长的时间做这件事,况且这种寻找不一定会成功,而且不论成功与否,这都不能帮助我们解决问题。我们往往更关心如何修理轮胎,而不是去寻找轮胎漏气的原因。因此,我们换了个轮胎,把旧轮胎扔进了修理厂,在那里旧轮胎不是被换掉就是被修好。一个好的修理工更关注目前的情况,而不是过去的原因。现在,是什么让轮胎不再漏气? 我们该如何修好这个轮胎?

来访者往往很想知道他们的问题之所以产生的原因。"为什么我会这样?"他们问道,"我是怎么变成这样的?"来访者问这些问题的动机部分来自好奇的天性以及希望更好地了解自己。而另一个动机可能基于一个常见的误解,即洞悉造成问题的根本原因是解决问题的关键所在。但是,从行为主义的观点来看,在轮胎漏气的例子里,造成轮胎漏气的最初原因可能隐藏在人生道路的初始阶段,与解决目前问题的关系不大。相反,持续性因素可能才是目前最重要的。因此,我可能会注意艾伦个案中那些明显的动力学因素,但会忽略促使我　350　们产生好奇与关注的诱惑,例如,尚未解决的恋母情结带来了艾伦对母亲的敌意,从而在母亲去世后引发艾伦无意识的愧疚。作为替代,我们会把这些假设存档,转向更加谨慎的假设,并以此为基础展开治疗。

初步了解艾伦的问题后,我们在形成治疗计划之前还需要做两件事情。首先,尽可能减少当事人迅速取得治疗效果的迫切期望。如果我或艾伦很希望立刻看到疗效,治疗可能会被这种仓促阻碍,或者为艾伦隐瞒自身实际改善情况所妨碍。因此,我们会评估这次中国之行对她来说有多重要。是否事关重大？如果去不成，她会有多失望和多失落？她的生活会有多大的改变？等等。这或许确实是她非常渴望的事情，然而生活还会继续，还有其他的机会在等待着她。真正重要的事情是针对她的问题进行治疗，并获得稳固的疗效。同样，试想她接受了中国之行的邀请，八个月之后会出国，那又会怎样？最坏的结果是什么？如果结果没有那么糟糕，我们都可以停止为这件看似紧急的事情担心了。她可以照常生活，考虑这个选择，而在她作出最终决定之前，她还有八个月的时间。

接下来，我会使用拉扎勒斯（Lazarus，1981）发展的多重模型疗法对艾伦进行全面的评估，并制定治疗计划。拉扎勒斯列出了七项重要的功能模型，并以首字母缩写为“BASIC - ID”，分别为：行为（behavior）、情绪（affect）、感觉（sensation）、想象（imagery）、认知（cognition）、人际关系（interpersonal）和药物（drugs）或生理原因。BASIC - ID 作为评估指南能够保证治疗师对当事人进行全面的评估，同时，针对具有具体功能特点的问题，也有特定的治疗技术。例如，如果当事人在“行为”方面存在不足，治疗师可以使用基于操作性条件反射的强化疗法。同样，如果当事人在“情绪”“感觉”等方面存在缺陷，治疗师可以使用相应的行为技术对当事人进行干预。虽然我们还需要了解当事人在七个功能方面的更多细节，但依据已有信息，我们依然可以形成如下问题领域和可能的解决之道。

- 行为：抑制和回避可能被他人听到声音的排泄情境。可通过操作性塑造的程序（逐次逼近）减少当事人的抑制行为，促进其改变。

- 情绪：焦虑和难过。这些令人不愉快的情绪似乎是负性思维和人际敏感的产物，因此脱敏和认知重建技术可能会有帮助。

351

- 感觉：虽然我们没有有关艾伦感觉的相关资料，但可能存在肌肉紧张和压力。如果的确如此，可以使用肌肉放松训练配合想象技术和真实场景练习。

- 想象：我们无法知道艾伦对她的问题产生的想象是什么。她是否觉得自己是一个“令人讨厌”的人？是否会想象别人在嘲笑她或脸色阴沉？她是否会想象父亲对她很失望？了解艾伦的自由想象将影响我们在脱敏过程中想象技术的使用。

- 认知：她觉得排泄和性都是“脏的”或“恶劣的”，虽然她“知道”并非如此。她相信自己不应该排尿或排便，会想象别人听见她大小便的声音后会怎么想，虽然这些想法的具体内容并不清晰。她或许会表现得小题大做，将她的禁忌想得“极坏”，大多数时候她很确定“我不够好”。这些想法可以通过“叫停”技术[①]、理性观念讨论、反向行为和积极思维训练来改变。

• 人际关系：其他人的出现加重了艾伦的问题。她与自己的孩子有着温暖、充满爱的关系，但与丈夫的关系因她的性厌恶略有损伤。艾伦对其他人出现的关注和对性的负面态度同样可以通过脱敏和认知重建技术加以改变。

• 药物或生理因素：在个案报告中，艾伦没有服用药物，也没有表现出与症状相关的生理问题。但是，我们不知道她是否看过泌尿专家或妇科医生。如果没有的话，可能需要考虑生理因素的影响。

治疗机制

现在我们有一系列适用于艾伦的治疗方法。我们也意识到缺乏一些重要信息，而这些信息对治疗可能存在影响（见上文）。如果本案不是一个印刷好的个案报告，那么我们还有机会在形成最终的治疗计划之前进行更充分的面谈。基于我们目前掌握的信息，可以根据多重模型疗法来理解艾伦的问题。在真实的治疗过程中，这些理解可以通过与艾伦对话的形式呈现，而不是一言堂。我们对个案的整体理解中的每个部分、每种根据都可以根据艾伦的现象性经验进行检测，作出调整。同样，治疗师也会始终使用艾伦的语言。如果她用“小解”这个词，我们也会用这个词；如果她用“小便”这个词，我们就会作出同样的调整。由于艾伦受过良好的教育，诸如“条件性抑制”和“过度泛化”的专业词汇无须作太多解释她就能理解。对于其他个案，我们可能完全不会使用这些

352

① 叫停技术（Lazarus，1981）可以用于处理类似强迫性、引发困扰的思维方式。来访者需要有意识地将注意聚焦在特殊的思维方式上。例如，可以引导艾伦闭上眼睛，将注意集中于自己的想法“我不能小便”。当她卷入这个想法时可以抬起手指，于是，治疗师叫“停下”。艾伦可能会大吃一惊，睁开眼睛，疑惑地看着治疗师（也许是愤怒的）。接下来，治疗师可以询问艾伦是否真的停止想“我不能小便”。通常情况下，答案是肯定的。然后，治疗师告诉艾伦她自己也可以这么做。艾伦会被要求再次卷入那个想法，然后自己来叫停，接下来把注意转移到房间里的某样东西上，并大声描述它。如果她能够成功，则可以再练习一次，但这次只想“停下”这个词。之后，她再次把注意转移到其他中性的东西上，也许是转移到一些重要的治疗性暗示上，如“小便是很自然、愉快、简单的事”。重要的是向艾伦证明她自己可以控制自己的想法，甚至可以学习一种更加积极的思维方式。

词汇。

你可能会惊讶于有多少人，多少男人和女人，对在公共场所排泄感到不舒服。这一问题最早来自排便训练，我们通过这一训练学会了抑制自己的生物本能。我们的身体要学习的是在大多数情况下进行抑制，而仅在其他特定的时刻进行排泄。因此，不必对有些人学得很好，而另一些人掌握得较差感到吃惊。对于后者，我们需要重新学习。对你来说，则需要为你的过分抑制松绑，但也不能放得太多。

大便和小便都是身体的自然功能，能够完成这些功能的器官与我们的生殖器官非常接近。在我们的社会里，性时常和“肮脏”联系在一起。与性器官和性活动有关的字眼都被称为“脏话”，我们从小就被教导不要说这些话。我们被教导，与大小便有关的话是脏话，我们不能说“撒尿”或“拉屎”。所有这些都造成了人们的过分抑制，如果在排便训练的过程中把这些自然的生理功能当作肮脏的想法遭到了强化，就会把问题弄得更加糟糕。

一个负面的榜样，如你的母亲，她糟糕的卫生习惯、裸体的癖好困扰着你，也会使问题进一步恶化。你也许会担心自己变成一个和母亲一样“粗鲁”的人，但是很明显，这并未发生。然而，为了确认这一点，你的身体找到了一种方式杜绝你成为一个粗鲁低俗的人，那就是限制你的排泄功能和性功能。你的身体和你一样聪明，所以它发明了一种严苛又多余的方式来防止你变得“粗鲁”。

重要的是，你能理解过去的经历如何影响现在的你；但更重要的是，你得了解自己需要获得什么样的新体验来打破这些令人不适的习惯。其中可能包含几种不同但相互影响的因素，其一便是行为调节过程。早先，在排便训练过程中你被强化了在如厕时控制自己大小便的行为，但是现在，这种控制被泛化到不适当的情境中。现在，你需要学习何时可以恰当地排泄。我们会使用想象和真实场景练习帮助你改变这些条件性抑制。

353

你在排泄活动和性活动中体验到的焦虑情绪让你的问题变得复杂。当你焦虑的时候，你的身心变得紧张起来。为了消除这些紧张，你需要学习如何放松。因此我将教给你一些放松技术,其中一些需要催眠的辅助,从而帮助你减轻焦虑。

你的焦虑并不是盲目的。相反,它与你对排泄的一些想法紧密相关。例如,从你告诉我的信息中可以明显看出,你把性和排泄都看成"肮脏"的,我确定这个观念在你的症状形成中发挥着重要作用。同时,你也告诉我"你其实懂得很多",这非常重要,因为这会让我们的工作变得容易很多!我将你的这种情况称为"头和心的分裂"。你"懂得"的事情和你"感觉"的事情很不一样。我们需要做一些工作让你的头脑说服你的身体,以便让你的身体真正懂得头脑已经懂得的事情。

另一种思维方式也可能造成了你的困扰。当你走进一个可能被听见的洗手间时,你首先想到的是自己不能排泄。认为自己无法排泄的观念是造成问题的一个原因,而尝试排泄本身并不会起到帮助作用。就好比你想要睡觉,但同时认为自己不能睡觉,这便不可避免地干扰了你的睡眠。我们的工作就是要打破这个恶性循环。

催眠引导

在决定是否使用催眠疗法的问题上,当事人的态度发挥着至关重要的作用。一旦向当事人提出了存在使用催眠疗法的可能性,艾伦的反应既可能是认可,也可能是担心。如果她对催眠有一些保留意见或一些误解,则首先需要进行阐释并澄清这些误解。研究表明,在认知行为疗法中引入催眠疗法能够为来访者带来较好的疗效,即便来访者在一开始对催眠持有中等程度的负性态度(Schoenberger, 1993)。但是,如果艾伦对催眠持有强烈的负性态度,就会完全忽略催眠疗法。在此治疗过程中,使用的术语可以改为认知行为疗法使用的传统术语,这具有一定的必要性,但治疗过程大体相似。例如,"催眠引导"可以改称"放松训练","自我催眠"可以改称"自我放松和想象练习","暗示"和"自我暗示"可以改称"自动思维"和"自我陈述"。常规的催眠引导过程和更加常见的非催眠性质的相似疗法之间的区别仅仅在于是否使用"催眠"这个词。这小小的术语上的区别对那些对催眠持有正性态度和期待的来访者而言可能会带

354

来疗效上的巨大差异(Kirsch, Montgomery, & Sapirstein, 1995; Lazarus, 1973; Schoenberger, 1993)。此外,催眠在强化治疗性暗示、来访者的自我卷入式想象,以及诸如改变态度和信念的认知活动方面十分有效,还可以使用自我催眠引导帮助当事人应对潜在的压力情境或有压迫感的人。

假设艾伦并没有强烈反对催眠,她的担心都可以按照以下方式进行澄清:

治疗师:早先我提到过使用催眠疗法,我想知道你是否愿意在我们的治疗中引入这种方法。

艾伦:嗯,我对催眠了解不多,但想到需要进入某种恍惚状态,会觉得有点吓人。我希望能控制自己,知道自己身上正在发生什么。

治疗师:嗯,如果催眠让你非常不舒服,我们完全可以使用非催眠疗法。但我猜想,你害怕的事情可能来自媒体对催眠的杜撰。实际上,催眠一点都不神秘。我们使用"恍惚状态"一词,其实是指你被自己当下的体验完全吸引了,陷入其中。实际上,很多人并不喜欢"恍惚"或"状态"这些术语,因为他们对此有太多的误解。你有过被某本书、某部电影吸引或开车时陷入一段幻想之中的体验吗?对,这就是一种恍惚状态,也是我们所说的"催眠恍惚状态"。就这么简单。而当你看书、看电影或开车时,你都掌握着对自己的控制权。实际上,所有的催眠说到底都是自我催眠,也就是说,我并不会催眠你,而是教你如何催眠你自己。让我给你展示一下,在非催眠状态下,你对某个暗示会有怎样的反应,如何?

艾伦:好!

治疗师:我这里有一段绳子,系着一个小钥匙,看见了吗(治疗师举起钥匙给艾伦看)?

艾伦:嗯,你想要做什么呢?在我面前摇晃这个催眠我吗?

355

治疗师:才不是这样呢!实际上,我想请你自己拿着这段绳子——也许你会催眠我呢(笑着说)!好!现在将你的肘部放在桌面上,用大拇指和食指拿着绳子,很好(治疗师固定住钥匙,让它保持不动)。现在,我想请你把注意力集中在这把钥匙上,忘记其他事情。现在,开始想象这把钥匙左右晃动,左右晃动,左右晃动(钥匙开始左右晃动)。很好,现在想象钥匙开始绕圈，一个非常圆的圈，绕圈，绕圈，一圈又一圈（钥匙开始做圆周运动）。非常好！现在，请你想象钥匙逐渐放慢速度，又变成左右晃动，只需使用你的头脑（等待一会儿，直到钥匙开始左右晃动）。非常好！现在，想象钥匙又开始绕圈（变成绕圈）。就是这样，圈子越来越大，越来越大，请你想象一个越来越大的圈（圈子越来越大）。

艾伦：太神奇了！

治疗师：很好！非常好！现在，你不再处于恍惚状态中了，不是吗？你非常清醒，知道自己是谁，自己在哪里。你可以放下小钥匙了。我希望你注意到是你自己让钥匙晃动的，而不是我。你甚至可以完全忽略我的引导。我可以暗示钥匙往一个方向移动，而你可以让钥匙往另一个方向移动。这完全取决于你。没有什么神奇之处，无论它看起来多么不同寻常。其实，是你的想法让自己的手指肌肉有了轻微的运动，由于你的注意集中在钥匙上，你并没有注意到自己的手指产生了这种运动。绳子的长度放大了这一微小的肌肉运动和钥匙的摆动。这与催眠暗示语的反应类似，并不是我让暗示的内容实际发生，而是你做了这一切。催眠的作用就在于让你想要体验的那些感受更容易产生。如果我暗示了一些你并不想体验的内容，你便会忽略这些内容，而它们也不会发生。你已经这样做过。你曾经历过放松的体验吗，或是有过冥想以及其他类似的体验吗？

艾伦：我曾经参加过一次瑜伽课程，在课程开始和结束时我们都会进行冥想。

治疗师：那种感觉怎么样？

艾伦：很放松，虽然有时候有点厌倦。

356

治疗师：很好！催眠和冥想的感觉差不多，虽然我不希望你感到厌倦。大多数人都会觉得那个过程很放松、很愉快。但重点是你在催眠状态下会和冥想时一样有控制感，两者的恍惚程度差不多。那么，此刻你对催眠的想法如何？

艾伦：这听起来没问题，但我不知道自己能否做好。

治疗师：嗯……有些人的反应性比另一些人好，但你在我们称之为“雪佛兰测试”（Chevreul pendulum）中的反应已经非常好了。你能对自己感兴趣的东西保持注意集中并沉浸其中吗?

艾伦:是的,有时我会读书入了迷,我的丈夫需要重复三次我才会注意到他在和我说话。

治疗师:很好!我确信你会有很好的反应,这足够使我们一起去面对你要解决的问题。

教授催眠和自我催眠

研究表明,在大多数情况下,只要能增强当事人对暗示的反应性,使用何种催眠引导并无较大区别。对于艾伦,练习在治疗室之外的自我催眠非常重要,因此我们参考了基尔希、林恩和卢(Kirsch, Lynn, & Rhue, 1993)的研究结果,采用了一个相对简单、直接的催眠引导。很明显,包含放松成分的催眠引导更适合艾伦的情况,因为放松本身也是治疗的一个重要部分。例如,可以重点放松腹部和盆腔区域,暗示艾伦放松、释放、顺其自然。也可以引导艾伦想象森林中的瀑布:

> 你可以想象自己坐在森林里的一条小河旁,旁边有一条小瀑布……当你舒适地坐在那里,你可以嗅到森林里清新的空气,如此纯净,水流温柔地流淌下来,在河面上泛起涟漪,闪着光芒……当你非常舒适地坐在那里,放松、自然,轻柔的流水声让你很平静,它抚慰着你,此时,你也让自己进入了更深、更深的状态……

这段引导语中蕴含了一些间接催眠暗示,如“纯净”“清新”“舒适地坐在那里”“水流温柔地流淌下来”等,具体指向了艾伦的困扰。这对读者和艾伦来说都是显而易见的。

在引导结束时,治疗师请艾伦选择一个提示词,将现在体验到的舒适、放松的感觉与之联系起来。假设她选择了“平静”这个词。之后,治疗师可以按照以下引导语继续引导,并且时常在艾伦呼气时插入“平静”这个词:

357

> ……每当你呼气的时候,你都可以在心里默念“平静”这个词,当你这样做的时候……(当事人呼气)……平静……你与此刻体验到的那种放松的感觉……平静……联系越来越紧密……平静……无论何时,当你想到平

静这个词,你都可以唤醒此时此刻的平静而放松的感觉。你会发现放松……平静……变得越来越容易,因为你知道它变得容易……平静……一切都会自发地产生,只要你很好地掌握了这些……

第一次治疗中的引导过程可以录音,需要艾伦每天在家练习。当她已经非常熟悉整个过程之后,就可以不用录音进行练习了,届时只需在心里默念引导过程。后续的催眠引导过程可以通过以下方式进行,即"带领你自己进入催眠状态,当你准备好的时候可以通过点头或抬起手指来示意我"。催眠结束时可以这样引导,"……一旦你准备好了,就可以带领自己走出催眠状态,睁开眼睛"。

区分负性的和正性的自我暗示(认知改变)

治疗师:还记得我引导你移动钥匙的暗示吗?

艾伦:当然记得。

治疗师:根据暗示进行想象,钥匙可以按照暗示指引的方向移动,而你甚至不会意识到自己在移动。在催眠录音里,我对你进行了放松暗示,也引导你产生坐在森林中的小河边的愉快感受。现在,你已经可以凭借这些想象产生平静、放松的感觉了,是吗?

艾伦:是的!

治疗师:有时,我们会给自己一些暗示,以便让我们产生特定的感受和行为,我们甚至不知道这是我们给予自己的暗示。现在我们要做的就是区分出那些你给予自己,并且令你深感不快的负性自我暗示。你最大的困扰似乎是害怕别人听见你排泄的声音。那么,如果别人听见了会怎么样,这会有什么问题吗?

艾伦:他们就会知道我正在做什么。

治疗师:那又如何?　358

艾伦:这太让人尴尬了!

治疗师:是什么让你感到尴尬?

艾伦:这让人感觉很脏。我的意思是,我知道那并不脏,但感觉上很脏。我知道这听起来很疯狂,但我真这么觉得。

治疗师:好! 现在我们至少知道了一个你给予自己的负性自我暗示,那就是“去洗手间是很脏的”。而且,我们也知道这个暗示错在哪里。你知道排泄本身并不脏,那是很正常、很健康的生理功能。这一认识可以作为正性自我暗示的基础,而你可以用这个新的暗示取代原来的负性自我暗示。顺便问一句,尿液脏吗?

艾伦:实际上,一般来说是不脏的。

治疗师:我不是这方面的专家,但我知道尿液可以用作消毒剂,对吗?

艾伦:是的。

治疗师:它的主要成分是什么?

艾伦:大部分是水,当然还有尿酸。

治疗师:也含有少量钠、钾、钙、镁、磷。这些物质脏吗?

艾伦:(笑着说)不脏。

格式塔空椅子技术(Gestalt empty chair technique)的变式是一个区分正性和负性自我暗示的有效方法。治疗师可以这样对艾伦说:

> 你心里的一部分将排泄过程视作肮脏、羞耻的活动,不希望任何人知道你在做这件事。但你的另一部分知道排泄是正常的、健康的生理功能——完全没有什么好羞耻的。我希望能够让你心里的这两个部分相互对话。我会请你首先坐在这把椅子上。当你坐在这把椅子上的时候,我希望你成为那个觉得排泄过程既肮脏又尴尬,或者抱有其他负性信念,以至于不想排泄过程被他人听到的你。我想请你想象你的另一个部分坐在另一把椅子上,并请你尝试向那个你解释自己的观点,说服她。接下来,我会请你调换座位。当你坐在那里的时候,你就会成为那个知道排泄过程没有任何问题的你,你的任务也变成了说服原先的那个部分,让她知道你才是对的。

治疗师会引导当事人不断调换座位,直到艾伦内心不适应的部分逐渐理屈词穷。

359 在这些苏格拉底式提问和格式塔角色扮演的过程中,当事人可以发现正性自我暗示,并用来对抗原先那些负性的自我暗示。治疗师要求艾伦以短语的方式为这些正性自我暗示进行编码,而这些短语能够代表整个辩论过程中艾伦所持有的经深思熟虑后产生的论据。编码的好处在于艾伦可以迅速唤起那些观念,就好像提示或信号一样帮助艾伦唤起或取消催眠后的暗示。因为这些编码已与当事人认可的理性论据建立了紧密联系,可以帮助当事人有效对抗维持现有问题的负性自我暗示(自动思维)。

有时负性自我暗示是如此强烈,似乎是强迫性的,超出了当事人的意识控制范围。在这种情况下,可以使用先前介绍的叫停技术。

催眠和真实场景排练

形成等级

行为治疗的一个基本原理是逐渐逼近(successive approximation)原理。为了确保成功,可以从简单的任务开始,在确保每一项简单任务完成之后,再逐渐向更加复杂的任务递进。或许会有一系列原因影响艾伦对排泄情境的感受。这些情境因素包括:是小便、大便还是冲厕所;周围的人数;周围人是朋友、亲人还是陌生人;环境嘈杂程度;洗手间与周围人群相隔多远;洗手间可以容纳的人数,等等。治疗需要评估每个因素对艾伦不适感受的影响程度,治疗师也会请艾伦识别其他相关的情境因素。

一旦影响任务难易程度的因素被识别出来,就可以按照"主观严重程度量表"(subjective units of disturbance scale, SUDS; Wolpe & Lazarus, 1966)排列这些因素的系列等级。可以按照如下方式对主观严重程度进行评估:

治疗师:我想请你在0—100的区间内评估自己在不同情境下的不适程度。0代表完全没有感到不适,即你感觉特别放松自在,完全不在意周围如何。现在,你可以花一些时间想一个你完全放松舒适的时刻。

艾伦:(停顿了一会儿)我记得自己有一次站在Q.E.II的甲板上,就好像第一次看见这个大地一样,这是我曾经体验过的完全的放松和舒适。　360

治疗师:很好!这可以当作0分不适的情境,量表的最低点。现在,我想请你回想一个你曾经历过的最不舒服的场景,让你觉得羞耻、厌恶或者其他情绪,都可以。

艾伦:我想到了,但我需要告诉你吗?

治疗师:不需要,你可以留在心里。重要的是你能找到一个100分的参照标准,量表的最高点。现在,我想请你回想一个场景,它能够带给你中等程度的不适感。(治疗师停顿,当事人点头。)好,这是50分的参照标准。现在请你继续想象,你一个人在家里的洗手间中,正准备小便。这时的不适感大概在什么程度?

艾伦:嗯,大概20分,对我来说没有问题。

治疗师:很好!现在,可否告诉我什么程度的排泄会变得有困难?

艾伦:你是想让我说一个情境还是一个分数?

治疗师:只需要一个分数就可以了,我们一会儿再回到情境里。

艾伦:嗯,我想大概是40分或45分。

治疗师:好!现在,让我们试着给一些情境标注分数。你在家里的洗手间里,你的丈夫在隔壁房间……大概会有几分?

接下来,一系列情境被提出,并按照"主观严重程度量表"进行评分,各情境间隔8—12分或10—15分。为了促进后续的工作,最好使用那些能够在现实生活中重现的情境。一个用来确定不同程度的困难情境的好方法是保持大部分因素不变,仅系统性改变一到两个因素。例如,可以从艾伦自己一个人,到艾伦的丈夫在隔壁,再到艾伦的朋友在相隔不远的房间里,逐渐递进,这里的变量是周围人的类型和离洗手间的远近。艾伦可能比较接受这类系统性治疗方法,因为她将自己视为一个有条理、考虑周全且仔细的人。下一节将介绍一个这样的等级排列表。

对一个自主性反应进行脱敏

基于先前所做的工作,这里便可以进行直接的问题面质了。和排泄相比,冲厕所是一个比较容易控制的自主性行为,因此我们选择将其作为第一个处理的对象。我们从不适程度等级列表上选择了一个相对比较简单的情境,且该情境在"主观严重程度量表"上的不适程度较低。该情境下的不适程度必须非常

361

低,这是为了确保艾伦能够成功克服它,但也不宜过低,从而确保艾伦成功克服它时能有一定的成就感。而且,该情境的外在限制需要尽可能少,以便后续真实场景中的练习能够顺利开展。例如,相比飞机上的洗手间,餐馆中的洗手间更易再现,因此,在进行想象练习时,我们更倾向于餐馆中的洗手间。

在催眠演练过程中,治疗师请艾伦想象一个情境,尝试在此情境下克服她的抑制行为。随着想象场景的呈现,治疗师通过外显的"主观严重程度量表"评估监控艾伦的不适感。当"主观严重程度量表"的评估结果超过了艾伦不适感的阈值时(艾伦说大概为40—45分),治疗师会请艾伦引入之前建立的放松线索和治疗性自我暗示。与系统脱敏法不同,治疗师会始终引导艾伦处在想象出的不适情境中,同时使用自我催眠来降低自己的不适感,并用正性思维去取代那些负性思维。这些想象练习与接下来的真实场景操练有类似之处,两者为治疗提供了实验性证据,证明治疗具有一定疗效,减少了阻碍问题解决的负性反应预期。

治疗师:过一会儿,我将请你想象进入洗手间冲厕所,我会监测你的不适程度,我会不时地说"程度"这个词。一旦我说这个词,我希望你能告诉我当时的不适程度。程度?

艾伦:20。

治疗师:好!现在带领你自己进入催眠状态,当你准备好了就试着点头告诉我。

(治疗师等待艾伦点头示意,并进行了一些深化催眠的引导,如"越来越放松""越来越深""越来越平静",等等,在此之后,引导艾伦进行治疗性想象。)

治疗师:你坐在维多利亚小姐餐厅里,正在品尝一杯咖啡,程度?

艾伦:20。

治疗师:你准备去洗手间冲厕所,程度?

艾伦:30。

362

治疗师:你站起来,向洗手间走去,程度?

艾伦:50。

治疗师：现在请暂时闭上眼睛，做一个深呼吸（艾伦吸气），在你吐气时想“平静”这个词。你提醒自己，去洗手间是很干净也很自然的事，很干净也很自然（“干净和自然”是艾伦选择的用以唤起适应性自我暗示，对抗非适应性自我暗示的线索）。你知道使用洗手间是一件文明的事，没有什么好羞耻的……（治疗师重复一些艾伦在面谈和空椅子练习中提到的自我暗示）。程度？

艾伦：45。

治疗师：很好！你可以让自己的身体更放松一点。平静、干净和自然（治疗师通过“干净和自然”的唤醒作用，提示艾伦其他正性的自我暗示），程度？

艾伦：30。

治疗师：很好，现在你准备冲厕所了……

治疗师继续引导艾伦在想象中做几次冲厕所的练习，直到这个行为不再能引发艾伦明显的不适感。接下来，治疗师选择了一个更加困难的新情境，重复以上催眠操练过程。在本次治疗结束之前，治疗师和艾伦商定了一个练习场景，在下周见面之前，她会反复进行操练。艾伦可以坐在家中舒适的椅子上，在进行自我催眠练习时操练，也可以在光顾常去的餐馆时在真实情境下操练，例如，走进洗手间冲厕所，通过放松练习和正性自我暗示调节她的不适程度。

对一系列非自主性反应进行脱敏和去抑制

由于艾伦对大小便的抑制行为并不是自主性的，对这类行为的脱敏和去抑制相对而言更复杂一些。艾伦没法为了真实场景练习而故意引起自己抑制排泄的行为。但是，她的抑制行为与排泄的声音有关，声音说明了她正在做的事。因此，她需要脱敏的是声音，而不是行为本身。为了达到这个目的，治疗师请艾伦录制了自己排泄时的声音，治疗师沿用了冲厕所脱敏时的步骤引导艾伦进行练习。不过，在冲厕所之前，艾伦需要播放录音带。首先是在催眠和自我催眠的想象中练习，然后在真实情境中练习。在真实情境的练习中，艾伦需要坐在马桶上，故意抑制自己的排泄冲动，同时播放录音带，使用放松和自我暗示技术

363

减轻自己的不适感。尽管治疗师引导艾伦抑制排泄，但如果她觉得很舒适，自然会忽略这个引导而开始排泄，这不足为奇。但是，我们并没有进行排泄暗示，因为那是很大的一步。我们需要保守一些，一小步一小步前进，尽量降低失败的可能性。

一旦艾伦能够对排泄的声音脱敏，我们的注意就转到排泄抑制行为上（假设该问题仍未解决）。第一步是请艾伦在舒适的私密情境下进行控制停止或继续排泄的练习，接下来，在她对自己的控制比较有自信之后，她需要坐在马桶上进行自我催眠，想象一个不太舒服的情境，同时有意停止或开始排便。一旦她能够在不同难度的想象情境下自如地进行自我控制，就可以尝试在真实情境下进行操练了。练习应从非常简单的情境开始，这一点非常重要，这样可以确保艾伦获得极大的自信。一旦艾伦坐在马桶上，她就可以开始自我催眠，调节自己的不适感，如果有必要，需降低自己的不适感，然后播放冲厕所脱敏时使用的排泄录音，练习排泄和抑制。在操练之初，她只需要练习收紧和放松排泄肌肉。直到她对自己控制相关肌肉的能力有了自信，她才会开始尝试真正的排尿和排便。虽然一开始我们没有告诉艾伦这一点，但如果她在真实场景的操练中自然地进行了排尿和排便，我们也不会感到惊讶，因为这能够充分证明艾伦的确觉得足够舒适了。

结论

随着现有问题的解决，或许可以考虑普遍化暗示技术。况且，艾伦所学的内容暗指她对性的感觉，这些可以在随意的言语暗示中提及，为艾伦指明，她可以注意到自己有关性的一些想法和感受改变了，正如她对排泄的想法和感受改变了一样。我们早先已提到，对于她的性功能问题，还需要更多的信息才能形成可靠的治疗方案。治疗的另一个子目标是帮助她更好地把自我意象与母亲的意象区分开来，从而降低她对成为一个“粗鲁之人”的恐惧。通过认知重建，建立“的确与母亲不同”的认知对她来说可能会非常有帮助。

364

艾伦的完整治疗过程可能还含有更多的细节，其中包括抑制行为对她生活各个方面的影响，自我怀疑在哪些方面降低了她的生活乐趣等。现在，我们针对有限的问题给出了基于认知行为疗法和相关技术的治疗计划。我们期待在每周两次、为期一个月的治疗后可以看到正性的改变。九个月后，治疗可以变为每个月一到两次，用以评估疗效，并处理意外涌现的问题。

参考文献

Kirsch, I., Lynn, S. J., & Rhue, J. W. (1993). Introduction to clinical hypnosis. In J. W. Rhue, S. J. Lynn, & I. Kirsch (Eds.), *Handbook of clinical hypnosis* (pp.3–22). Washington, DC: American Psychological Association.

Kirsch, I., Montgomery, G., & Sapirstein, G. (1995). Hypnosis as an adjunct to cognitive behavioral psychotherapy: A meta-analysis. *Journal of Consulting and Clinical Psychology*, *63*, 214–220.

Lazarus, A. A. (1973). "Hypnosis" as a facilitator in behavior therapy. *International Journal of Clinical and Experimental Hypnosis*, *21*, 25–31.

Lazarus, A. A. (1981). *The practice of multimodal therapy*. New York: McGraw-Hill.

Schoenberger, N. E. (1993). *Effectiveness of a cognitive behavioral hypnotherapy for public speaking anxiety*. Unpublished doctoral dissertation, University of Connecticut, Storrs.

Wolpe, J., & Lazarus, A. A. (1966). *Behavior therapy techniques*. Oxford: Pergamon.

CHAPTER 18 第十八章

365

埃里克森式催眠在艾伦案例中的应用

威廉·J.马修斯,斯蒂芬·连克顿,卡萝尔·连克顿

当我们第一次见到一位来访者,头脑中会不断产生各种问题,随后的每次见面亦是如此。有关艾伦的介绍很有趣,鉴于她具有的突出优势,我们认为治疗的预后应该会很不错。在评估某一个案时,与关注治疗性改变的评估有所不同,我们会基于个案自身的认识论观点去寻找或建构一些信息。对我们来说,信息只有有用和无用之分,而无对错之分。在治疗个案的过程中,面谈管理非常重要,是有效临床治疗必不可少的部分。因此,有些时候,根据个案呈现出来的信息,建立融洽关系的语言能力必然先于评估决定治疗师将如何以一个我们能理解的方式与个案进行交流,如果有必要,也可以降低风险的紧迫性,挖掘个案寻求治疗的动机。

我们的评估过程主要关注四个方面:(1)现有问题;(2)问题自身的背景信息;(3)目前的家庭系统或社会系统;(4)配偶或伴侣的原生家庭信息(Lankton & Lankton, 1986,1989; Lankton, lankton, & Matthews, 1991)。现在,让我们就这四个方面围绕艾伦这一个案进行讨论。

现有问题和背景信息

366

当事人对现有问题的定义是什么?在艾伦的个案中,她抱怨自己没法使用那些有可能被人听见排便声音的公共厕所。我们可能会问一系列问题,如这个问题是什么样的?既然这是一个长期的问题,当事人为何现在来寻求帮助?当事人希望通过治疗获得怎样的改变?如果没有改变又会怎么样?这些问题能够帮助治疗师定义当事人的困扰或将其概念化(如何时、何地、怎么样)。询问艾伦对治疗的期望可能非常重要,她的反馈能够为治疗师了解她的信念、态度、世界观提供相当有价值的洞察,这些可能对她的问题造成了不必要的紧迫感。

可以从以下问题入手，继续关注当事人的现有问题：在什么时候这个行为不是个问题？当时的情况是怎样的？在什么时候问题最严重？在日常生活中，当事人是如何处理这个问题的？也许我们最感兴趣的问题是，既然艾伦自述这个问题已经困扰她很长时间了，为何她现在才选择来接受治疗，而不是在去年或前年？我们询问这些问题不仅是为了将问题具体化，更重要的是为了寻找艾伦不再将这个困扰视作问题的时候，或者，至少这个困扰对她来说不那么严重的时候。这些问题的本质其实是一种干预，它们直接或间接地暗示艾伦控制她以前觉得失控的部分。在改变的过程中，帮助当事人把先前的非自主性行为变成自主性行为是一个重要部分(Haley, 1978)。艾伦可能从来没有想过，她的如厕行为在何时不是一个问题，而在这个时候她又做了些什么使之与以往不同。不言而喻，渴望中的改变不再仅仅是一种可能，它已经发生了。

任何改变，无论是多么积极的，都会带来相应的结果。例如，有一次，我(马修斯)会见了一位灵感枯竭的作家，他希望能从瓶颈中走出来。当被问到如果走出了瓶颈会发生些什么时，他说他会开始写一部"伟大的美国小说"。在这个案例中，我建议这位作家继续维持一段时间的灵感枯竭状态，这或许可以确保他从一个名不见经传的作家逐渐变为著名作家。作家的灵感枯竭除了带给他烦恼，其实更多的是在保护他，防止他因未满足的期待而产生极大的失落感。因此，在艾伦的个案中，我们也会询问艾伦，如果期待中的改变实现了，这会有怎样的好处和坏处？艾伦可能从未想过问题本身或问题解决后的结果具有的正性价值。治疗性干预需要尊重并利用问题本身的有利面，同时减少那些不利之处。

367

最后，作为焦点问题之一，最有可能对艾伦有利的部分在于，帮助艾伦理解何时她的如厕问题变成了一个真正的问题。这在她还是小孩子的时候是个问题吗？或者这个问题是后来发展起来的？它是不是由一段特殊的创伤经历或不愉快的体验导致的？母亲粗鲁的举动(如不讲卫生、裸体在房间里走来走去)对她来说意味着什么？在意识层面，对这些问题的回答说明在孩提时代，母亲脏乱、裸体的行为对艾伦造成了创伤。虽然母亲的卫生习惯并没有被详细描述，但我们有理由推测，孩童时期的艾伦目睹了母亲月经期间的一些情况。她由此产生的震惊和惊慌可能转化成过度关注如厕行为的症状。询问这类问题的目的是找到艾伦尚未形成如厕问题的时间节点。这样的时间框架将有利于之后催眠状态下的年龄回溯,艾伦可能有机会重新体验在此之前的轻松愉快的如厕行为。

从埃里克森式治疗的观点来看,这些问题旨在了解行为的来龙去脉,为后续的干预创造可能性。这些问题的本质在于揭示现有困扰对艾伦的意义,艾伦在问题管理能力方面的优势体现在何处,以及这个问题在艾伦目前的生活里有着怎样的价值或作用。对治疗师来说,这些提问直接或间接地将问题限定在当事人当下的生活里,强调或暗示了艾伦忽略的问题的价值或长处。例如,艾伦提到她的如厕问题在她确定别人能听见她的排泄声音时最为严重,当她确信别人不会听见时最轻。我们可以利用这一特点进行负幻觉催眠干预,在催眠状态下训练艾伦忽视特定的外在刺激(如其他人的存在)。届时,如厕行为便成为一个对外在刺激产生负幻觉(如忽视)的催眠后暗示。

核心家庭和原生家庭评估

消除症状固然重要,却不必成为我们治疗工作的首要关注点。我们试图从毕生发展的视角来看待当事人的问题。目前,当事人在生命发展的哪个阶段,他期望朝哪个方向发展?正如其他研究者提到的(Lankton, Lankton, & Matthews, 1991),我们设立的评估目标可以从毕生发展的角度,在至少四类功能水平上增进我们对个案的理解:(1)家庭组织及其对家庭成员社会角色的限制;(2)社会角色对行为和情绪表达的限制;(3)行为和情绪表达对信念和认知的限制;(4)信念和认知对意识或无意识内容的影响。 368

在我们对艾伦的评估中,我们会注意艾伦扮演的不同角色,聆听她对不同角色的定义,这些角色的定义一定会以各种形式无数次地在艾伦的生活中重现,造成她现有的限制。在艾伦的原生家庭中,允许和不被允许的行为类型和范围是怎样的?例如,艾伦的哥哥会被要求表现出坚定自信、有攻击性和竞争性的行为,而艾伦作为女孩被要求不要做出这类行为。

在某种程度上,艾伦的社会角色限制了她的自信、温柔以及愤怒情绪的表达,也极大地限制了她对目前情境的反应能力。艾伦采用的沟通方式和拥有的行为特点与她习得的社会角色的限制是一致的。她的自我意象通过这些早先习得的内容而巩固,并在当前的人际互动中得到进一步强化。例如,当询问艾伦在不同情境下(如洗手间、卧室、办公室)会对自己说什么时,我预计她会卷入大量负性自我对话之中(如"我是个失败者""性是肮脏的""无论我多努力,我都不够好",等等)。这些负性自我对话强化了她的自我意象,也限制了艾伦以更为有效的方式使用相关资源调节日常体验的能力。

作为评估的一部分,我们还需要了解的一个重要部分是艾伦的原生家庭。她和谁的关系比较亲密,和谁关系最远,和谁有联系？每个家庭成员对母亲行为的看法是怎样的？他们是如何面对这一情境的？这些做法有哪些相同和不同之处？为什么？其他人对如厕或其他问题也存在焦虑吗？如果没有,艾伦又是如何理解其他家庭成员处理家庭体验的方式的？这里我们再次寻找了艾伦的原生家庭经历的意义。这类问题把艾伦的行为置于她从未想过的更大背景中,也间接暗示她目前的行为是对童年痛苦经历的合理反应。这个部分的评估旨在找到有用的信息,同时减少艾伦对现有问题的病态归因。

对艾伦自己的家庭进行评估也是此次评估的重要方面,尤其是她的孩子都已成年,此时需要特别关注她的丈夫。假设艾伦是自己来寻求治疗的,但她的丈夫也处于目前的家庭系统之中,按照定义,他也与艾伦的问题有关,很有可能也是解决策略的一部分。他如何看待艾伦的如厕焦虑？他支持艾伦改变还是希望维持现状？他如何理解艾伦的问题？他会如何面对艾伦在如厕和性生活方面的困难？他和艾伦一样希望改变吗？如果艾伦不改变会发生什么？如果艾伦改变了又会怎么样？

369

考虑到艾伦的孩子都已成年,我们可以邀请他们进行一次咨询,询问一些相关问题。例如,他们如何看待目前的情况？令人好奇的是,艾伦是如何教导他们的如厕行为的？如果艾伦的孩子并没有如厕焦虑,我们便会询问艾伦是如何教导自己的孩子不要为此焦虑的。例如,我们会询问艾伦:"你是怎样教会你的孩子不焦虑地使用厕所的,甚至在你自己都没有意识到的情况下？"如果艾伦知道这个问题的答案,我们就可以把她的答案作为干预的一部分;如果她表示自己不知道,则说明她在无意识的层面是知道的。即便她目前的家庭成员没有人能来到咨询室和我们讨论这些问题,我们也会请艾伦试着站在每个家庭成员的角度去思考这些问题,这也间接暗示了思考问题的不同角度。这类问题能够对立于艾伦已有的顽固、痛苦的现实,带来完全不同的现实体验。不同的视角也能拓宽我们的干预可能。在询问某个具体问题时,艾伦可能会回答:“嗯,我从来没有这样想过。”这有利于艾伦开始形成新的关联,产生新的学习。

在埃里克森式催眠中,有一个关键性因素是发掘当事人自己的优势和资源(如能力、技能和适应性)。艾伦的优势突出,也很充足。她婚姻圆满,家庭完整,事业成功(虽然她自己并不认可这一点),并且有经济保障。她对自己的评价是“有条理、细心、考虑周全、固执、缺乏安全感、好竞争,尤其好与女性竞争”。我们会间接挑战她对自己的认识,引导她从更加积极的角度看待自己。“我喜欢考虑周全的医生,他们不太可能会在手术后把手术钳落在你的身体里”,这样一个简单幽默的回应会带来更多的诊断性信息。艾伦是大笑还是微笑,又或是对这句话产生了其他反应?

艾伦可以在任何时候来做治疗,因为她面临的困扰具有一定重要性。很显然,即将到来的中国之行具有极其重要的意义,但这种具有重要意义的事件总会不断涌现。在很大程度上,她选择在这时候进行治疗与她的丈夫即将退休有关,而这一新变化会在她的中国之行期间发生。这些会让人联想到享受生活的可能性,想到人生的意义,想到亲密关系的意义和相关主题,想到他们多年工作带来的满意度,等等。

370

没有了孩子作为艾伦和丈夫之间的缓冲,一个充满了亲密需要的未来尤其令人焦虑。这即将到来的发展性转变也会带来其他我们希望或不希望的转变。我们推测,在人生的每个阶段,人们都需要面对独立和快乐的主题,艾伦学会了通过强迫倾向和规则约束的方式来进行反应。正如上文提到的,在艾伦人生发展的重要阶段,母亲的不良行为引发的困扰形成了艾伦的现有问题。按照这条时间线,也许艾伦在人生的每个发展阶段都会伴随着一定程度的羞耻和困难。从积极的角度来说,她的规则约束使得她成为一名内科医生。但是,我们推测,艾伦并没有学会如何坚持自己的需要,也没有发展出有关快乐、亲密或自豪的有用观念。

治疗思路

由于艾伦的头脑非常聪明，这使得她在选择其他适应性参考框架时有所限制，因此使用催眠疗法不失为一个创造新的学习、重塑过去经历、引发新的行为的最佳策略。基于上述对艾伦的理解，我们初步制定了一个三阶段治疗计划：(1) 分离相关创伤性经历；①(2) 从更为积极的角度重新体验任何孩子都应拥有的早期发展阶段；(3) 发展相关资源，帮助艾伦更好地享受目前的生活阶段(如独立、夫妻间的两性亲密关系)。我们旨在帮助艾伦能够理解她和自己的母亲并不一样，即使从解剖学的角度来看她们一模一样。艾伦有自己的判断能力和决定能力，这些能力来自她的生活经验，以及她作为一名医生和成年女性的智慧。

依照我们最初的假设，可以考虑用指向自身和自身需求的同情和关爱的情绪来替换艾伦对月经和排泄的恐惧，同时消除她从母亲那里获得的忽视和迟钝。接下来，我们会着力发展艾伦对自己的宽容态度，进行认知上的改变，这对她下一个人生发展阶段来说非常重要。我们需要帮助艾伦建立快乐、自尊和容忍力与自身错误和过往成功之间的连接。因此，我们会使用催眠技术引导艾伦在适当关爱、关注和支持的氛围里重新经历排便训练，一反其从母亲处获得的东西。

371

正如上文中提到的，治疗的第三个阶段是帮助艾伦继续泛化她在催眠状态下重新习得的、早期发展阶段里的快乐、尊重、容忍力和同情等资源，并将这些资源转移到她目前的发展性需要上，转移到她合理的社会角色上，这个社会角色要求自信、好竞争、敏感，并且能享受性生活。我们会就以下每个主题设计一个完整治疗脚本：催眠引导、检索需要的资源；分离创伤性经历；在正性资源与目前生活之间建立连接，并泛化至未来生活。此外，对于即将到来的中国之行、丈夫退休、夫妻独处等事件，我们也会使用催眠后暗示。我们选取的治疗方法是基于艾伦表现出的症状，并未与她丈夫或其他家庭成员的描述相悖或对后者有所隐瞒，我们之所以在评估过程中纳入对艾伦的家庭背景考量，正是为了这

---

① 在此案例中，我们使用分离技术引导当事人在不会重新体验到焦虑的情况下，在催眠状态中再现过往痛苦的童年景象或从全新的视角审视自己的童年经历。

些可能性。

对读者来说，值得注意的是，我们的评估过程、干预方法的选择以及整个治疗计划都需要与当事人共同建构，而不是由治疗师强加给当事人。我们不希望把自己的观点强加给当事人（如治疗目标），也不会强迫当事人接受我们的治疗计划。在本案例中，如果艾伦对我们提出的问题或初始催眠体验的反馈并不符合预期，我们会根据需要调整干预过程。对于我们，评估—干预过程是治疗师和当事人之间递进循环、不断影响的过程（Matthews, 1985）。

催眠工作

基于上述讨论，以下是我们可能对艾伦实施的催眠治疗的完整呈现。

艾伦，在讨论过这些问题后，我想我们达成了一致，都觉得这是一个学习自我催眠的好时机，以帮助你迅速从压力中解脱，或尽可能减轻你的痛苦，正如那句古语所说，授人以鱼，不如授人以渔。当然，在这里我们并不是为了捕鱼。我们只是打个比方以说明自我催眠会带来**自信**的体验、**轻松的生活**以及你找寻的**幸福感**，而我很确信我们会有改善，也正在改善，自我催眠会帮助你在日常生活中更频繁地体验到这些感觉。 372

首先，我会做两件事情。第一，我必须再次强调，据我所知，真正懂得如何催眠我的人只有**我自己**，同样，唯一能够催眠你的人也只有**艾伦你自己**。因此，所有的催眠都是自我催眠。催眠是一种对内在细微事件觉知增强的状态，这些内在事件包括回忆、想法、观念、信念、冲动、感觉等。让我举个例子，我相信你会有更直观的理解和感受。

把你的手臂放在如下位置——手悬空于距膝盖四英尺处，手指微张，两手间距约半英尺，尽可能避免手腕和手肘碰到膝盖或身体。这并不是进行自我催眠的唯一方式，但我常常会教来访者使用这个姿势，因为它可以立刻让你体会到什么是自我催眠，从而揭开催眠的神秘面纱，帮助你**了解自我催眠过程中的自我控制能力和舒适自在的感觉**。

现在，试着摆出这一姿势，你可以睁开眼睛或闭上眼睛，这都没问题。试着遵照以下思路，对自己提出要求：如果我的无意识准备好帮助我提高

自在、幸福和自信的感受,我的手指就会合拢在一起,而我也会进入恍惚状态。现在,把我的话改成适合你的引导语,在未来的练习过程中,你可以改变引导词,使其符合你当时对快速进入恍惚状态的需要。

在催眠体验的初始阶段,我们主要打造改变的基础和提出对改变的正性期望。考虑到艾伦对自我控制的需要,我们强调了自我催眠的概念,这是为了向艾伦强调是她掌握着控制权,而不是治疗师。间接暗示贯穿催眠沟通的全过程,这与具体指向行为的直接暗示不同。我们的目的在于最大限度地引导艾伦发展自己独一无二的催眠体验,绕过其自我苛责的认知方式(如"这不管用""我做得不对"等),创造出一种氛围,让艾伦觉得无论怎样做她都是成功的。上文中标注的加粗字代表隐藏的暗示语,治疗师会有声调的改变(如强调)。

现在,会发生一件非常有趣的事情,当你的手这样摆放时,你的意识会希望花一些时间去反思你的无意识持有的观点。作为一名初学者,我们会给你一些指南,帮助你将自己在问题处理过程中的联想和感受限制在一定范围内。知道自己拥有控制权岂不是感觉很好?你甚至都不知道自己知道这些。就好比早上醒来时你想着:"我将会有美妙的一天。"即便你的头脑中存在这一念头,**你却不会再去想这件事**,它会成为你自己的一部分,推动你把每一天都变为美妙的一天。又好比你钻进车里,发动引擎,对自己说:"我想我今天会开车去上班。"你并不需要不断提醒自己你在上班的路上,不是吗?你去上了班是因为,当你在想其他事情的时候,你的行为依然按照原来的指令自动运行着。很好。

373

这类陈述能够真正为未来的催眠和治疗工作创建正性的反应设置(Erickson & Rossi, 1979)。此外,通过介绍日常生活中无意识运作的例子,我们为其他的治疗方法建立了基础,艾伦的无意识可以借此带来美好的一天、美好的感受,等等。

那么,再次把你的手摆成刚才的姿势。很好,现在,你会注意到自己的手指逐渐摇动起来,开始并拢。我们没法用普通的语言描述你此刻手指的感觉。我倾向用"磁性"这个词,因为它贴切描述了这种感受,不是吗?你是否感受到一股磁力把指尖吸引在了一起?当你的手指触碰到一起时,**闭**

上眼睛。那并不是一种真实的磁感,也根本不是磁感。我宁可认为那是血液涌入了指尖的感觉,这一直在发生,只是我们在忙碌的生活中很少注意到。现在,**让那带着几分麻木的跳动感**进入你的意识,**当你注意到它时,试着享受这种感觉**。这是一种全新的体验,如果你没有意识到它,你便会**错过手指上的这种愉快、安全、生动的体验**。

现在,让这些愉快的感觉通过第一个指关节,然后在你的意识中预想这种细微的感觉传递到双手中间指节。当你的意识做这些的时候,你的无意识会提高你的感受能力,让你敏锐地体验到这些感觉,并且让其他手指习以为常的感觉融入背景之中。然后,让这种感觉继续上移,直到与手背相连的指根。找到最轻松的方式,随着我从 20 倒数到 1,把这种感觉传遍你的手掌、手背和大拇指。而当我数到 1 的时候,你会把这种感觉系统地逐渐移至你的手臂、脖颈……

374

在本案例中,我们为艾伦提供了一种不同的引导方式,旨在引导她学习关注自己的感觉,那些她可能在生理层面有所理解,却从未在心理层面理解的感觉。

我希望你能花费一些时间,20……19……让这一细微的感觉慢慢地越过你的手背,向你的拇指移动。18……最后,17……它来到了你的拇指根。16……继续移动到你的拇指上。15……直到它通过你一只手的拇指尖移动到另一根拇指上。14……许多人在此刻可以**体会到手指周围一种有节奏的跳动感**,就好像一个小小的活力加速器,它**毫不费力,也毫无重量**地悬在半空中。13……12……自我催眠有一个好处,那就是它让你理解了什么是催眠。这增强了对内在经验、想法和回忆等内容的觉知,此刻你体验到的**非常自然的内在经验**常常会被忽略,除非你的感受能力通过自我催眠增强了。10……9……现在,继续让这种感觉移动到手腕、小臂,再移动到你的手肘、上臂。你可以在我数数的时候,按照自己的节奏来做这件事。

深呼吸。8……7……此刻,你会注意到**放松的感觉**开始取代颈部、脸颊上的紧张感。7……放松的感觉继续取代了你从头顶到脖颈,再到下颌的紧张感。当这些发生的时候,你会体会到一种感觉,就好像你刚才体验到的活力加速器产生了一点小小的改变,开始移动到你的肩膀和颈部附近。现在,你或许意识到这些感觉形成了一个圆环,从你的手指移动到拇指。6…… 又移动到你的手臂、肩膀、脖颈,最后通过手臂重新回到你的手指。过一会儿,你会很容易地将这些感觉移动到你的躯干,放松你的背部、腹部、臀部,然后到达你的骨盆、大腿、膝盖,直到你的小腿、脚掌和脚指。5…… 4……

如果你目前还无法做到,你会很快意识到你最初感受到的手指上的感觉因为肌肉拉长的缘故而略有不同,而这种感觉已成为你全身的主要体验,就好像你正待在自己织成的保护茧里。你的注意力集中在自己设计的世界里,一到两个无意识资源的觉知能力得到了强化。

375 此处,我们致力于引发艾伦放松、舒适、安全的感觉和情绪。目的有两个:(1) 引发催眠体验;(2) 这些感觉可以在后续治疗中处理现有的如厕困扰、性与亲密问题时,作为树立正性自我意象的基础。

当你聆听我说的话时,请确保自己按照我原先的引导,**作为一个独立的个体,仅接受那些适合你且有利于你的暗示语**,只接受那些与你的**目标和成长**相关的暗示,调整其他的暗示,使其只适用于你特有的**目标**,促进你的**成长**。如果我说了一些毫不相干的话或说了一些无法轻易调整的暗示,你可以忽略它或完全删除它。**跟随你自己的想法**,我可能会提到一个人想起了丁香花的味道,而你记起的却是紫藤的味道。试着把我所说的话改成适合你自己的。这样,随着敏感度的提升,你会回忆起自己的一些经历,这些经历**对你的治疗目标是有帮助的**。

我提到你会对自己内在的经验有更高的敏感度,但有些讽刺的是,**有时人们会产生催眠后遗忘**。这是因为,当你听着,4……3……我所说的话,你会开始思考哪些话适用于你,与你自己的经历有关。而且,你也会开始回忆往事。2……你体会到一种时光穿梭的感觉,你或许会想起在公园里散步的时光,也许是穿过低垂的柳枝或闻见丁香花的味道。突然,你意识到我正在说一些事,而你并不记得我所说的内容,因为你更关注那些对你而言重要的部分。也就是说,你听见我说话,却没听我说什么。也许,你很想知道我刚才说了什么，你记得自己没有紧跟着我所说的内容，因为你正在想着自己的过往回忆。1……**一种美好的被保护的状态，一个安全的茧，一种真实、令人激动的个性化功能。让自己沉浸在这样的感觉中是那么美妙**。

如果这就是你的意识为自己做的自我催眠，请**用一种愉快的方式关注那些资源**。接下来，你的无意识会继续沿意识层面最初专注的路前进，仅作轻微的调整以吸收那些有助于实现你在一开始设定的目标的额外资源。你可能只知道自己感觉很好地闭着眼睛坐在那里，任时间流逝。记住，你可能并不十分清楚我所说的话，是因为你正在回想自己感兴趣的回忆，如果你在思考了一段时间后意识到自己忘记了我讲的内容，你可以抬起手指让我知道。

376

你忘记了我所讲的内容，此刻你意识到这些。催眠是一种强化对内在体验、回忆和经历的觉知的状态，讽刺的是，当你拥有了这种被强化的觉知，你**会遗忘自己所想的事情和我所讲的内容，而这是非同寻常的经历**。

治疗师提醒艾伦使用那些合适的引导语，忽略那些没有用的部分。这再次强化了她的自我控制感。治疗师也进行了遗忘暗示，因为遗忘在催眠过程中十分常见，可以用于认可艾伦的特殊体验。此外，忘记现在的一些暗示语和体验，可以使未来艾伦被唤起这些感觉时，更多地把这些感觉的唤起归因于自己，而不是归因于治疗师的暗示。

当你在这里，深深地进入内在的状态，我想推荐给你一些能够帮助你达成目标的方法。首先，扩展你坐在沙发上的舒适、愉悦感，这让你意识到这种舒适有助于你建立对自己已有诸多成就的**自豪感**。当你这样做的时候，你的意识会回想起你作为一名医生，在人生中取得的大大小小的成功。由此你可以明白，催眠是一个帮助你放大自己**多年来获得的无数次成功所带来的**自豪感的工具。

例如，孩子很少会花时间在日记中记录自己成功学会系鞋带后的愉快感受，却会为自己第一次学会了扣扣子而欢呼雀跃。一个好竞争的孩子会在意识到自己学会了骑自行车后增加了独立感，即使她不过是能保持平衡，抓住车把手，两只脚上下踩动脚踏板。不断用力踩脚踏板，迎着风飞速前进,对孩子而言是多么神奇的运动技能,能获得多么强烈的成就感!现在,你只需花费一点儿力气就能在这么广袤的土地上移动。

377 还有些孩子会为自己擦皮鞋的能力着迷,而这只是为了满足自己;另一些孩子则为会自己第一次以自己满意的方式用画笔在线条内填色而**惊喜不已**。甚至,一个孩子建造沙堡的能力或辨认飞进鸟巢的是什么鸟的能力也会跟随他们多年。**你的头脑习得自信与自豪感,这是我们很少有机会去表达的感觉**。但**那些感觉就在那里,等着你去想想它们,去回忆它们,去感受它们,去重新拥有它们**。**当你遇见它们时,知道这些感觉属于你,它们可以作为深入学习的基础**,就好比书写英文字母的能力是给朋友写信的基础,甚至由此发展出鉴别笔迹的能力。自豪感和掌控感之间存在复杂的内部关系,如只带那些令你感到自豪的成绩单回家。

有时,当我们想着某门课只得到B,我们同时会为自己没有得到A而感到难过。但多年之后再回首,我们会意识到,从更长远的角度来说,这实在不算什么,尤其是你现在已经成为一名医生,你意识到自己通过了医学院校的入学资格考试。**你已经获得了这么多的成就,它们是儿时的你意想不到的**。

在这里,治疗师试图帮助艾伦建立作为成年人和专业人士的合理成就感和自豪感。艾伦记起了很多儿时的类似经历,这些经历构成了她成年以后能够为自己的成就而自豪的基础。这里的引导语也暗示艾伦,好竞争在个体的发展过程中是合理的,也是有帮助的。这里我们也会在同一个句子里使用不同的人称,在“她”和“你”之间转换,进一步提高她的认同感,如对孩提时代经历的认同感。

如果你的意识在想这些事情,而你的无意识在维持那些幸福的感觉,你将会**进一步获得充实感、幸福感和自豪感,并以此作为自我催眠的基础**。但是,如果你让自己的意识关注此刻坐在治疗椅上的幸福感,而让你的无意识把这些与过往回忆有关的观念统合起来,**你就会获得一种强烈的安全感、自豪感和掌控感**,这再次增强了此时此刻你坐在治疗椅上的幸福感。你可能不会完全注意到我所说的话,因为某些感觉是如此重要,你需要把它们植入自己的内心,从而在自我催眠的过程中让它们可以在你的头脑中自然地产生。

我要强调的第二件事情是，对于你过去经历过的所有冒险，将此时你 378
坐在治疗椅上的感受和拥有的资源维持在你的头脑中，或是让你的无意识维持它们，让你的意识考虑一下去中国的事情，你会因此想到打包行李、打开行李、刷牙、从宾馆的窗户向外看、走在街道上、闻到新的味道、听到新的声音，等等。所有这些对中国之行的预期都会通过你自己的催眠后暗示与你的**自豪感**、**安全感**、**幸福感和成就感**联系起来。请你花一些时间抓住这些你已经统合起来的感觉和资源，它们增强了你的幸福感，请你将它们与你的意识连接起来，与你预期的中国之行中的不同画面和声音联系起来，与你回国以后和家人们分享这次成功的旅行联系起来。我总是在我很有**幸福感**的时候去想我要去的地方，因此，在真正出行的时候，我的大脑就会想起此刻我所想的内容，那时仿佛有一个声音在说：**享受你的幸福吧！**而我的预期以及我的无意识感受和有意识思考将会刻意连接，或者我会意识到无意识中产生的对中国之行的预期中好的方面。你只是还无法确定自己**未来会以何种方式体验幸福感而已**。

我们的目标是引导艾伦把即将到来的事情，如中国之行，与自豪感、掌控感和成就感联系起来。但这并不意味着我们形成了这些连接，就能引发艾伦这些情绪。实际上，基于我们假设的艾伦的家庭互动模式，我们有理由将其好竞争的特性看成一种态度或信念系统，而这一信念系统可能会不断阻碍我们在先前工作中所有旨在帮助她建立正性连接的尝试。假定我们已经和艾伦建立了不错的治疗关系，而这可以通过她的外在表现是否与治疗进程保持一致看出来（如面部表情、身体动作等），我们便可以借助以下催眠过程，来处理艾伦先前学习的内容：①

你知道的，艾伦，你和其他人一样，在成年之前会有许许多多的经历。遗憾的是，多年以来你忽略了将自己埋藏于心的希望和期望编织在一起。 379
把这些过去的生活经历编织在一起，能够帮助你更好地了解你变成了怎样一个人，你是怎样一个人。你越能了解这些，就越不会对过往的经历耿耿于怀，而这在无意中成为人格发展的基础。

---

① 如果艾伦表现出或报告自己觉得痛苦、不舒服或感到焦虑，我们应作出相应的反应，调整干预过程，重新评估当下艾伦需要的是什么。

试着想想你还是个小女孩的时候，也许你可以想象自己在看着她的照片，又或许你还记得她的样子。我并不是在引导你通过她的眼睛看周围世界，而是请你带着恻隐之心，通过你的眼睛，用未来的眼光看看她和她的世界。你告诉我，出于众多原因，这个小女孩远离了母亲的关爱。在回忆和观察她的时候，一旦你开始想象她出现在你的面前，就试着点头告诉我。你可以对场景稍做改变，使小女孩能够注意到你，你可以和她对话，请她在听见你说话后点头示意，然后你可以点头示意我。那是一种和过去交流的感觉。现在你已经达成了部分目标，你知道，进一步思考这些问题将会进一步提高你使用想象的能力。无论你是否只在意识层面想象自己进行这样的连接，无论你的无意识是否也在进行这样的连接，这都无关紧要。

如果我们已经为成年艾伦建立了一个安全舒适的地方，就可以请她使用这些正面情绪来支持她作为小女孩的部分。这基于一个假设，即艾伦的母亲未曾给予她这些支持。我们要求艾伦以点头示意的方式，帮助我们确认她能够创造出这些想象中的画面，并跟随我们的引导语。如果她没法进行这样的想象，我们会作出相应的调整，以不同的方式来达成目标。而且，作为催眠方法的一部分，我们使用了大量的间接暗示或随意性暗示，旨在引发艾伦不同维度的反应。

也许最重要的事情是，你要在想象中告诉这个小女孩，你就是未来的她，她会在未来获得一系列成就，**这些足以让她为自己而自豪**，你就是活生生的例子。告诉她，你想要重新回到她的世界里，重新给予她肯定，作为一个她尊重且自豪的女性，向她伸出一双充满关爱的手。你还可以试着用自己的方式告诉她，她只是一个小女孩，不太懂得如何预期新事物带来的快乐。也许，她也不懂得预期自己成长为一个成年女性的快乐，但你懂得很多，你愿意从未来回到她的世界里，让她知道，将你感受到的这些正面的能量和资源传递给她，使她与你之间产生一种连续感，你是一个她**可以仰视、可以为之自豪的**女性。

380

用你自己的方式告诉她，现在这对你来说非常重要，告诉那个小女孩她有了一个**可以仰视、可以为之自豪**的女性榜样，你也愿意成为她的榜样，喜欢她对你的依赖。她可以和其他孩子一样，在很长一段时间里倾慕你，受你的

> 激励。告诉她，这个女孩在过去做的所有事情都让你忍不住微笑，小女孩因此知道自己最终有一天将成长为一位杰出的女性，她将对这个世界有所贡献。试着**抓住她的注意**，与她进行心灵的交流，谈谈这个小女孩未来会取得的**出色成就**，谈谈作为一个**成熟的女性**是多么美好，一个**美好的**、**自信的**女性，**一个和现在的你一样感到幸福的女性**。你可以通过不时地点头来告诉我，你正在与这个小女孩进行交流，聆听着她，深入地理解她，就这样，你用自己的方式与过去的你发生连接，更深入地了解你自己的价值观。

这里工作的重点在于将这些资源（自豪感、满足感和自信等）与艾伦的自我意象形成连接或再连接，因而让艾伦能够以正面积极的方式来体验、预期自己的中国之行。在艾伦安慰、教导孩提时代自己的过程中，我们使用了一些引导语暗示艾伦自然地使用自己的资源和连接。这里的隐喻在于，无论艾伦在孩提时代多么不愉快，现在她已经是一个积极的、有价值的人，儿时的艾伦能从这位成年女性身上看到希望，并为她感到自豪。艾伦的力量在于，这么多年以来她逐渐发展出自信和自豪感，却缺少一位让她感到骄傲的如母亲般的女性榜样为她组织这些经验。这种童年经验的缺失使得她很容易嘲笑自己的成就，而不是让她越来越为自己感到自豪。

正因为如此，我们按一定条件为小艾伦提供了一个替代母亲的形象：当她回忆起童年时，这个令人尊敬的、钦佩的母亲形象就会出现。这会带来艾伦作为女性的自豪感，暗指对成年女性来说最重要的身体功能，如月经或在洗手间里进行的其他个人行为。

我们从个案报告中得知，艾伦非常不喜欢母亲的生活习惯。我们希望通过上述方式帮助艾伦在催眠状态下形成连接，从而强化她的自我形象以及她在成年后的日常生活中能够采取的应对机制。我们的目的是帮助艾伦在思考幼年艾伦的需要的同时，将女性和成为女性的概念与所有的后果联系起来。我们推测，这可能是艾伦第一次形成这样的联系和匹配。因此，我们也期望艾伦能够基于我们对她身体意象和整体自我意象的强化，在她的日常生活中发展出新的应对策略和互动方式。我们不会放任这些连接，使其顺其自然，而是会在后续的治疗和催眠工作中继续刺激连接并进行引导。本次治疗是一次奠基性质的

381

治疗，在未来的治疗中我们还会回到这些引导过程中。

最后，我们还希望能通过认可艾伦孩提时从未直接向母亲表达的攻击性来强化她的自我意象。[1] 我们反复提醒艾伦，无论她曾经对母亲有过怎样的渴望，她都已经成长为一位优秀的女性。这些被强化的认知、次级思维和现实检验为艾伦的自我意象提供了治疗性强化，帮助她在温暖、关爱、父母支持的氛围下发展出健康的自我意象。但是，由于她在现实生活中并没有得到过父母的支持，此时对这些经验的强化能够不断增强成年时期的资源，同时也能激发出从未有过这些经历和资源的小女孩意象。

因此，这些冲动、渴望和观念导致艾伦在孩提时代将否认、自我憎恨等作为防御机制，而这些防御机制通过激发她头脑中的小女孩意象再次出现了。但是，随着治疗过程中艾伦孩提时代经历的再现，她也会意识到自己使用的这些防御机制并没有带来糟糕的后果，她并没有伤害自己的母亲，也没有毁了自己的生活。相反，她成了一个好公民，一个足以让她感到自豪的人。在再现童年经历之前对这些资源进行强化和恢复，使得这些资源形成一副眼镜，艾伦可以通过这副眼镜检测自己孩提时代的行为，并加强现实检验和次级过程。

艾伦对这些过时的防御机制的需要变少了，与此相呼应的是，打破防御机制带来的症状开始凸显。这种改变包括因她对自己的苛责和焦虑而引发的害羞态度，而且在这些表现中，艾伦尤其介意那些与身体相关的表现，如各种冲洗活动、排泄和月经。

382

引导未来的工作

这些诠释和分析只是某些治疗片段，我们觉得最好提醒读者，这些诠释与分析并不是一次治疗过程，即使它读起来似乎如此。实际上，我们在这里完成的工作可能是几次治疗的结果，这取决于艾伦与我们沟通的难易程度，以及我们的治疗假设在多大程度上是正确的。记住，在任何特定的时刻，这里呈现的干预过程都会根据每位来访者的反应进行调整。来访者—治疗师的反馈环说

---

[1] 我们的假设是，由于艾伦母亲未能给她充分的关爱和养育，艾伦可能有许多针对母亲的攻击性和负性想法，为此她感到十分愧疚，而她的愧疚感又进一步造成了她的负性自我意象。

明了我们的治疗过程。假设我们的治疗正往有利方向迈进,那么我们现在可能进入了第六次或第七次治疗。

评估

在治疗工作的这个阶段,艾伦可能产生了我们所期待的反应,我们便可以在下一次治疗中进行全面的自我意象聚焦工作。一个组织良好的短程治疗,每个阶段的工作都会与下一阶段的工作存在重叠,并且在治疗的伊始就已埋下治疗终结的种子。因此,一旦初始的评估假设形成,我们就开始向更为复杂的治疗目标迈进。只要艾伦在治疗的任一阶段作出的反应有所不同,我们便会根据她的反应重新进行评估和干预。但是,我们也认为早期阶段的工作已经足够充分,可以集中使用自我意象思维干预了。

自我意象思维

自我意象是我们关于世界的图谱,是关于自我的象征。它详细说明了一个人在不同情境下期望体验到的联想,可能是一些人物的残影、孩提时代的经历、附有机电程序的机器和设备的客观意象或是经过思维组织的行动脚本("我可以做到""我应该那样说"或"下次我会那样做"),同时还伴随在一定条件下产生的相关情绪、姿势和言语期待(Lankton & Lankton, 1983)。

自我意象思维(self image thinking)是指个体如何根据过往记忆和未来预期组建有关自身的意义感(如"过去我失败了,未来我会那样做"等)。

自我意象干预旨在促使当事人产生有关自己的认知、态度、信念和情绪上的改变。自我意象思维根据当事人对过去的回忆,治疗性地再现过去的场景;根据当事人对未来的期待,创造一系列对获取成就的积极期待。对我们来说,催眠治疗能够创造出一种过程,其中可以引导当事人产生认知和知觉的改变,以及内在身体感受和情绪体验的改变。

383

有人可能会认为这种催眠治疗类似于个体发展的社会化进程。[①] 在艾伦的

① 自我意象的思维过程与儿童期的发展过程不一样,也无法替代它。这只是一个类似的过程,旨在强化或进一步发展当事人已有的资源。

个案中，我们的目标是通过催眠激发艾伦对成功经验的思考和组织，帮助她在目前的发展进程中使用自己已有的资源。艾伦需要以更加积极的方式看、听、感受、体验她自己。她在作为一名医生、母亲和配偶的时候是自信、称职的，现在只需在日常行为中强化这些信念和内在一致的感受。

我们的治疗理念是每个人都处在成长之中，从我们的临床经验来看，只要在适当的情景下，引导当事人整合不同的态度、身体意象、知觉和情绪，当事人便会在现实生活中统合那些体验，引发改变。自我意象思维至少提供了一个方法框架，在这一框架中，当事人可以随着环境的强化获得进一步的成长。我们的目的在于通过自我意象思维为当事人提供内在强化的可能性，这种可能性是通过催眠疗法来调整当事人对自己的价值感和态度而形成的。

对于艾伦，如果我们的假设证实了这一点，我们希望她能有意作出改变，变得能够欣赏自己的身体，变得享受做一个女人，成为一个喜欢为别人带来快乐的人。自我意象思维为达成这些主题提供了工作框架。随着治疗的进展，我们期待在与艾伦的对话中听到她谈论一些全新的行为、情绪和态度。我们也总是会把这些改变归因于她自己的努力，而不是我们的；我们也会询问艾伦一些问题，如她注意到的自己的第一个改变是什么？还有谁注意到了？她会如何维持改变？如果改变中断了，又会发生什么？等等。

我们对艾伦的治疗的第二个方面旨在在细节上发展自我意象思维的过程，具体如下：

> 现在，你坐在这里，体验着自己**已经统合起来的内在资源**，这些资源在过去几周的催眠过程中得到了进一步的增强。我们有一个提议，或许会有助于你把过去多年中那些最成问题且异常顽固的体验分离出来。你可以让自己在意识层面想象一个成年艾伦坐在椅子上，而你的无意识层面**体验着**我们在过去几周里统合起来的**资源**；或者让你的意识去**领会那些资源，并为之骄傲**，而让你的无意识开始想象自己坐在椅子上。当你做到之后，试着点头告诉我。
>
> 你知道，成熟的女性不仅能同情、理解其他人，而且有足够的智慧去了解人类的身体功能和生理结构。由于你的头脑中已有了一个成年艾伦的

384

形象,你可以让自己的意识脱离出来,观察她。而当你的意识在房间里的某处采取中立的立场时,这个想象中的艾伦也在进行着观察。

我们引导艾伦在三个层面上形成分离体验,由她自己看着自己的孩子部分,至少这个过程能够深化催眠体验。这样做的目的也是为艾伦提供机会,引导她以不同的视角看待自己的人生。我们希望她能审视一幅画面而不只是体验它。我们最终的目标是促使艾伦的成人部分帮助儿童部分建立积极的体验,并反作用于她的成人部分。这类似于埃舍尔(Maurits Cornelis Escher)的名作《手画手》(Matthews, 1985)。

如果你做到了,可以举起左手食指示意我。这可能比点头更容易,因为你的无意识可以毫不费力地让手指轻微抖动,告诉我你已经做到了。一旦你给出了这个信号,我便会请你做些其他事情。在收到示意后,我会请你保持一种有趣的平衡,你会带着那些资源,看见自己坐在椅子上,看着成年的艾伦,同时保持不同的视角和优越的地位。

请你看着椅子上的艾伦和她看着的成年艾伦,她们回想起一个遥远的过去,那时小小的艾伦周围有很多家庭成员。也许你曾经看过的照片会浮现在你的脑海里,也许是相册里一张你自己的照片,但无论情况如何,对于艾伦的意识层面,最有趣的事情便是看着自己坐在椅子上,眼前出现自己所看到的成年艾伦身上的所有资源,成年艾伦有着丰富的知识,有同情心,对他人也非常敏感。

当作为孩子的艾伦意象出现在你的头脑中时,你所观察的成年艾伦也会注意到这些,你可以试着再次抬起食指,示意我,你已经看到了这些画面,听到了她当时听到的声音,并且继续体验她的所看所听,看着她坐在椅子上。她可以感受到那份**同情心、敏感和智慧**,那些资源深埋在想象出的艾伦的心里。只是看到、听到这些过去的意象和声音,看着那个小女孩每天的日常生活。看着她在桌边吃饭,也许从来没有人会怀着同情心,体贴地去看着这一切,如果**你能赞美她今天做得很好就更棒**了。也许,你可以用自己的方式在心里对她说,你来自她的未来,你来这里是为了看看她,你为她在椅子上坐得那么端正、餐具拿得那么好而感到自豪;你也为她能恰

385

当地切自己的食物、仔细地学习餐桌礼仪而感到自豪。

我敢肯定,她有至少一百件事情希望能够受到表扬,只是不知为何这些事情没有得到认可,又或许是她不记得了,或许只是因为她强化了这些回忆。小艾伦得到了一位**年长的、有同情心的、充满智慧的、值得尊敬的、善解人意的**女士的认可,这位女士觉得小艾伦做得很棒,完成了很复杂的学习任务。

现在,试着转换画面,在其他学习情境里看着小艾伦,看着她如何打开衣柜,选择今天要穿的衣服。通过观察,你也可以看到她是否因衣服的颜色搭配、妥帖放好了她的袜子、系好鞋带而获得了她希望的和应得的赞美。许多孩子都喜欢听到别人赞美他们有条理地完成了日常任务,即使他们已经做了无数次了,因为这种赞美会增强他们的自豪感,让他们觉得别人在关注自己,并且有机会清晰地叙述完成这些日常任务所需的努力。尤其当你提醒小艾伦,你来自她的未来,你是一个口齿清楚、心思敏感又很聪明的观察者,熟悉人类的生理结构和行为,这会进一步增强小艾伦的自豪感。

我们试图按照艾伦的节奏来唤起我们所需的过往回忆。此外,我们也暗示艾伦在童年时代可能缺失赞美的场景里想象成年艾伦给予她赞美。请她把部分想法与有关体贴、同情、注意、赞美和自我尊重的体验联系起来。同时,在她回忆过去时,这些资源也需要与她的心理体验网络连接起来。我们的目的是帮助艾伦在应对机制和创造性之间发展出更具适应性的连接。一旦建立了这样的基础,便是时候转为处理潜藏敏感天性的素材了。

有时,我们会需要一些反馈,既可以是言语反馈,也可以是观念运动的信号(如抬起手指、点头等),以表明她已经进入某个重要的回忆里。按照以上的治疗过程,并假设艾伦给出了正性反馈,我们现在可以考虑请艾伦回忆小时候在洗手间里的经历了,那时她还需要接受每个孩子都会经历的如厕训练,需要别人的建议、巩固和教导。在先前的个案报告里,我们得知她对这些主题非常敏感,因此需要选择那些让她觉得舒适的词汇。

386

以下的引导语并没有使用非常规范的词汇,却考虑到艾伦的确有可能不需要就这些主题进行任何微妙的处理。如果我们的假设不够精确,就可能需要更加仔细地选择要使用的引导语。

你在意识层面观察到坐在椅子上的艾伦，**和富有同情心、受过良好教育、善解人意、了解人体解剖学结构的艾伦**，现在，要求这两个艾伦同时看着小艾伦在很小的时候进行某些如厕训练。小艾伦**通过自己的努力获得了掌控感**，她正坐在马桶上大便，**她因此感到自信，也得到了积极的强化**。你作为一名医生，可以告诉小艾伦，你是未来的她，为她指出，**因为下面的原因，她做得非常棒**。可以想一想有哪些原因，并让小艾伦知道。这些原因可以是：她的努力程度；她对肌肉的控制程度；她注意力集中的程度；她对大便时间的控制；她对自我的意识和表现出来的自尊——她用纸巾和其他清洁物品清理了自己的身体。

现在，请把小艾伦带到未来，她也许很愿意和**如你般智慧的榜样同行**，看看在她月经期间会发生什么，当她第一次月经来临和来临前时会发生什么。让她问你一些她想要问的问题，而你要试着带着对资源的自信，带着你已有的掌控感，带着你看到自己所拥有的智慧和同情心，不带任何恐惧地给予她正确的回答。当这些体验出现时，请举起食指；当所有的问答都结束的时候，请再次举起自己的食指。告诉小艾伦，你为她如此有活力而感到高兴，如果她有任何疑问，都可以来找你询问。

我们不太知道作为年轻女性的小艾伦会作怎样的问答。因此，需要为艾伦留下足够的时间以便她进行自我对话，只是引导她带着一名医生的智慧、同情心和人体解剖学知识去回答小艾伦的问题。接下来，我们把画面从月经初潮推进到青春期，选择另一些能代表艾伦发展中的身体意象的画面，如胸部的发育。387
适合这个发展阶段的引导语同样可以参考早期发展阶段的引导语。

整个自我意象的思维过程都旨在帮助艾伦识别出自己在发展独立性的过程中所取得的巨大进步。而且对艾伦来说，很有可能存在这样一种冲突，即她既渴望能够得到某位女性的照顾并依赖她（如她的母亲），又因为先前已讨论的各种复杂原因而排斥她。这会让她处于独立和依赖的矛盾体验中。在我们看来，这个主题正体现在她表现出的症状上。

可以使用同样的自我意象思维过程要求艾伦回忆开始走向独立的记忆画

面,如学习骑三轮车或自行车。可以让继续坐在椅子上的艾伦看着成熟、有资源、善解人意、有同情心、聪慧的成年艾伦,同时她会想起小艾伦第一次在街区里骑自行车或穿过两条街看望朋友的经历。让值得尊敬和赞赏的成年艾伦告诉小艾伦她来自未来,回来是为了看看她做了多么棒的事情。一路上,她做着高明的决策,快速踩着自行车,调整着自己的心率和呼吸,利用耳朵和眼睛来保护自己。成年艾伦需要让小艾伦知道,她是多么为小艾伦这一专长的卓越发展而感到骄傲。如果小艾伦听到了这些赞美和肯定,艾伦可以给出一个无意识信号让治疗师知道;如果小艾伦还需要更多的赞美,艾伦也可以给出一个肯定信号让治疗师知道。一旦艾伦给出了肯定信号,我们就可以转向其他的独立性事件展开治疗,如参加舞会、初吻、结婚、正式离开原生家庭以组建自己的小家庭等。

还可以继续请艾伦想象中国之行的画面,爬长城的画面,并将之视为走向独立的里程碑,并为自己的成功而骄傲。我们也会请艾伦看着自己,继续体验在中国的公共厕所、飞机、机场、餐馆等地点小解时的正性情绪,如骄傲、满意、自信、掌控感等。还可以进一步暗示艾伦,在任何特定的时候,她都会以某种方式意识到,即便她的意识层面正注意着使用厕所时一些特定的景象和声音,她也会与此同时意识到自己内在的智慧、自信、理解力、同情心和善解人意,这足以支持她走向全新的独立体验。

我们也会请观察者艾伦频繁提醒小艾伦,她会成为一个像艾伦那样的女性,而不是像她妈妈那样,这个正在看着她的成年艾伦就是最好的证明,实际上,她会成为那个自己为之感到骄傲的独一无二的人。也可以请艾伦想象中国之行以外的其他画面,预想这些未来事件中可能发生的情景、声音、感受、味道等细节,这些将提醒她,自己在走向独立方面做得多么棒。

388

我们还可以提醒艾伦,她在每一个先前讨论的早期事件中对解剖学知识的了解和对相关技能的掌控做得非常好。在每一个自我意象中贯穿年轻女性的概念,使得艾伦能够逐渐整合人生发展过程中性的部分和独立的部分。

夫妻催眠治疗的可能性

正如前文提到的,除了采用个体催眠治疗,还可以考虑夫妻催眠治疗。邀请艾伦的丈夫进行一两次治疗是比较容易的，这是为了了解艾伦对性接触的回避是不是因为她不喜欢丈夫和她亲近的方式。她也许喜欢或不喜欢丈夫主动，也许希望丈夫能以不同的方式与她亲近。

如果这个假设是正确的，那么可以在这一到两次的治疗中安排家庭作业了解这些信息，引导这对夫妻讨论全新的亲近方式和对性生活的需要。但是，她的丈夫可能在亲密行为方面也有自己的困扰。如果是这种情况，则在夫妻催眠治疗之外，还需要对艾伦的丈夫进行治疗。假设这一情况并不存在，对自我意象思维的治疗过程也可以扩展到艾伦与丈夫在卧室里的亲密行为上。

对于卧室情境，我们可以暗示艾伦加入快乐、兴奋、亲密、期待、喜悦等体验。由于在先前的治疗中我们已经在这方面取得过成功，在这里，只需要提及坐在沙发上的艾伦拥有的资源即可，也可以暗示她所观察的艾伦，那个善解人意、成熟、受过良好教育、口齿清楚的女性正向她所观察的画面里的艾伦传递那些正性的情感体验，令她带着那些温柔、敏感、欢乐和兴奋与丈夫在一起。

通过这个过程，我们再次在催眠状态下创造出一个情境。在这个情境中，当艾伦想到丈夫的亲密时，会同时想起那些快乐、兴奋、亲密、开放和信任的感觉。这里的重点不在于洞察艾伦此前缺乏与这些经历的连接，而在于帮助艾伦了解自己对这些体验的需要，并与之建立起连接。 389

由于在治疗过程中，艾伦已对自己的身体意象、月经来潮和走向独立等产生了态度上的改变，我们只需花费几次治疗来处理她在性方面的问题。基于以上假设，在这个阶段我们可以引入逻辑干预过程，具体如下：

> 在我们先前的讨论中，成年艾伦已经很好地强化了小艾伦的过往经历和相关技能，并且，成年艾伦也已经很好地回答了你对身体功能的困惑，而你幼时缺乏的对技能学习和独立性发展的赞赏，也已通过成年艾伦弥补。通过这种方式，**你学习到了很多东西**，这些学习到的东西也让你在与丈夫的亲近过程和性关系中，很容易体验到**快乐、激动和亲密的感受**，而这些感受都是你作为一个成熟的个体所希望拥有的。
>
> 现在，花一些时间在你的头脑中进行一些想象，想象坐在椅子上的舒适的艾伦和那个成熟、智慧、充满同情心和洞察力的艾伦，在你思考如何运

用已有资源在卧室中与丈夫相处时,一步步地提醒你。花一些时间向你自己咨询,**谈谈你的需要、你的看法、你的快乐、你的冒险和你做得多么棒**。试着观看你和丈夫做爱的全过程,在开始的时候给出一个信号,让所有这些画面在你的头脑中快速播放,在现实生活里,整个过程可能会更慢。当你已经从头到尾观看了自己所喜欢的和丈夫做爱的画面,你可以使用那些正性的未来记忆提醒自己,你有那些资源,你有一个**伴随着亲密、快乐、掌控、独立和自信**的身体意象。你会为自己感到非常惊喜和自豪,因为你有这些很棒的资源,在你尝试与丈夫进行三四次练习之后,这些感受和资源会变为自动化的无意识过程,令你开始有更多的时间去自我享受。

结论

390 本文列出的治疗过程反映了我们对个案的理解以及可能的治疗方法。总之,我们的治疗工作的重点在于发展资源,并通过某种方式把这些资源与个体的体验相联系,从而使当事人能够体验到更加多样的社会互动角色。对于艾伦,我们的目标在于创造一个治疗背景,在此治疗背景中她可以获取自己生活中的资源,并在突出位置将这些资源进行整合,从而使这些资源变得比她以往认为的更加有效。治疗师只是一个帮助艾伦获取、发现以及在必要时创造其内在已有资源的催化剂。我们并不是艾伦的人生导师,我们只是运用自己具备的专业知识引导她掌控自己的资源,欣赏这些本就属于她的资源,我们并没有在治疗中授予她这些。

本治疗的重点不在于引发对问题的洞察,而在于促使当事人的内在资源与必要的情景体验形成连接。治疗是目标导向、未来导向的,通过对过去的评估,通过了解过去的一系列回忆,来强化艾伦内在资源的统合性和连续性。所有的治疗目标都是为了帮助艾伦减少她在公共厕所排泄时的羞耻感和恐惧感,减少她对即将到来的中国之行的焦虑,同时引导她更好地享受与丈夫的性生活。

每个早期治疗目标(如使用公共厕所和独自旅行)都通过类似于一般社会化过程的方式引导当事人将体验与内在资源形成复杂连接,从而贯穿着其他性亲密的目标。有一些障碍可能阻断了艾伦的适应性功能,如她对母亲的矛盾态度，她自己对清洁身体的态度，都是治疗着重关注之处。在最后的治疗阶段，我们做了大量自我意象思维过程的工作，旨在帮助艾伦产生态度、情绪和内在身体的改变，从而引发性、身体意象和独立能力的变化。

自我意象思维的反复使用也会产生一定副产品，那就是艾伦能够更熟练地使用那些必要的资源，从而成功地安排未来发生的其他事情。我们的目标是，艾伦可以在预想某件事时想起并体验到自己的内在资源，这使得她更容易在事件发生时体验到快乐和满足。这样的反应明显与她过去的做法不同，可以降低她在回忆过去发生的各类事情时所产生的负性怀疑。

艾伦的个案向我们展示了如何根据埃里克森的问题解决原理在评估和干预之间形成连接。在我们的短程治疗过程中，我们借助了催眠治疗的特点来帮助当事人克服她表现出来的临床症状。

参考文献

391

Haley, J. (1978). *Problem Solving Therapy*. San Francisco: Jossey-Bass.

Erickson, M., & Rossi, E. (1979). *Hypnotherapy: An exploratory casebook*. New York: Brunner/Mazel.

Lankton, S., & Lankton, C. (1989). *Tales of enchantment: Goal-oriented metaphors for adults and children in therapy*. New York: Brunner/Mazel.

Lankton, S., & Lankton, C. (1986). *Enchantment and intervention in family therapy: Training in Ericksonian approaches*. New York: Brunner/Mazel.

Lankton, S., & Lankton, C. (1983). *The answer within: A clinical framework of Ericksonian therapy*. New York: Brunner/Mazel.

Lankton, S., Lankton, C., & Matthews, W. (1991). Ericksonian family therapy. In A. Gurman & P. Kniskern (Eds.), *Handbook of family therapy*, *Volume II* (pp.187 - 214). New York: Brunner/Mazel.

Matthews, W. (1985). A cybernetic model of Ericksonian hypnotherapy: One hand draws the other. In S. Lankton (Ed.), *The Ericksonian monographs*, *1* (pp.42 - 60). New York: Brunner/Mazel.

PART 5 第五部分 393

结　论

CHAPTER 19 第十九章 395

疗效最大化：使用临床催眠术的相关建议

史蒂文·杰伊·林恩 欧文·基尔希 朱迪丝·W. 卢

本书提供了大量例证以说明催眠技术适用于不同的理论模型和治疗方法。其中，没有一个案例将催眠技术作为单一治疗方法，而是将催眠技术作为一个计划合理、组织良好的治疗流程的一部分。在讨论艾伦的个案时，催眠技术在多大程度上成为治疗过程的核心往往视不同的工作方法而定：在埃里克森式催眠中（第十八章），许多治疗性沟通是在催眠状态下进行的；在理性情绪疗法中（第十六章），催眠只是作为其他方法"不那么有效"时的辅助工具。然而，在每个案例报告中，催眠技术的使用都基于这样的预期，即它能为治疗工作作出某些独一无二的重要贡献。

在我们的临床工作中同样发现了类似的情况：催眠是有效的体验式治疗技术，能够促进疗效。在本章中，我们将讨论如何在提高催眠技术的积极作用的同时，减少它的负面效果。为了达成这个目标，我们回顾了目前已经出现过的重要主题，提供了一些促使疗效最大化的建议，并为那些想要尽可能减少临床不良反应的治疗师列出了注意事项。

评估的重要性 396

在本书的开始，我们注意到临床催眠技术的使用往往需要在治疗的初始阶段对来访者进行仔细评估，同时需要评估与治疗目标相关的治疗性策略。无论评估是否能够带来正确的诊断，其本身都能帮助临床工作者观察当事人对催眠过程的反应，或是锁定当事人的某些思维方式或行为改变，这对于催眠治疗和非催眠治疗都特别重要。

如果评估能够直接将定义清楚的干预过程与描述明晰的机体功能连接起来，就能发挥出最大的作用。基尔希和科（第十七章）采用的多模型治疗方法在这方面表现得特别明显。多重模型评估是一种非常全面的评估,它能提供有效的治疗计划,将当事人的困扰概念化,制定治疗策略,建立治疗的工作机制,这些评估结果通常会在治疗早期阶段呈现给当事人。正如许多章节作者提到的,有效的心理治疗的一个重要组成部分就是治疗师和当事人能够在治疗早期达成治疗计划上的一致,并且能够随着治疗的进展,根据一些新补充和收集的素材对计划进行调整。持续不断的评估为治疗进程中治疗目标和干预方式的调整提供了基础。

在对艾伦的治疗中,基尔希和科精心设计了催眠过程来平稳、安抚艾伦的情绪(情绪维度),同时使用非催眠的治疗方法模拟真实场景,旨在减少艾伦对如厕行为的回避。这种对催眠疗法的选择性使用说明了评估的一个主要目的,即围绕着治疗过程精确使用催眠疗法。此外,借助多重模型评估,催眠疗法和其他治疗方法的影响力可以在治疗前后就治疗师和当事人感兴趣的不同维度进行比较研究。这一评估过程与过分简单的"非此即彼"式疗效评估思路大不相同,它鼓励当事人检测自己的进步以及需要持续关注的部分,即便是在治疗结束之后,这种检测也能继续进行。

在第十章中,霍雷维茨正确的观察到,除非在治疗结束后的一段时间里进行严密的评估(后续评估),否则不可能测量疗效的全面性和稳定性。霍雷维茨在文中也强调了心理测量工具的重要价值,临床工作者须根据目标问题(如分离症状、焦虑症状)的相关理论和实验研究结果来选择合适的测量工具。我们都很了解典型的临床工作遇到的时间限制,以及不断增加的对管理式医疗环境的需求和过分要求,尽管如此,考虑到临床工作者获得的潜在信息以及当事人收获的效益,我们认为评估过程从根本上来说是合算的。

397 在临床催眠中,催眠动力学被叠加在心理治疗动力学中(Lynn & Rhue, 1991)。因此,如果没有对当事人进行催眠反应性的评估,就无法甄别是否适合对当事人进行催眠治疗。

正如我们在引言中指出的,实施催眠需要理解人们对哪些暗示语有反应,从而选择最为合适的暗示语,实现疗效最大化。例如一个人能对味道转变的暗示语产生反应,那么在减肥治疗中使用这些引导语就会使其获益。相反,那些不能改变感官体验的人也许完全不能从中获得帮助。不仅暗示语无法发挥作用,失败的体验也会降低来访者对疗效的期待,从而削弱治疗效果。

这类信息不需要标准的引导程序就可以搜集，在本书引言中提到的手臂升降测试便是一个例子。感觉体验评估借助多种幻想形式的掩护，可以详细获取来访者的内在体验（如视觉、听觉、味觉、嗅觉、愉快、放松、舒适等）。可以告诉当事人这一评估过程是为了评估他的反应，而不是测试他的反应程度。不过，它同样可以提供有关反应程度的信息。

是否采用更加正式、标准化的催眠感受性测试依然存在大量争论。例如，戴蒙德（Diamond，1989）认为，量化评估最多能够对一般性催眠能力进行粗略度量，而无法对那些与催眠反应息息相关的特殊想象能力、分离能力和入神能力进行评估。最糟糕的是，催眠感受性测试是一件有风险的买卖，可能“在一开始就带来了误导、打搅和移情性污染，从而阻碍治疗工作”（p.12）。与之相反，纳顿和劳伦斯（Nadon & Laurence，1994）认为，通过标准化量表进行催眠感受性测试是完全值得的，甚至认为“拒绝使用一个潜在的重要评估工具是相当没有职业道德的做法”（p.91）。

我们认为，正式的催眠感受性量表的确有其优势，尤其当催眠反应性与治疗效果非常相关时，如治疗师希望出版一个特别有趣的、与催眠疗法相关的案例报告。对于戴蒙德的许多顾虑，纳什都给予了很好的回应（见第十五章），纳什认为催眠感受性测试是一个让来访者熟悉催眠治疗的途径。此外，标准化的催眠感受性量表在临床工作中也会非常有用，因为量表给予了大量的暗示语，可以用来为来访者量身定制相关的临床反应。

当然，很少有来访者能够通过所有的催眠暗示，临床工作者必须谨慎评估来访者在催眠反应方面取得的成功，以及对失败反应小心诠释。但是，每个临床工作者最终都需要权衡标准化催眠感受性量表与非正式评估来访者催眠反应的利弊。 398

建议

• 需要从不同维度仔细评估每位来访者（在治疗开始前和结束后），以便更好地了解来访者和他们的问题，选择合适的治疗方法，并有效地使用它。

• 虽然催眠疗法在多维度治疗中是一个相对次要的成分，对大多数来访者而言却是一个有效的辅助工具。一旦进行了全面评估，并开始考虑使用催眠疗法，治疗师就必须让来访者知道，催眠可以带来治疗效果；同时需向来访者说明,任何使用催眠疗法可以做到的工作,不使用催眠疗法同样可以做到。告诉来访者催眠疗法的优势和局限,让来访者自己作出选择。

- 治疗师可以决定催眠疗法在整个治疗工作中发挥怎样的作用,但同时需要保持对主要问题和催眠疗法扮演的治疗角色的高度灵活性和开放性。
- 正如我们在引言中提到的,在对来访者的催眠感受性进行评估之前,请先对来访者作必要的解释,去除他们对催眠的误解,让来访者对催眠疗法的使用有充分的准备,建立来访者对催眠治疗的合理期待。这样一来,即便来访者只产生了细微的反应,也可视为有意义的开始。此外,要从较为简单的暗示开始(正如在标准化测试中做的那样),确保来访者能够成功地完成任务。
- 在治疗开始前评估催眠感受性,同时评估应在不断变化的基础上持续进行。务必检测那些与临床工作密切相关的反应(如痛觉丧失、遗忘、年龄回溯、催眠梦、放松能力等)和那些与治疗目标密切相关的反应(如旨在降低焦虑程度的放松训练)。
- 标准化催眠感受性量表可以根据来访者的特性灵活施测,如在标准测试之后引入额外的测试,或采用个性化施测项目(如"斯坦福概况量表"等)。

399

- 使用通过催眠感受性测试获得的信息安排干预过程。记住,即便一位来访者对复杂的测试项目没有反应(如遗忘或自动书写),大多数来访者也都可以对诸如放松、自我强化、掌控力增强的交流、想象练习和锚定技术等直接暗示产生反应。
- 如果需要对催眠疗法和疗效之间的相互关系进行研究,治疗师必须采用正式的催眠感受性测试。

与治疗相关的主题和警告

增强正性期待

在催眠情境下,期待是有关来访者的体验和行动的决定性因素(见 Kirsch,1990,1994)。实际上,期待是少数与催眠感受性具有稳定相关的因素之一(Kirsch & Council, 1992)。和安慰剂一样,催眠通过改变来访者的期待引发治疗效果。然而,正如我们在引言中提到的,催眠与安慰剂的不同之处在于,催眠不需要为了引发疗效而进行欺骗。此外,如实告知来访者目前有关催眠本质的研究结果反而会降低阻抗，提高来访者对催眠的反应性。

虽然来访者的初始期待在引发疗效的过程中发挥着重要作用，但是在治疗过程中不断检测和影响变化中的期待也同样重要。通过向来访者反馈治疗引发的改变可以有效实现这一点。例如，对恐惧症患者的暴露治疗就能够让患者体验到这类反馈。本来，重复或长期的暴露在引发恐惧的刺激中就会带来患者暂时的适应，而患者把这种适应诠释为治疗在发挥作用，从而把暂时的生理性适应最终转化为长期的治疗性改变。

期待在两个相互独立的维度上发生变化。一个是确信会产生变化的程度，另一个是期待的改变产生的速度和大小。对于现状会逐渐得到改善的确信，使得来访者能够在治疗过程中体验到正性反馈。这意味着由随机起伏引发的细微提高被诠释为治疗成功的信号，就好像来访者手指的抽搐被视为手臂升降反应的开始一样。同样，在初始阶段为来访者安排简单的任务也容易引发成功体验，从而提高来访者在治疗中的自信。　400

与之相反，如果来访者未能遵照暗示作出反应，体验到了失败，这可能在对后续暗示的负面期待和随之而来的反应失败之间形成恶性循环（Lynn & Hamel, 1995）。那些认为一定要达到某个“深度”才算成功的催眠的临床工作者为他们的来访者提高了失败的可能性。

受过训练的治疗师在使用催眠技术时会习惯性地检测并影响来访者的期待以增强它们，有时甚至没有意识到自己在这样做。例如，埃里克森对催眠疗法进行的许多临床革新都旨在达到这个目标。他们的独特性体现在对改变期待的艺术的直观掌控上。正如埃里克森的追随者（Matthews, Lankton, & Lankton, 1993）所说：“埃里克森式催眠的本质……在于创造一个来访者预期能够发生改变的情境。”

建议

- 顺其自然。像在双盲实验中一样尊重来访者的每个选择，这样每个选择都会推动改变，将阻抗减少到最低。对任务进行定义，杜绝失败的可能。
- 从来访者几乎一定能完成的简单任务开始，逐渐过渡到更有难度的任务。
- 注意随机波动的发生，有效利用其中有利于治疗性改变的部分。

• 为来访者可能的挫折作好准备，并把这些挫折提前定义为不可避免的、暂时的、有用的学习机会(Kirsch, 1994)。

人际关系问题

人际关系问题会抑制来访者对反应的期待，引发一系列负面反应，阻碍来访者充分投入治疗。有些来访者与父母、权威人物或治疗专家的交往经历使得他们倾向于把催眠师看成不可信任的人，对催眠师充满愤怒和恐惧。由于催眠师在某些文化中被视为凌驾于来访者的掌握控制权、力量和权威的人，催眠情境可能会引发来访者的负性反应倾向(Fromm, 1980)。不仅来访者不愿意卷入催眠，催眠本身也被视为一种情绪操控，是一件令人厌恶的事。这种情况在催眠治疗充满有关个人控制和支配的内容时更容易发生。不过，来访者也有可能对治疗师发展出高度积极的、理想化的、古老的，甚至与性有关的移情(Shor, 1979)，这同样会带来负面的治疗效果。

401

尽管，同其他的心理治疗一样，反移情的困扰也会在催眠过程中或催眠后发生，但是奥恩(Orne, 1965)特别指出，催眠师指令的性质可能会放大这些反移情。如果来访者意识到自己的需要或目标对催眠师来说只是次级需要，自然会产生负性反应。

建议

• 仔细评估来访者对催眠疗法的期待、态度和信念。消除来访者对催眠的神秘化偏见，并告知来访者，催眠只是一种治疗工具，可以提高被催眠者的个人控制感。

• 如果来访者过于担心在催眠过程中被支配或失去控制，不妨把催眠过程定义为“想象练习”“有目的的幻想”或自我催眠。

• 努力与来访者建立有弹性的治疗同盟，以防产生负性的或理想化的移情反应(Lynn, Martin, & Frauman，出版中)。

• 如果治疗师意识到自己对来访者有某些高度积极的、与性有关的感觉或敌意，又或是有一种想要控制治疗过程的需要，而不考虑来访者的利益，那么咨询师需要进行咨询、督导或个人心理治疗。

用来消除症状的直接暗示

正如人际关系问题可能会抑制来访者对治疗的正性期待，旨在消除症状的直接暗示也会造成同样的阻抗。症状往往反映了来访者内心的应对机制或适应机制，这些机制往往伴随着潜在的次级获益。因此，旨在消除症状的强力指令可能会引发来访者明显的冲突和毫不留情的反抗。

建议

• 治疗师需要评估来访者的心理防御机制、应对策略、所有次级获益和获得强化的可能性，它们维持或加重了来访者的症状。在这一点上，治疗师应该考虑如下问题：过去的哪些因素使来访者的问题或行为产生了恶化或改进？来访者作了多大程度的准备去尝试一些新的东西或作出必要的人生改变？如果症状不再是来访者临床图谱中的一部分，来访者的生活会有怎样的改变？为了消除症状，来访者的生活必须发生怎样的改变？

402

• 通常情况下，如果治疗师没有充分了解来访者的心理防御机制和应对策略，切忌使用消除症状的直接暗示（Lynn et al.，1996）。相对于消除症状的暗示，减轻症状的暗示更加安全，也更加有效。顺其自然的言语可以预先避免来访者产生失败感，并且能够尊重来访者对时机的直觉感。

下列暗示语旨在引导来访者不再感受到疼痛，其效果优于直接暗示：

> 疼痛是一个重要的危险信号，而你体验到的这种疼痛也曾发挥重要作用。但是，我想知道你是否依旧需要这种从过去以来一直体验着的不适感。随着你开始学会密切关注那些敏锐的身体信号，你对于强烈疼痛感的需求也降低了——变得越来越少——直到那些感觉变成了恰到好处的不适感，足以提醒你善待自己的背部。

暗示可能产生意料之外的效果

同许多心理治疗的过程一样，催眠暗示可能会触及来访者目前的困扰或冲突，引发痛苦的回忆，为来访者表达被压抑的情绪提供了途径（Fromm，1980）。一些关于特定事件或主题的特定暗示（如年龄回溯、催眠梦）说明来访者对早期生活事件的回忆能够被提取，也可以获取来访者对重要心理动力的洞察。正因如此，在这些特定的暗示之后，来访者可能产生意料之外的强烈的情绪宣泄。

建议

• 常言说，“如果你还没有接受非催眠疗法之外的相关治疗方法培训，请不要使用催眠疗法治疗任何问题”，这是防止无法控制的反应的重要手段（Lynn et al., 1996）。

• 当然，使用技术和细腻的情感处理来访者意料之外的情绪宣泄时，可以引发更大的治疗效果。但是，治疗师在使用这些临床技术之前，应该在情绪宣泄技巧方面获得专业认证，并接受督导（无论是否使用催眠疗法）。

403

虚假记忆的风险

记忆与录音重放不一样，它是一个建构的过程，记忆和想象常常在这个过程中混合在一起，无法区分（Belli & Loftus, 1994）。因此，含有暗示性和引导性的信息可能会造成虚假回忆。由于催眠治疗囊括了直接暗示和间接暗示，其中一些暗示具有一定引导性，并且由于催眠可以提高来访者对回忆起来的事件的把握，在精确的水平上却没有改变或仅有少量改变（American Medical Association, Council on Scientific Affairs, 1985），因而使用催眠疗法的治疗师必须警惕产生虚假记忆的问题。例如，来访者在年龄回溯过程中报告的回忆看上去往往是无可置疑的，因为报告中的意象和情绪都如此真实、强烈，但是这并不能作为科学证据论证这些回忆的真实性。同样，催眠可以直接通向无意识这一错误观点，也会导致将现在的某个幻想错认为回忆。

许多催眠治疗师会规避回忆唤醒的工作，因为使用催眠疗法做此类工作时可能会产生许多意想不到的错误（见 Lynn & Nash, 1994）。在第六章中，作者在通过催眠探索来访者童年时期的创伤时提到，治疗师只能在其他疗法都失效时考虑使用催眠进行回忆唤醒工作，此类工作的开展必须非常谨慎小心。作者提供了很多开展此类工作的建设性意见，并特别指出，在催眠情境中（或非催眠情境）都有可能产生严重的记忆扭曲。史密斯还提到，“一个人可能会记得自己在八岁时被兄弟性骚扰，实际情况却是六岁时被保姆性骚扰”。在扭曲的回忆里，由于来访者对揭开真相存在恐惧，以兄弟取代了当初真正的侵犯者(p.127)。

在辛迪的个案里，史密斯对她进行了成功的治疗，其中出现了一个明显的回忆，在回忆里辛迪的邻居是她童年的侵犯者。我们无法得知这件事情是否真实，但毫无疑问，它为整个治疗过程带来了正性的治疗效果。但值得深思的是，如果辛迪回忆起来的侵犯者不是邻居，而是她的父母，又会怎么样？按照史密斯的思路，邻居可能威胁辛迪不能说出侵犯事件，因此她可能用自己的父母取代了真正对她实施性骚扰的邻居。如果辛迪的确弄错了对她进行性骚扰的对象，对辛迪和她的家庭都会产生糟糕的后果。

因此，在我们看来，记忆恢复工作是一种赌博。在辛迪的个案中，她十分幸运，并且与她合作的是一名训练有素又敏锐的治疗师，治疗效果是不错的。如果她没这么幸运，也没能与这么专业的治疗师合作，那么结果可能就是毁灭性的。我们非常赞同史密斯的观点，即“基于催眠状态下被强化的回忆而控告性骚扰可能会带来悲剧性结果，因为这些回忆可能是扭曲的甚至是完全错误的”(p.128)。 404

每位治疗师都需要谨慎权衡使用催眠疗法来唤起回忆的风险和收益，但愿这种成本—效益分析只在临床工作者完全熟悉了心理治疗领域内有关虚假记忆的相关文献之后，只在临床工作者与优秀的同事就个案中呈现的特定主题进行了充分的讨论之后才真正实施。但是，我们认为，仅存在少量的个案在唤起过去回忆中的获益能够远大于因此而承担的引发虚假记忆的风险。

建议

- 让来访者认识到存在记忆扭曲的风险，以及把自己回忆起来的内容应用到治疗情境之外(如法律程序上)是相当不明智的。

- 警告来访者，唤起童年时代的创伤性事件并不会自动或轻易地解决他们目前的困扰。

- 对于暗示的措辞和指示必须非常谨慎，正如霍雷维茨在第十章治疗分离性人格障碍的个案中提到的，治疗师必须仔细监督自己与来访者的沟通过程，避免因引导性暗示而产生任何治疗污染。

- 有足够的证据表明(Sheehan，Statham，& Jamieson，1991a，1991b；Sheehan，Statham，Jamieson，& Ferguson，1991)，在对中度和高度催眠感受性的

来访者进行治疗时需要特别小心，不过即便是低催眠感受性的来访者，也会产生虚假记忆。

• 记住，虚假记忆的产生不仅限于催眠情境中，在不同的场景和治疗情境中都有可能发生（见 Lynn & Nash，1994）。

• 治疗师需要综合考虑多种因素，评估来访者在治疗过程中浮现出来的被压抑的回忆的可信程度，这些因素包括来访者的催眠感受性以及用以唤起回忆的引导过程所具有的特点。

结论

我们在这里提出的意见不是为了阻止治疗师将催眠疗法应用于自己的临床工作。潜藏于催眠疗法中的误用风险尚且比不上该疗法在增强疗效中所发挥的作用。从这个意义上来说，催眠疗法就好像一把外科手术刀，在专业的外科医生手里可以救死扶伤，却绝不应握在江湖游医的手里。

405

尽管评估还有待进一步补充，但目前已有有效的研究数据表明，催眠疗法可以显著提高心理治疗的效果（Kirsch，Montgomery，& Sapirstein，1995）。我们也有理由相信，对于那些不太具有催眠天赋的来访者，催眠也能起到同样的作用。我们希望本书能够帮助受过专业训练的心理治疗师以专业、敏锐的态度，运用自身的临床智慧施展催眠治疗。

参考文献

American Medical Association，Council on Scientific Affairs.（1985）. Scientific status of refreshing recollection by the use of hypnosis. *Journal of the American Medical Association*，*253*，1918－1923.

Belli，R. F.，& Loftus，E. F.（1994）. Recovered memories of childhood abuse：A source monitoring perspective. In S. J. Lynn & J. W. Rhue（Eds.），*Dissociation: Clinical and theoretical perspectives*（pp.415－433）. New York：Guilford Press.

Diamond，M. J.（1989）. Is hypnotherapy not a science? *American Journal of Clinical Hypnosis*，*32*，11－12.

Fromm，E.（1980）. Values in hypnotherapy. *Psychotherapy: Theory*，*Research and Practice*，*17*，425－430.

Kirsch, I. (1990). *Changing expectations: A key to effective psychotherapy*. Pacific Grove, CA: Brooks/Cole

Kirsch, I. (1994). Clinical hypnosis as a nondeceptive placebo: Empirically derived techniques. *American Journal of Clinical Hypnosis*, *37*, 95 – 106.

Kirsch, I., & Council, J. (1992). Situational and personality correlates of suggestibility. In E. Fromm & M. Nash (Eds.), *Contemporary hypnosis research* (pp. 267 – 292). New York: Guilford Press.

Kirsch, I., Montgomery, G., & Sapirstein, G. (1995). Hypnosis as an adjunct to cognitive behavioral psychotherapy: A meta-analysis. *Journal of Consulting and Clinical Psychology*, *63*, 214 – 220.

Lynn, S. J., & Hamel, J. (1995). *Age regression and negative effects*. Unpublished manuscript, Ohio University.

Lynn, S. J., Martin, D., & Frauman, D. C. (1996). Does hypnosis pose special risks for negative effects? *International Journal of Clinical and Experimental Hypnosis*, *44*, 7 – 19.

Lynn, S. J., & Nash, M. R. (1994). Truth in memory: Ramifications for psychotherapy and hypnotherapy. *American Journal of Clinical Hypnosis*, *36*, 194 – 208.

Lynn, S. J., & Rhue, J. W. (1991). Hypnosis theories: Themes and variations. In S. J. Lynn & J. W. Rhue (Eds.), *Theories of hypnosis*. New York: Guilford Press.

Matthews, W. J., Lankton, S., & Lankton, C. (1993). An Ericksonian model of hypnotherapy. In J. W. Rhue, S. J. Lynn, & I. Kirsch (Eds.), *Handbook of clinical hypnosis* (pp. 187 – 214). Washington, DC: American Psychological Association. 406

Nadon, R., & Laurence, J. -R. (1994). Idiographic approaches to hypnosis research: Or how therapeutic practice can inform science. *American Journal of Clinical Hypnosis*, *37*, 85 – 94.

Orne, M. T. (1965). Undesirable effects of hypnosis: The determinants and management. *International Journal of Clinical and Experimental Hypnosis*, *13*, 226 – 237.

Sheehan, P. W., Statham, D., & Jamieson, G. A. (1991a). Pseudomemory effects over time in the hypnotic setting. *Journal of Abnormal Psychology*, *100*, 39 – 44.

Sheehan, P. W., Statham, D., & Jamieson, G. A. (1991b). Pseudomemory effects and their relationship to level of susceptibility to hypnosis and state instructions. *Journal of Personality and Social Psychology*, *60*, 130 – 137.

Sheehan, P. W., Statham, D., Jamieson, G. A., & Ferguson, S. R. (1991). Ambiguity in suggestion and the occurrence of pseudomemory in the hypnotic setting. *Australian Journal of Clinical and Experimental Hypnosis*, *19*, 1 – 18.

Shor, R. E. (1979). A phenomenological method for the measurement of variables important to an understanding of the nature of hypnosis. In E. Fromm & R. E. Shor (Eds.), *Hypnosis: Developments in research and new perspectives* (2nd ed., pp. 105 – 135). Chicago: Aldine.

主题词索引[①]

① 主题词索引中的页码为页边码。

Postscript 译后记

翻译本书完全出于个人兴趣。2002年,我当时开始着手准备硕士论文,那时便结识了这本书,并从中受益良多。一转眼十几年过去了,国内竟尚无一本像样的催眠案例集,委实让人遗憾。也只因这个简单的理由,我在2010年前后大约花费了两年半时间,慢慢翻译了这本书。

几经周折,感谢上海教育出版社的金亚静老师,在2019年促成了此书的出版,感谢上海教育出版社的王佳悦编辑认真校对本书。非常希望本书能澄清大家对催眠疗法的一些误解以及对心理咨询的一些想象,真正走进专业催眠治疗的大门。

囿于学识有限,本书肯定有各种不妥之处。大家若发现任何问题,欢迎与我联络(yazhang@vip.sina.com)。

张　亚

2018年11月

图书在版编目（CIP）数据

临床催眠治疗案例手册 / (美) 史蒂文 · 杰伊 · 林恩，(美) 欧文 · 基尔希，(美) 朱迪丝 · W · 卢 主编；张亚 译. — 上海:上海教育出版社, 2019.4
ISBN 978-7-5444-7458-0

Ⅰ. ①临… Ⅱ. ①史… ②欧… ③朱… ④张… Ⅲ. ①催眠治疗 – 病案 – 手册 Ⅳ. ①R749.057-62

中国版本图书馆CIP数据核字(2019)第056169号

 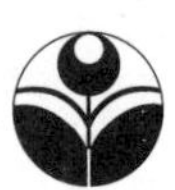 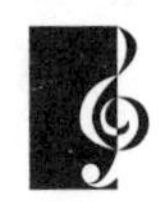

责任编辑　金亚静　王佳悦
封面设计　陆　弦

临床催眠治疗案例手册
Linchuang Cuimian Zhiliao Anli Shouce
(美) 史蒂文 · 杰伊 · 林恩
(美) 欧文 · 基尔希
(美) 朱迪丝 · W · 卢　主编　张　亚　译

出版发行　上海教育出版社有限公司
官　　网　www.seph.com.cn
地　　址　上海市永福路123号
邮　　编　200031
印　　刷　启东市人民印刷有限公司
开　　本　700 × 1000　1/16　印张 26.25　插页 1
字　　数　400 千字
版　　次　2020年1月第1版
印　　次　2020年1月第1次印刷
书　　号　ISBN 978-7-5444-7458-0/B · 0118
定　　价　69.00 元

如发现质量问题，读者可向本社调换　电话：021-64377165